Jean François CAZAGOU

EN PASSANT PAR LA MEDECINE
(récits)

Faire sa médecine, c'est suivre l'équipage d'un beau navire pour un voyage bref ou lointain, vers des contrées imprévues.

Nulle prédestination. Il n'est de destin que celui que l'on se donne.

© 2025 Jean François Cazagou
Édition : BoD · Books on Demand,
31 avenue Saint-Rémy, 57600 Forbach,
bod@bod.fr
Impression : Libri Plureos GmbH,
Friedensallee 273, 22763 Hamburg
(Allemagne)
ISBN : 978-2-3223-9341-1
Dépôt légal : Mars 2025

Introduction

La médecine est l'un de ces métiers qui accapare, sinon la totalité de l'attention, du moins une très large partie du temps à celui qui l'exerce et qui ne permet pas toujours de réaliser d'autres rêves. Mais de plus en plus, l'acquisition d'un savoir-faire n'est pas synonyme d'une carrière unique exercée toute sa vie durant. Même si ce métier demande un engagement important et la consécration de plusieurs années de formation, d'autres activités peuvent s'imposer. Certains ont pu concilier les deux jusqu'au bout, d'autres ont complètement abandonné leur première vocation.

Bon nombre de personnes, connues ou inconnues ont eu une autre activité parallèlement à leur exercice médical. Soit pour l'assouvissement d'une passion ou d'un appel, qui parfois a pris le dessus et a laissé la médecine de côté. Soit pour une sorte d'évasion, qui les menait sur d'autres rives que celles de l'engagement exclusif et les faisait aborder celles de la création. Ou bien encore pour développer leur activité première et l'ancrer dans des domaines qui ne sont que le prolongement de celle-ci. Leur humanité et leur altruisme n'étant en rien altéré dans cette nouvelle voie.

La littérature est l'un des modes d'expression favoris des médecins. Bien entendu ceux-ci, lettrés par définition, surtout autrefois, ont eu à cœur de livrer par écrit le fruit de leurs réflexions et de leur pratique. Aussi leur œuvre littéraire ne peut être considérée comme séparée de leur activité d'origine. C'est ainsi que les ancêtres de la médecine chinoise ou japonaise figurent parmi ceux qui ont laissé le plus d'écrits depuis plusieurs millénaires. De même que les médecins égyptiens, ceux de l'antiquité (Hippocrate, Galien) puis les médecins arabes (Avicenne, Averroès). Le docteur Karl Gustav Carus, par exemple, médecin de Goethe, fut le premier en 1810 à attirer l'attention sur les monuments égyptiens. Et ce n'est qu'un siècle plus tard que Sir William Osler, pionnier de la médecine anglo-américaine, étudia la statue d'un égyptien qui vécut près de 3000 ans avant notre ère : Imhotep, *« la première figure de médecin, sortant de la protohistoire »*[1]. L'apôtre Luc est sans doute l'un des premiers à s'illustrer pour un écrit n'ayant pas trait à sa profession médicale. Au Moyen-âge, Hildegarde de Bingen, a mêlé recommandations et visions surnaturelles. Ces personnages ne sont que quelques exemples.

Il est bien-sûr possible de s'éloigner complètement de la médecine pour exercer d'autres projets. Parfois la vie vous pousse vers ces études, et l'on s'aperçoit que finalement celles-ci ne vous conviennent pas. Dès lors la médecine est abandonnée lors d'un premier succès littéraire ou artistique ou encore lors d'un revenu providentiel. C'est le cas de Gérard de Nerval, qui s'éloigna, dès qu'un héritage (vite épuisé) le lui permit, des études entreprises sous le regard de son père, lui-même médecin. D'autres poètes ou écrivains comme Alfred de Musset, Eugène Sue, Sainte-Beuve ou plus près de nous, André Hardelet ont fréquenté un temps, les malades et les hôpitaux. Le dramaturge norvégien

---

[1] Jürgen THORWALD, *Histoire de la Médecine dans l'Antiquité*, Hachette, 1962. Imhotep, IIIè millénaire AV. JC. Vizir et architecte du roi Djeser (IIIè dynastie). On le dit également médecin. A construit la pyramide de Saqqarah

Henrik Ibsen abandonnera ses études de médecine et son travail rémunérateur de préparateur en pharmacie, dès ses premières publications et parce qu'on lui proposait la direction artistique d'un théâtre. De même Louis Jouvet eût son diplôme de pharmacien en 1912. Des musiciens comme Hector Berlioz, ou plus proche de nous, le chef d'orchestre Zubin Metah, ou encore l'anglais Jeffrey Tate, n'ont pas tenu longtemps face à l'appel de la musique. Le pharmacien italien Pietro Garinei (1919-2006) exerça un temps à Rome dans l'officine familiale de San Silvestro, avant de devenir le père de la Comédie Musicale italienne. Pendant la guerre de 1914, André Breton et Louis Aragon ont aussi passé quelques mois sur les bancs de la Faculté, et à l'Hôpital du Val de Grâce, avant de renoncer à la pratique. Non sans en être profondément imprégné, ce qui transparaît dans leur œuvre. Le surréalisme doit beaucoup à la fréquentation de ceux qui souffraient de l'esprit. La médecine le rendit bien à André Breton en donnant son patronyme à l'hôpital psychiatrique de Saint-Dizier qu'il avait fréquenté en tant que médecin auxiliaire. Paul Celan, le grand poète de langue allemande a fait également quelques années de médecine en France, à partir de 1938.

Certains personnages éminents entretiennent des liens familiaux ou familiers avec la Médecine. D'ailleurs, les poètes ont parfois les réponses aux questions que se posent les médecins. Ainsi, à Florence, les Médicis ont soutenu les artistes. Virgile lui-même avait été soutenu, non par une quelconque fortune, mais par Mécène lui-même! Leur nom de « Médicis » provient dit-on d'un ancêtre médecin. Verlaine fut un habitué de nos hôpitaux et il eut le loisir d'y séjourner souvent pendant les dix dernières années de sa vie. Son préféré était Broussais (« *Mes Hôpitaux* »). Citons le docteur Robert Proust (et avant lui, son père Adrien Proust) ou le docteur Pierre Mauriac, doyen de la faculté de Médecine de Bordeaux et frère de François, intimes d'une vie littéraire, bien qu'eux-mêmes ne se soient pas placés « en marge de la médecine ». Inversement de grands auteurs non médecins eux-mêmes, ont eu des relations particulières avec la médecine : Paul Valéry était un intime des principaux médecins de son temps[2] (Mondor, Jean Louis Faure, de Gennes, Thierry de Martel...). *« Que de fois ai-je regretté de n'être pas médecin et de ne pouvoir l'être »*, écrit-il. Avant cela, il était devenu l'ami du père de Joseph Kessel, alors étudiant en médecine et qu'une tuberculose avait envoyé poursuivre ses études sous le soleil de Montpellier. L'allemand Thomas Mann était passionné par la Médecine : il consacre plusieurs pages à l'utilisation débutante des rayons X dans la *« Montagne Magique »*.Paul Valéry a prononcé en octobre 1938 un discours devant le Congrès de Chirurgie à Paris où il traite de la main du chirurgien et ses derniers écrits ont été dictés sous une grande souffrance[3]. Le suisse Blaise Cendrars a fréquenté un temps les bancs de la Faculté. Jules Romains, qui avait fréquenté à l'Ecole Normale Supérieure, le laboratoire de physiologie publia des

---

[2] André MANDIN, *Paul Valéry et la Médecine.* Communication présentée à la séance commune du 22 juin 1991 de la Société française d'Histoire de la Médecine et de la Société montpelliéraine d'Histoire de la Médecine. Histoire des Sciences Médicales – TOME X X V I - № 1 - 1992
[3] Paul VALERY souffrit à la fin de sa vie d'un ulcère térébrant, avec son lot d'hémorragies et de transfusions assurées par le Docteur Arnaud TZANK, pionnier de la transfusion.

études sur la vision extra-rétinienne en 1919, sous son véritable nom de Louis Farigoule. Comme Molière avant lui, Il saura se moquer des médecins, avec le *Docteur Knock*. Henri de Rothschild abandonna, à l'étonnement de tous, la carrière da banquier qui s'offrait à lui, pour devenir médecin et l'un des grands mécènes de son époque.

Autrefois la médecine était une formation issue de la filière classique, qui convenait parfaitement à ces élèves brillants, nourris de grec et de latin pendant leurs humanités. Nous pensons à Gabriel Naudé, au savoir universel, collaborateur de Mazarin. Emile Littré fut de ces érudits, et ne renonça qu'en fin d'études, à passer sa thèse, tout comme Léon Daudet. Littré dut se mettre rapidement à gagner sa vie à la mort de son père. Et cet homme rien moins que fantasque, fut emporté par la politique puis ensuite par l'érudition elle-même et la composition de son dictionnaire. Le second, Léon Daudet, moins obstiné, se prit de querelle avec son entourage médical, pour un soi-disant passe-droit à un concours et claqua la porte de la Faculté en toute dernière extrémité. Il conserva toute sa vie son caractère tonitruant et vindicatif. Alphonse Allais abandonna également la pharmacie, alors que sa thèse était à sa portée. Ce phénomène n'est pas étonnant. Les années passant, l'étudiant en médecine se rend compte que ce métier vous prend de plus en plus et qu'il sera désormais impossible d'assouvir deux passions simultanées. Passer sa thèse c'était marquer son choix définitif pour cette profession, au détriment d'une vocation inassouvie. Beaucoup ont redouté ce point de non-retour.

D'autres littérateurs cependant ont franchi le cap et ont exercé cette activité parallèlement à leur vie de médecin. On pense à François Rabelais, à Théophraste Renaudot médecin de Louis XIII et qui fut le précurseur de la presse écrite, à François Quesnay, médecin de Mme de Pompadour et économiste. A l'étranger, Schiller, Boulgakov, Tchekhov, Conan Doyle, Somerset Maugham ont été pleinement médecins. Le dramaturge autrichien Arthur Schnitzler n'a pas quitté l'hôpital ni plus tard, son cabinet pour édifier son œuvre littéraire, ni l'O.R.L. portugais Miguel Torga. En France, Victor Segalen, ce

Pierre Loti de la médecine, a exercé comme médecin de la marine parallèlement à son œuvre d'écrivain. Les médecins, d'une manière générale, manient facilement la plume. Certains sont peintres ou musiciens, mais peu en font une véritable carrière. Notons que la production littéraire ou artistique est la seule qui soit autorisée à un médecin en exercice dans un établissement de santé. Pour les autres, cette activité doit être compatible avec son indépendance et sa dignité professionnelle et ne doit pas lui permettre de tirer profit de ses prescriptions.

L'étudiant Jean Bernard, a beaucoup lu Paul Valéry, qu'il voyait dans la librairie d'Adrienne Monnier, rue de l'Odéon[4]. Le poète y conversait avec André Gide et Valéry Larbaud[5]. Mais son œuvre littéraire, comme celle de Robert Debré, s'éloigne peu de réflexions ayant trait à sa pratique. *Lasthénie de Ferjol*, reprend le nom d'une héroïne de Barbey d'Aurevilly[6], pour décrire un

---

[4] Laure MURAT, Passage de L'Odéon, Fayard, 2003.
[5] Sous la Direction de JP BINET, *Hommage à Jean Bernard*, Lavoisier, 2007
[6] Jules BARBEY D'AUREVILLY (1808-1889), *Une Histoire sans Nom* (1882).

syndrome pathologique, découvert par l'hématologue. L'œuvre non médicale du chirurgien Henri Mondor a été consacrée principalement à Mallarmé ; celle du Professeur de Médecine Louis Pasteur Valéry-Radot, petit fils du savant et neveu d'Eugène Sue, à Debussy. Alexis Carrel, brillant chirurgien et chercheur, s'est vu, avec *l'Homme cet Inconnu,* fortement critiqué pour ses prises de position en faveur de l'eugénisme. Entre les deux guerres, Georges Duhamel a beaucoup écrit sur ses souvenirs de chirurgien pendant la guerre de 1914[7], puis s'est consacré pleinement à la littérature. Jean Reverzy et Jacques Chauviré ont continué leur pratique en parallèle à leur vie d'écrivain. Ce qui ne sera pas le cas d'André Soubiran qui se tournera résolument vers la seule littérature après l'immense succès populaire de ses quatre tomes des *Hommes en Blanc.* Mais le plus connu est le Docteur Destouches, qui ne cessa pas son activité auprès des malades humbles et pauvres, tout en écrivant les romans de Louis-Ferdinand

---

[7] Georges DUHAMEL, *Vie des Martyrs*, Le Mercure de France,1917et *Les sept dernières plaies*, Le Mercure de France, 1928.

Céline. Il faut citer un Jean Delay, neurologue et psychiatre, auteur d'une véritable œuvre littéraire et qui, comme Mondor et Valéry-Radot, fut élu à l'Académie Française. Un René-Albert Gutman (1885-1981), une référence en gastro-entérologie mais également connu comme romancier, poète, essayiste. Plus près de nous figurent l'américain Michaël Crichton, l'auteur de *Jurassic Park* (1990), le psychiatre portugais Lobo Antunes ou bien le français Jean-Christophe Rufin, médecin, diplomate et qui a choisi définitivement la littérature ; il est également de l'Académie.

Mais à côté de la littérature, de véritables médecins ont exploré d'autres domaines : L'un des plus étonnants est Claude Perrault, médecin authentique et qui va faire une carrière d'architecte. C'est peut –être le cas le plus extrême et qui rejoint par certains côtés le choix de Joachim Carvalho, médecin brillant et adjoint préféré d'un prix Nobel, et qui, malgré tout, abandonna la médecine pour une grande œuvre architecturale et la préservation des Demeures historiques. Le polonais Nicolas Copernic appartient à une époque (la Renaissance) au cours de laquelle il était possible d'embrasser l'ensemble de la connaissance humaine. D'autres « *Evadés de la Médecine*[8] » figurent dans d'autres rubriques.

Des médecins sont devenus ingénieurs comme Denis Papin, ou bien chimistes comme Berthollet ou inventeur comme Guillotin ou Alain Bombard. Alexandre Borodine a composé en parallèle à son activité médicale. Au point que sa femme ne le considérait que comme un « compositeur du dimanche ». Un pionnier de l'aérostat comme Pilâtre de Rozier, destiné initialement à la chirurgie, n'est pas sans rappeler l'obstination d'un Commandant Charcot qui se voulait explorateur avant que d'être médecin, même s'il n'a jamais renié cette activité. La destinée de cet autre explorateur, cartographe et ethnologue avant l'heure, Jules Crevaux est très proche. Ou celle d'un Bertrand Piccard qui cherche à étudier les possibilités de l'aviation à énergie solaire, après avoir tâté de l'aérostat. On pense également à Claudie

---

[8] Docteur CABANES, *Les Evadés de la Médecine*, Albin Michel, 1931.

Haigneré, rhumatologue brillante en tout, et qui s'est illustrée dans l'Espace, à Jean Louis Etienne, pour ne citer que les plus connus. De nos jours les filières scientifiques ont remplacé la formation classique des médecins, bien que celle-ci ne soit pas inutile. Leur formation plus qu'autrefois, leur ouvre la porte de tous les domaines d'activité.

Jusqu'aux plus condamnables puisque certains médecins se sont illustrés par leur face noire. Des médecins ont exploré le crime, comme Petiot ou l'anglais Harold Shipman célèbres tueurs en série. Nous ne développerons pas cet aspect en dehors d'une exception (un certain docteur Lacaze). L'épicurisme a emporté Julien de La Mettrie. La politique a failli emporter Littré et Daudet, mais elle n'a pas épargné Marat, Allende ou Che Guevara. Georges Clémenceau, tôt évadé de la médecine pour une carrière d'homme politique et de journaliste s'en sortit avec les honneurs, devenant le *Père la Victoire* à plus de 73 ans. Depuis toujours la politique a exercé un attrait considérable sur les médecins. Nous verrons comment des noms illustres comme Broca ou Samuel Pozzi furent tentés par une carrière de sénateurs. Bien d'autres médecins ont figuré dans les deux assemblées. Certains ont même eu une carrière ministérielle sans relation avec leur formation initiale, comme de nos jours un certain chirurgien qui devint ministre des finances. Même si pour lui, la Roche Tarpéienne fut proche du Capitole...

Ce ne sont que quelques exemples. La liste est longue et bien des personnages sont déjà très connus. Il nous a paru intéressant d'évoquer des figures qui ont illustré à leur façon la profession de médecin, parfois de manière inattendue.

* * *

Le « docteur » LUC, évangéliste au secours des âmes.

Le jeune André Vésale, étudiant en médecine arrivé de Louvain depuis peu attendait ce 18 octobre 1531 devant l'amphithéâtre de la rue de la Bûcherie, pour suivre l'enseignement anatomique de la faculté de Paris. Car celui qui deviendra plus tard le célèbre « chirurgien des rois[9] », tout comme son contemporain Ambroise Paré, savait bien que cette date, marquant la rentrée annuelle, était celle qui était célébrée dans toutes les facultés de médecine, la fête de saint Luc l'évangéliste.

De nos jours, la plupart des étudiants en médecine ignorent que saint Luc est le saint patron de toutes les facultés de médecine et que les thèses étaient, au moins jusqu'à la révolution française, éditées sous le double patronage de la Vierge et de Luc. Ces thèses étaient frappées du sceau au taureau ailé, symbole de l'évangéliste. D'ailleurs bon nombre d'hôpitaux ou de cliniques ont gardé cette dénomination de « saint Luc ».

---

[9] Henriette CHARDAK Andreas Vesalus, chirurgien des rois, Presses de la Renaissance, 2008.

Peu de choses sont connues sur la vie de saint Luc. Mais les écrits et la tradition le caractérisent toujours comme étant un médecin. Il ne faudrait pas rechercher une quelconque ressemblance dans la qualification de médecin dans l'Antiquité, avec nos études universitaires actuelles. Pas de diplôme chèrement acquis, pas d'examen, ni de concours. Pas de registre, de liste de praticiens, ni bien-sûr de Conseil de l'Ordre attribuant à tel ou tel, le droit d'exercer. En ce temps-là la capacité de soigner ses contemporains s'exprimait par l'intérêt spécial porté à cette matière et surtout, par les résultats, qui étaient la preuve évidente d'un réel don ou d'un savoir-faire, résultat d'une longue pratique ou d'un apprentissage, qui malgré tout, était sans nul doute, rigoureux.

Cependant dans l'Antiquité déjà, des hommes s'étaient illustrés par leur savoir médical ou leur compétence. Bien avant Imhotep, dont le nom signifie d'ailleurs, « *qui donne satisfaction*[10] », des générations d'*homo sapiens* avaient donné leurs soins ou soulagé leurs

---

[10] Jürgen THORWALD Histoire de la médecine dans l'Antiquité, Hachette, 1962.

contemporains. Même si leur pratique était teintée de spiritisme, de magie ou de chamanisme. Et ceci, depuis toute éternité.

Au musée de Philadelphie se trouve une tablette sumérienne de Nippur (fin du IIIè millénaire Av. JC.) On y découvre des prescriptions médicales[11]. Il y a ensuite les découvertes chinoises ou égyptiennes, puis vient le « miracle grec », qui aboutit à produire, pour la première fois un corpus de connaissances, transmissibles à des disciples avec un enseignement théorique et pratique et la production de textes scientifiques. C'est la médecine d'Homère (dans l'Iliade puis l'Odyssée figurent bon nombre de descriptions médicales, VIIè siècle Av.JC.), puis celle d'Hippocrate (IVème siècle Av.JC.). Le latin Celse est de la fin du 1er siècle avant JC., écrit un traité de médecine.

Disons-le d'emblée, on ne sait pratiquement rien de la biographie de Luc. En particulier sur sa prétendue qualité de médecin. Les connaissances reposent essen-tiellement sur la tradition et les différentes

---

[11] Id.

représentations religieuses ou universitaires, qui lui sont bien postérieures. Les traditions et les écrits de saint Paul.

Luc, l'auteur du 3è évangile et des Actes des Apôtres serait né dans l'antique Antioche, province romaine, vers l'an 15 AP. JC et serait mort vers l'âge de 84 ans. Son nom signifie « lumineux ». Il a été le compagnon de saint Paul. Les premières traditions rapportées affirment qu'il aurait été peintre. Un certain nombre de portraits de la Vierge lui sont attribués. Il y en aurait sept si l'on en croit une inscription retrouvée dans la demeure présumée de Paul et Luc à Rome, aujourd'hui crypte de santa Maria in Via Lata dans le rione de Pigna[12]. Un certain Théodore, historien byzantin attaché à sainte Sophie, parle de l'icône d'une Vierge *hodiguitria* (« celle qui montre le chemin »), attribuée à Luc et rapportée en l'an 450. Une douzaine de peintures sur bois, dont celles de Maaloula et de Seidnaya en Syrie. D'autres existent à sainte Marie Majeure, à Rome. Maaloula est

---

[12] Pigna : l'un des 22 rioni (quartiers) de Rome. Une immense pomme de pin en bronze en était l'emblème. Elle était destinée selon la tradition à boucher l'oculus du panthéon. Elle se trouve maintenant au Vatican.

au Nord-Est de Damas et l'on y parle encore l'araméen. La ville de Seidnaya, plus proche de Damas draine en son monastère des pèlerins venus prier l'icône qui aurait été peinte par saint Luc. C'est le « Lourdes » de la Syrie. Les anciennes chroniques rapportent le miracle de l'huile, qui émane de cette icône. Les Templiers seraient venus régulièrement prélever de cette huile pour leurs offices.

D'autres icônes qui lui sont attribuées font l'objet de vénération. Ce sont les Vierges dites de Vladimir, de Jérusalem, de Tikhvine, de Smolensk, de Częstochowa et aussi la Vierge de Philerme. Elles sont majoritairement de style *hodiguitria*.

La basilique Sainte-Marie Majeure (« Sainte Marie aux Neiges »), a été fondée en 356 à la suite de l'apparition en songe de la Vierge au Pape Libère (356). Selon la légende, l'icône, dénommée « *salus populi romani* » (*sauvegarde du peuple romain*), aurait été rapportée de Jérusalem à Constantinople par sainte Hélène, la mère de Constantin. La légende sainte raconte que le panneau de bois peint par Luc, proviendrait d'une table rabotée par Jésus dans l'atelier de son père Joseph. Elle est encore vénérée aujourd'hui et, en 2020, lors d'une cérémonie le 27 mars, sur le parvis de saint-Pierre de Rome, le pape François, la fit venir pour un temps de prière implorant l'arrêt de la pandémie du Covid-19.

Rien ne permet d'affirmer que Luc savait peindre. C'est parce qu'il était proche de la Vierge et qu'il lisait si bien en elle, qu'on l'a représenté en portraitiste de Marie et qu'on lui a attribué la première *hodigitria*, celle qui tend la main pour présenter son Fils. Songeons que la plupart des versets du Nouveau Testament parlant de la Vierge, sont de Luc. Il a su montrer que la Vierge ne souhaitait pas seulement montrer son amour pour son Enfant, mais attirer notre attention sur Lui.

Curieusement, lorsqu'on étudie les textes bibliques, on constate que Luc, pourtant clairement désigné comme médecin dans les textes saints, a été initialement le saint patron des confréries et guildes de peintres. La vénération des icônes et des tableaux qui lui étaient attribués étant sans doute supérieure à la consultation des textes saints. Des processions célébrant la Vierge et son peintre Luc étaient organisées à Rome sous le pontificat de Grégoire le Grand (590-604). De nombreux tableaux dont un de Rogier van der Weiden (1430), exposé au Musée de Boston nous montrent Luc en train de peindre.

Les guildes de saint Luc sont à vocation artistique (peintres, graveurs, sculpteurs...) et se développent dès le début du XIVè siècle sous l'impulsion du commerce maritime, depuis les Pays-Bas, jusqu'en Italie, les pays rhénans, la France et le Portugal, mais aussi l'Amérique du Nord.

Le patronage de saint Luc a été marquant du XVè au XVIIIème siècle. Sous l'appellation de *Guilde de saint Luc*, les sociétés peu à peu admettaient des peintres, des broyeurs de couleurs, mais aussi des herboristes, des apothicaires. Mais aussi des enlumineurs, des relieurs et des notaires qui se servaient de la peau des bêtes pour leurs parchemins et leurs livres et pouvaient se référer au taureau qui est le symbole de Luc. Léonard de Vinci s'inscrivit à la guilde saint Luc de Florence en 1472. Dans l'œuvre de Boccace, il arrive que l'apothicaire fabrique non seulement des médicaments, mais aussi des pigments pour le peintre. Le peintre Vermeer rejoignit la Guilde de Delft en 1653, comme son père avant lui, qui était, entre autres, marchand d'art.

Avec herboristes et apothicaires furent admis les médecins, d'autant qu'ils étaient praticiens chez les mêmes clients fortunés, princes ou évêques.

Il est impossible de dire à quelle période Luc fut retenu comme saint patron des médecins. Mais c'est probablement à la même époque, au XIIIème siècle, lors de la création des premières facultés de médecine. Nous savons combien étaient floues les connaissances dans ce Moyen-Âge tardif, du moins en Occident. Seuls quelques érudits pouvaient prétendre embrasser l'ensemble des préoccupations humaines.

Pendant le haut Moyen-Âge, les connaissances médicales étaient assez empiriques. Les soins étaient pratiqués par l'Eglise (la médecine) et les moines (la chirurgie). Ceci, jusqu'à leur interdiction imposée par les Conciles de Tours (813) et du Latran (1er Concile en 1123). Puis apparurent les premières facultés de Médecine. En France à Montpellier en 1220 (3ème faculté d'Europe), puis Toulouse (1229) et Paris (1274)... Entre-temps, Louis IX (saint-Louis) avait créé, sous l'influence de son Premier Chirurgien Jean Pitard, la confrérie de saint-Côme et saint-Damien en 1260. Un nouveau lieu d'enseignement, remplaçant la rue de la Bûcherie, fut octroyé en 1554, dans le cimetière de l'église saint Cosme, rue des Cordeliers (actuellement rue de l'Ecole de Médecine). Avant la construction du nouvel amphithéâtre, inauguré en 1616 par Séverin Pineau, chirurgien originaire de Chartres.

Avant le XIIIème siècle étaient invoqués de nombreux personnages comme protecteurs de la santé ou saints guérisseurs. Notamment les fameux Cosme et Damien. Les saints « anargyres » (« *qui n'étaient pas attirés par l'argent* ») étaient des frères jumeaux du IIIème siècle, nés en Arabie et venus en Cilicie (ancienne province romaine d'Anatolie méridionale, aujourd'hui en Turquie). Ils soignaient les pauvres, délivraient les possédés et soulageaient les souffrances de l'esprit. Ils étaient chrétiens et furent persécutés par Lysias, préfet de Cilicie, sous Dioclétien. Refusant d'abjurer, ils furent dé-capités. Le plus célèbre de leurs miracles fait état d'une greffe de jambe d'un Maure, sur le corps d'un blanc et plusieurs représentations du Moyen-Âge représentent ce « prodige » de la compatibilité d'une allogreffe, supposée paradoxale en raison de la différence de pigmentation. Ces peintures ont marqué profondément les esprits. Le culte aux saints jumeaux débuta dès le IVème siècle. Des églises furent construites, à Jérusalem, en Egypte, en Mésopotamie et à Rome. Les Médicis, à Florence, en firent leurs saints patrons. Ils devinrent les protecteurs des médecins et surtout des chirurgiens. Bon nombre de cliniques et d'hôpitaux ont pris leur nom en hommage.

Saint Pantaléon (*Panteleimon*) de Nicomède (actuelle Izmit en Turquie) était également médecin. Né en 275 et mort dans la même ville, martyr, en 303. Son nom veut dire « *qui a pitié de tous* ». Il était médecin à la Cour de Maximien, co-empereur avec Diocletien. Très apprécié, il fut malgré tout martyrisé. En tant que chrétien il dut s'opposer aux prêtres qui suivaient les prescriptions classiques d'Esculape et finit décapité. L'Eglise en fit un saint sous le nom italien de Pantaleone et le déclara patron des médecins. Il était invoqué pour la guérison du strabisme, de la tuberculose, et des maux de tête. Très populaire à Venise, son nom a été récupéré plus tard pour un personnage de la Commedia Dell'arte.

De nombreux saints guérisseurs, mais non médecins ont été invoqués au Moyen-Âge et il serait impossible d'en faire ici la liste. D'autant plus qu'existent bon nombre de particularités locales, comme saint Mamert[13] exhibant ses entrailles (par ex. dans l'église de Houx, près d'Epernon, E.&L.)...

Il semblerait en fait que, depuis, les chirurgiens avaient saint Côme et saint Damien comme patrons et que les médecins adoptèrent de leur côté et à peu près à la même époque, saint Luc.

Les documents médicaux sont rares concernant le parrainage de Luc. Mais on peut rapporter la tenue d'un banquet somptueux aux dépends de la Confrérie, le jour de la saint Luc en 1407[14]. La réunion le 18 octobre 1531 de 30 docteurs de la ville de Montpellier, à

---

[13] Ou saint Memor, ou Mammès de Césarée, martyre. Confondu souvent avec Saint Mamert évêque de Vienne en Dauphiné au Vè siècle, le premier des trois saints de glace (avec saint Pancrace et saint Servais)..

[14] Paul Louis FISHER, Nathalie SUH-TAFARO, Le médecin saint Luc l'Evangéliste, Histoire des sciences Médicales, XXXVII, n°2, 2003.

l'invitation de Maître François Rabelais, préposé, comme il se doit, à l'organisation du festin. Le jour de la saint Luc étaient dits deux grands services funèbres, pour les âmes des confrères trépassés. Guy Patin décrit en 1656 la mort d'un praticien proche, le jour de la saint Luc, où étaient réunis 86 médecins pour la messe solennelle des Ecoles de Médecine. De même, les sceaux des facultés de médecine comportent souvent, nous l'avons dit, une image de saint Luc en plus de celle de la Vierge : Montpellier, Angers (1777), Reims (1775), Pont-à-Mousson. Celui du Collège des médecins de Lyon (1600), etc.

Il existe deux traditions de représentation de Luc. Celle de l'évangéliste et celle du peintre. La première, abondamment figurée au tympan des églises, comme l'un des personnages du *Tétramorphe*, les quatre animaux ailés qui tirent le char dans la vision d'Ezéchiel (Ez 1, 1-14), puis repris dans l'Apocalypse de Jean (Ap 4, 7-8): Mathieu l'Homme, parce que son évangile commence par la généalogie de Jésus. Marc, le Lion, car il débute son texte par la Voix de celui qui crie dans le désert. Luc le taureau car il parle de

Zacharie, le père de Jean Baptiste, qui doit faire le sacrifice de cet animal. Enfin Jean, qui ne suit pas le récit chronologique des trois autres (dits synoptiques), l'Aigle, car il commence par le Verbe, la voix venue du Ciel.

La seconde représentation de Luc est celle d'un peintre en train de représenter la Vierge et l'Enfant ou bien d'un écrivain en train de rédiger son évangile, le taureau étant sagement assis à ses côtés. Le thème du peintre étant très probablement un sujet imposé aux candidats pour leur entrée dans la Guilde artistique de leur ville. Très rarement le « peintre » Luc est habillé en costume de médecin.

Luc est un grec, né au cours du 1er siècle, à Antioche (Antioche-sur-l'Oronte, en Syrie historique), actuellement Antakya en Turquie. C'était alors la capitale de la province romaine de la Syrie et ville importante de la route de la soie. On la regardait alors comme la première ville de l'Orient et elle garda ce titre jusqu'à ce que Constantinople vienne s'élever, dominante, entre l'Europe et l'Asie.

Luc (sa famille ?), d'origine païenne (et non juif comme les autres évangélistes), semble avoir fait partie de l'un de ces « gentils » (ou « *Craignant-Dieu* »), proches du judaïsme hellénistique, évoqués à plusieurs reprises dans le Nouveau Testament. Ils forment une communauté majoritairement gréco-romaine, adhérant à la foi monothéiste de la Torah, mais libres des obligations juives : code alimentaire (« *cacherout* ») et circoncision. Saint Jérôme, d'après les écrits, observe qu'il savait mieux le grec que l'hébreu et que par conséquent il lisait très certainement l'écriture dans la version de la Septante[15], en négligeant le texte hébreux, langue dont son milieu commençait à perdre le secret. Luc est en tout cas le plus proche de la langue grecque de tous les évangélistes.

Son nom grec semble une abréviation de Loukanos ou de Loukios, qui est la forme grecque de Lucius, et l'on a pu formuler l'hypothèse qu'il aurait été un affranchi s'étant livré à l'étude. En effet, la composition des textes et l'étendue du vocabulaire indiquent un homme éduqué. Il décrit les

---

[15] Traduction grecque de la Torah, c'est-à-dire du Pentateuque, à Alexandrie d'Egypte au IIIè siècle avant notre ère, au temps des deux premiers Ptolémées. Le travail occupa 70 traducteurs, d'où le nom de Septante.

villes avec précision et connaît bien les titres officiels. La médecine était souvent exercée par des esclaves ou des affranchis et non par des gens issus de familles riches. De cette façon ils étaient attachés aux familles patriciennes et les suivaient en tous lieux.

Luc parle des femmes avec considération et respect, ainsi que des veuves. Elles y sont plus présentes que dans les autres évangiles. L'enfance du Christ est décrite avec tendresse et beaucoup de douceur. C'est celui des évangélistes, nous l'avons vu, qui décrit (dépeint ?) le mieux la Vierge. Il fait partie des 72 disciples de Jésus, bien qu'il n'ait pas connu celui-ci. Il est dit « *disciple des Apôtres* » et non de Jésus-Christ par saint Jérôme. Aussi ne suit-il pas la voie de la prédication, mais celle de l'enseignement et de la transmission.

Dans un premier livre, Luc décrit les actions de Jésus et son enseignement (l'évangile de Luc). Il présente le seigneur Jésus comme « le Fils de l'Homme ». Il n'a pas vécu les premiers pas du Christ révélé (Antioche était à plusieurs jours de marche de Jérusalem) et n'avait qu'une quinzaine d'années lors du baptême du Christ. Il doit donc relater des faits qui lui ont été rapportés. D'ailleurs, son récit ne commence qu'à la nativité de Jean le Baptiste. La vie adulte du Christ, depuis son Baptême par Jean, couvre une période d'environ 3 ans (de janvier 27 à avril 30, mais ces dates sont discutées).

De nombreux passages se lisent en parallèle sur les évangiles de Mathieu, Marc et Luc. Les synoptiques adoptent un ordre plus géographique que véritablement chronologique (c'est Jean qui se chargera de la chronologie). L'enfance de Jésus, sa présentation au Temple, sa généalogie, son baptême, son ministère en Galilée sont communs. Ils évoquent par ailleurs de nombreux miracles et enseignements, l'histoire de la Passion de Jésus et de sa mort, puis sa résurrection et enfin son ascension.

De nombreux épisodes sont par ailleurs exclusivement racontés par Luc, comme l'Annonciation à la Vierge Marie, la parabole du bon Samaritain, celle de la brebis égarée ou encore de l'enfant prodigue. Luc le médecin, est également le seul à mentionner la seule intervention chirurgicale subie par Jésus : la circoncision. Après la résurrection, il est le seul à insister sur la réalité du corps revenu à la vie (Lc,24,39-43), d'un corps souffrant de ses plaies, d'un corps affamé.

Le style est direct, simple, mais non familier. Luc est lettré et il écrit pour les gentils, c'est-à-dire les non-juifs (contrairement à Mathieu). Les sentiments sont soigneusement décrits. Luc insiste sur le fait que Jésus soigne tout le monde, comme doit le faire un médecin (Lc,7,35), de même qu'il est capable de dire son admiration pour un païen (Lc,7,9). Et le thème de la pauvreté est souvent mis en avant. C'est dans le texte de Luc que l'on trouve la célèbre phrase du Christ : « *Heureux vous qui êtes pauvres, car le royaume de Dieu est à vous !* » (Lc,6,20-26).

Son deuxième livre constitue « Les Actes des Apôtres ». (Ac1,1).

Luc, est le seul évangéliste à utiliser des termes hippocratiques, c'est-à-dire, médicaux. Et le seul en bonne déontologie, à ne pas médire sur ses confrères.

Dans la description des paralysés lui seul précise le côté, soulignant là ses préoccupations d'anatomiste et ses facultés de clinicien (Lc 6,6-11). « *Il y avait là un homme dont la main droite était sèche... ».* Une bonne description médicale en effet, est nulle si le côté ne figure pas.

Lors de la guérison d'une hémoroïsse, Luc décrit sobrement l'affection (Lc 8,43) : *« Or une femme, atteinte d'un flux de sang depuis douze années, et que nul n'avait pu guérir... ».* Ne jetant pas l'opprobre sur ses confrères, contrairement à Marc, qui se complait à dénigrer les médecins (Mc5,25,26) *« ...qui avait beaucoup souffert de nombreux médecins et avait dépensé tout son avoir sans aucun profit, mais allait plutôt de mal en pis... »* . Quant à Mathieu (Mt9,20), il ne donne aucune précision sur cette femme *hémorroïsse*, c'est-à-dire ayant des pertes génitales de sang (méno- ou métrorragies).

Dans la parabole du Bon Samaritain (Luc IV,10,34) il est le seul à préciser (mais les autres ne parlent pas de cet épisode) les soins prodigués au blessé : *« il s'approcha, banda ses plaies, y versant de l'huile et du vin »...* Les chroniques médicales anciennes citent le « baume de saint Luc ». Ce mélange d'huile et de vin aurait des vertus antiseptiques et cicatrisantes.

Mais c'est de façon indirecte, dans les écrits de Paul, que nous apprenons à plusieurs reprises que Luc est médecin.

Paul (Saül) serait né au début du 1er siècle à Tarse en Cilicie (actuelle Turquie) et serait mort vers 67 à Rome. Juif et citoyen romain il persécute les disciples de Jésus de Nazareth, avant de se convertir brutalement (entre 31 et 36 sur le chemin de Damas) et de devenir une des figures majeures de la diffusion du christianisme dans les premières communautés d'Asie Mineure, de Grèce et de Rome.

Sa mission itinérante s'étale des années 40 aux années 60 au cours desquelles il adresse un certain nombre de lettres à ces communautés. Ces « épitres pauliniennes » sont antérieures aux évangiles et constituent les plus anciens textes du christianisme (treize lui sont attribuées, la dernière « *aux Hébreux* », est anonyme). Il nous décrit tous les dangers de ces voyages : "*Voyages sans nombre, dangers des rivières, dangers des brigands, dangers de mes compatriotes, dangers des païens, dangers dans la ville, dangers du désert, dangers sur mer, dangers des faux frères ! Fatigues et peine, veilles souvent, faim et soif, jeûne souvent, froid et dénuement"* (2 Co 11, 26-27).

Paul nous donne quelques détails biographiques : il évoque la présence de Luc à Rome dans ses lettres à Timothée. Dans l'Epitre aux Colossiens (Col,4,10-14), il nous apprend que Luc n'était pas circoncis.

L'histoire de Paul est presque toute inscrite dans la deuxième partie des actes des Apôtres. Après la mort du Christ et son ascension, les Apôtres sont, dans un premier temps en plein désarroi et livrés à eux-mêmes. Jusqu'à ce que l'Esprit-Saint descende sur eux et leur transmette la langue des « gentils », leur permettant d'aller dans toutes les nations annoncer la « bonne Nouvelle » (L'Evangile). Mais ces Actes des Apôtres ne parlent pratiquement pas d'eux. Ils sont le récit des actes de Paul et un peu de ceux de Pierre. Les trois premiers voyages de Paul partent d'Antioche. Le dernier (celui de sa captivité) part de Césarée. Dans les Actes, Luc nous dit que « *c'est à Antioche que, pour la première fois, les disciples reçurent le nom de « chrétiens »* (Ac 11,26). Ce livre de Luc est une suite à son évangile.

Les Actes se terminent brutalement sans que l'on sache ce qu'il advint de saint Paul, toujours détenu à Rome (il reste deux ans en liberté surveillée). Plusieurs passages des épîtres évoquent une maladie chronique, « *une écharde enfoncée dans sa chair* ». On a évoqué des crises de paludisme (très répandu à l'époque). Et Paul lui-même parle « *d'un ange de Satan chargé de [le] souffleter* » (2 Corinthiens 12, 7), soulignant ainsi son caractère périodique et la survenue par crises. La fin de la vie de Paul reste obscure. Plusieurs sources évoquent sa mission à Ephèse vers 65 et sa venue à Rome, pour finalement être conduit sur la Via Ostiense (la route d'Ostie) afin d'y être décapité en 67.

La fin brutale des Actes a fait supposer que Luc serait mort avant Paul. Mais d'autres sources indiquent que celui-ci aurait poursuivi son enseignement jusqu'à un âge avancé. Il aurait rédigé son évangile entre 80et 85 et les Actes (en grec), à peu près à la même époque[16], dans un style littéraire identique.

---

[16] L'évangile de Marc serait le plus ancien, vers 70, au moment de la prédication de Pierre à Rome. Mathieu aurait composé à

Paul ne cite pas l'Evangile, mais il y a néanmoins un passage (1 Timothée 5:18) où Paul semble faire une allusion au bœuf (Luc ?) *« qu'il ne faut pas museler »*. Et dans 2Corinthiens (2Co,8,18-19) il glisse une allusion à un messager de l'Evangile, qui pourrait être Luc : *« Nous envoyons avec lui le frère dont toutes les églises font l'éloge au sujet de l'Evangile. Ce n'est pas tout ; il a encore été désigné par le suffrage des Eglises comme notre compagnon de voyage dans cette libéralité, dont le service est assuré par nous pour la gloire du Seigneur lui-même et notre propre satisfaction »*.

Luc se convertit après le retour de Paul de sa première mission et décide d'accompagner l'Apôtre[17] pendant une partie de son deuxième et troisième voyage. Il semblerait qu'il vivait alors dans la Troade (au nord-ouest de l'Asie mineure), où s'était élevée la ville de Troie, et où il aurait rencontré Paul.

Il quitte tout et accepte un changement complet dans sa vie. Luc suivra Paul pendant

---

peu près en même temps que Luc. L'évangile de Jean aurait été écrit dans les années proches de l'an 100.

[17] Apôtre signifie « envoyé ». Bien que Paul n'ait pas été incorporé au collège des Douze, son charisme exceptionnel en mission auprès des païens, fait de lui un Apôtre du Christ.

18 ans. Ils sont proches, Paul dans ses lettres le désigne comme son « *bien aimé* »(Col4,14). Ils vont traverser des épreuves, tel ce naufrage alors qu'ils se rendent à Rome, les deux hommes échouent à Malte (Ac,27,9). En quelque sorte, Luc est le médecin de l'expédition.

Alors que Marc a recueilli la majeure partie de ses sources à Rome, près de Pierre, Luc tire ses sources presque exclusivement du contact avec Paul. Il est plein de sagacité, très observateur des détails. C'est un « clinicien ». Soucieux d'authenticité, il note en historien les détails de la vie de l'Eglise naissante, jusqu'au premier séjour de saint Paul à Rome. Par des récits où il utilise la première personne du pluriel (« nous »), il s'inclut lui-même comme acteur, tout en se retranchant modestement comme témoin des faits relatés de la naissance de la communauté d'Antioche de Syrie (cf. Actes 11:27).

Paul son compagnon de voyage le cite comme un collaborateur et parfois comme « médecin ». Il le décrit comme un « *travailleur acharné* » et comme « *le plus attentionné des médecins* ».

Col,4,14 : « « *Vous avez les salutations de Luc, le cher médecin et de Démas* » (Compagnon de captivité de saint Paul, à Césarée ou à Rome, connu des chrétiens de Colosses).

Phm 24 : « *Tu as les salutations d'Epaphras, mon compagnon de captivité dans le Christ Jésus. Ainsi que de Marc, Aristarque, Démas et Luc, mes collaborateurs* ».

2Tm,4,11 : « *Seul, Luc est avec moi* ». Luc va accompagner Paul jusqu'au bout, dans sa geôle, alors que celui-ci s'estime être à la fin.

Sans doute Luc a-t-il rencontré Marie à Ephèse avant d'écrire son Évangile, car la Nativité est racontée avec sensibilité et comporte des détails connus de la seule Marie. Sur 152 versets du Nouveau Testament qui parlent de la Vierge, 90 sont de Luc. C'est Luc qui rapporte 5 des 7 prises de paroles connues de la Vierge :

Lc,1,34 : « *Comment cela se fera-t-il, puisque je ne connais point d'homme ?* »

Lc,1,38 : « *Voici la Servante du Seigneur, qu'il me soit fait selon ta parole* ».

Lc,1,40 : la Visitation. Luc ne mentionne cependant pas les paroles de Marie qui entre dans la maison d'Elisabeth et Zacharie.

Lc,1,46-55 : *« Mon âme exalte le Seigneur... »* (Magnificat).

Lc,2,48 : *« Mon enfant pourquoi avoir agi ainsi ? »*(Jésus au Temple, cherché par sa mère).

Les deux dernières étant de Jean

Jn,2,3 : *« ils n'ont plus de vin »* (Cana).

Jn,2,5 : *« faites tout ce qu'il vous dira »* (id.)

Le Pape Jean-Paul 1er (+ 28 septembre 1978) s'adressait à saint Luc avec ces mots : « Tu es le seul qui nous offre un récit de la naissance et de l'enfance du Christ... Il y a une de tes phrases qui attire mon attention : *« Elle L'emmaillota et Le coucha dans une Crèche »*. Cette phrase est à l'origine de toutes les crèches du monde et de milliers de tableaux précieux ».

Le Nouveau Testament ne dit rien sur le destin de Marie. Les Orthodoxes parlent de « Dormition » et non de sa mort. L'église catholique a imposé mais seulement depuis 1950(Pie XII) le dogme de l'Assomption. Ce dogme découlant logiquement de celui de l'Immaculée Conception (Pie IX, 1854), car il ne saurait exister de sépulture humaine pour la Vierge.

Une tradition syrienne jacobite datant au plus tôt du IXe siècle raconte que Marie fut emmenée près d'Éphèse par Jean l'Évangéliste après la Crucifixion pour fuir la persécution à Jérusalem. Marie est supposée y avoir terminé sa vie terrestre, dans la « maison de la Vierge Marie ».

D'après des sources apocryphes, cette maison aurait fait l'objet d'une « translation angélique », pour se retrouver à Loreto (Basilique de Loreto, près d'Ancone en Italie).

Luc suivra saint Paul jusqu'à l'heure du martyre à Rome, où Paul sera crucifié.

Venu à Rome une première fois vers l'an 56, Paul était sous surveillance dans une maison qu'il louait avec Luc (emplacement de santa Maria in Via Lata). Dans son second séjour à Rome, Paul fut durement emprisonné. Seul Luc était à ses côtés.

Après le martyre de Paul, certains prétendent que Luc continua à prêcher jusqu'à l'âge de 84 ans en Béotie. Il n'eut ni femme ni enfant. D'autres sources disent qu'il serait mort martyrisé en raison de ses sermons sur la conversion des âmes égarées. On ne sait rien de précis sur le plus énigmatique des évangélistes. Ce médecin était devenu sauveur des âmes et gardait un regard doux et compassionnel sur les souffrances humaines.

Saint Jérôme (347-420) écrivit : « *...il vécut plus qu'en passant avec les apôtres; c'est d'eux qu'il a appris la thérapeutique des âmes, comme il en a laissé des preuves dans deux livres inspirés par Dieu, l'Évangile qu'il témoigne avoir composé d'après les traditions de ceux qui avaient été dès le commencement les spectateurs et les ministres de la parole et dont il affirme qu'il les a suivis dès le début ; et les Actes des Apôtres qu'il a rédigés non pas après les avoir entendus, mais après les avoir vus de ses yeux* ».

Sa dépouille est transférée de Patras à Constantinople au IVème siècle et de nombreuses reliques sont dispersées. Sa tête aurait été transférée à Rome par saint Grégoire. Luc médecin et sauveur des âmes a été considéré comme un saint dès les premières années de la chrétienté.

* * *

LES MÉDICIS MÉDECINS ?

Les Médicis, banquiers et marchands, ont régné sur Florence pendant plus de deux siècles, en laissant leur empreinte sur la ville mais aussi dans nombre d'autres cités de Toscane ou d'Ombrie où ils ont prospéré.

Leur blason laissait penser que leurs ancêtres s'étaient tout d'abord fait connaître en tant que médecins. A l'origine, le blason était constitué de onze boules rouges sur un fond or. Cosme l'Ancien en réduisit le nombre à huit. Et son fils Piero transforma la boule supérieure en un disque azur chargé de trois fleurs de lys. Ceci en raison d'un privilège exceptionnel donné par le roi de France Louis XI :

« Nous, Louis, par la Grâce de Dieu, Roi de France, accordons par le présent acte à Pierre de Médicis et à ses héritiers et à ses successeurs nés et à naître de légitime mariage qu'il puisse, à présent, dans l'avenir et pour toujours avoir et porter sur leur blason trois fleurs de lys Louis, roi de France, 1465. »

Le chiffre fut réduit définitivement à six boules par son fils et successeur, Laurent, dit Le Magnifique. Ce blason, encore visible aujourd'hui, sur de nombreux monuments, figure six images rondes disposées en cercle. Ces disques sont appelés besants en héraldique s'ils ont une couleur métallique (or ou argent), le mot venant d'une monnaie de Byzance. Autrement ils sont dénommés tourteaux. L'origine du mot étant plus énigmatique, mais ils peuvent être émaillés et revêtir des couleurs diverses.

Cinq tourteaux rouges, dit « de gueules » se trouvent le plus souvent à la partie inférieure en périphérie du blason des Médicis. La forme ronde pouvant évoquer les pilules fabriquées par l'Apothicaire-Médecin qui serait à l'origine de la famille. La couleur rouge étant choisie pour les affections du foie, du cœur, du poumon, de l'estomac et des intestins. Un tourteau central en haut, est figuré en bleu et nommé « d'azur » en héraldique. Il rassemble les propriétés de tous les autres et représente la Panacée. Cette déesse mythologique, fille d'Asclépios était sensée guérir tous les maux. Son nom est resté pour désigner un médicament universel (la Thériaque).

L'histoire des Médicis s'attardera sur deux personnages principaux : Cosme l'Ancien qui régna de 1434 à 1464 et Laurent, dit Le Magnifique, de 1469 à 1492. C'est Cosme l'Ancien qui avait laissé courir l'histoire de cette origine médicale. Sans doute pour atténuer l'effet trop imposant de l'immense fortune des Médicis et insister sur le caractère modeste et méritoire de leurs ancêtres.

La famille des Médicis était originaire de la plaine du Mugello, à une trentaine de kilomètres au Nord-Est de Florence. Le père de Cosme l'Ancien, mort en 1429, y possédait encore des terres. Mais ce dernier était né à Florence. Il semble que c'est bien plus tôt, dès le début du XIIIè siècle, que l'on trouve la trace des premiers Médicis à Florence. La famille, grâce aux diverses propriétés dont elle pouvait jouir, a traversé la grande peste, qui a touché cruellement la ville en 1348, la privant de près de la moitié de ses habitants.

Cosme de Médicis (1389-1464) est connu comme le Père de la Patrie. Banquier, homme d'Etat florentin, c'est lui qui sera le dirigeant effectif de la ville pendant la majeure partie de la Renaissance italienne, le Quattrocento. Ayant hérité d'une immense fortune, accumulée par son père, il parvient à écarter ses opposants et à s'installer à la tête de la ville en devenant « Gonfalonier » en 1434.

Rien n'indique l'ascendance médicale dans cette généalogie. Mais Cosme, qui avait voyagé dans toute l'Europe de cette fin du Moyen-Âge, était ouvert à toutes les sciences et tous les arts. Les sujets riches et instruits n'étaient pas seulement des capitaines guerriers, ni de simples administrateurs ou banquiers, mais en outre, ils se piquaient de détenir l'ensemble des connaissances de leur époque. Ils favorisaient l'embellissement de leur ville. La construction du Palais Pitti a débuté en 1458[1] à la demande d'un autre riche banquier, ami de Cosme, Lucas Pitti.

Pierre 1er (1416-1469), le fils de Cosme, qui régna après lui, fut sévèrement atteint par la maladie de la goutte, affection articulaire responsable de violentes crises douloureuses, surtout au gros orteil. Il passait la majeure partie de son temps alité. Nous disposons

---

[1] Le Corridor de Vasari qui traverse l'Arno sur le Ponte Vecchio, reliant le Palais Pitti au Palazzo Vecchio ne date que de 1581, les Offices sont de la même année et le jardin du Boboli n'apparaissent qu'au XVIè siècle. Le palais fut racheté par les Médicis en 1549.

d'un récit de 1461[2], montrant que la santé était à l'époque une préoccupation quotidienne. Le prince Alexandre Gonzague rend visite à Cosme l'Ancien :

« J'ai rendu visite à Cosme, qui me fit un très agréable accueil et l'ai retrouvé assis dans la chambre, avec deux de ses fils, tous trois goutteux ; lui en souffrait peu et Pierre, son fils aîné n'avait alors pas de crise, mais ils sont tellement déformés qu'ils ne peuvent se lever ; ils ne pourraient pas plus aller à cheval et il faut les transporter ici et là. Jean, son plus jeune fils, quoiqu'il souffre de la goutte aussi n'est pas encore à ce point estropié [...]. Mais le jour d'avant, lui vint (une crise) de goutte au pied et à la main et je le retrouvais assis avec son père, comme je l'ai décrit plus haut ».

En fait dans l'entourage des Médicis, la maladie est partout et toujours présente. Leurs échanges montrent une familiarité avec le langage médical et une grande proximité avec les médecins. A cette époque l'excès d'acide urique dans le sang est inconnu, de même que son origine dans la consommation

---

[2] Marilyn NICOUD Les Régimes de santé au Moyen-Âge. Ecole française de Rome,2007.

excessive d'abats, de viande ou d'alcool. La tendance familiale est bien-sûr notée. L'usage des bains et les fréquents déplacements vers les sources bienfaisantes[3] sont presque les seuls remèdes. Et ne sont pas sans rappeler la grande pérégrination un siècle plus tard, d'un autre personnage célèbre, souffrant lui non de la maladie de la goutte, mais de celle de la pierre, Michel de Montaigne (1533-1592).

L'entourage des Médicis[4] s'est enrichi rapidement d'artistes de tous bords et a rassemblé des peintres comme Pontormo, Bronzino ou Vasari, des sculpteurs et orfèvres : Cellini, Bandinelli, Giambologna. On peut dire que la perspective est née à Florence vers 1420-1450, même si le siennois Ambrogio Lorenzetti, en précurseur, avait ressenti la nécessité de la perspective dès 1344 ou que le siennois Simone Martini avait déjà réalisé la transition d'avec la frontalité des icônes byzantines. C'est Giotto (Florence, Santa Croce, Assise, basilique saint François,

---

[3] Bagni di Lucca, Petriolo, Viterbe, San Catiano dei Bagni, Acqui Terme.
[4] Hélène CHAUVINEAU : Florence et la Toscane, XIVè-XIXè siècles. Les dynamiques d'un Etat italien.

Padoue, chapelle des Scrovegni), qui apporte la perspective et la représentation de la nature environnante.

Florence était une ville de cartographes (Paolo Toscanelli, 1397-1482, était astronome, cartographe mais aussi médecin). Cosme de Médicis ("L'Ancien") eut un rôle politique de rupture avec le style gothique (défendu par ses adversaires les Strozzi). Ceci dans un temps où Venise, ni Sienne, ne s'intéressaient à ce problème.

Le célèbre Ponte Vecchio avait été reconstruit après une crue en 1345. La Cathédrale Santa Maria del Fiore (débutée en 1296) avait vu sa construction enfin ter-minée en 1436 lorsque Filippo Brunelleschi avait brillamment résolu le difficile problème architectural du dôme. A tel point que son ouvrage résume dans son appellation, le bâtiment tout entier (le Duomo). La Plazza della Signoria était déjà le centre très fréquenté de la ville, aux pieds du Palazzo Vecchio et la basilique santa Croce, n'était alors qu'une simple église de quartier. Elle deviendra plus tard une sorte de Panthéon, destinée aux grands hommes.

La cour des Médicis au XVème siècle, en plein Quattrocento attire à elle de nombreux artistes. Parmi ces artistes et ces artisans figuraient des médecins. De nombreux ouvrages médicaux sont publiés dont certains concernent le thermalisme. Ainsi celui de Michele Savonarole (1385-1468)[5], médecin, un peu alchimiste et écrivain humaniste qui enseignait à Padoue et à Ferrare. Il est le grand père du moine Jérôme Savonarole, qui se fera connaître à Florence, un peu plus tard.

Laurent de Médicis, dit Le Magnifique (1449-1492) a été considéré comme un prodigieux mécène. Cependant cet entourage de compétences et de talents reposait plus sur une pratique du luxe que sur un désir clair d'établir une école d'excellence, réunie à la cour du Prince. Il s'agissait en fait moins de mécénat que du désir de contrôler le commerce florissant des œuvres d'art et en outre de redorer ses origines modestes. Ce lieu de pouvoir n'a jamais pu se départir d'un

---

[5] Michele SAVONAROLE. *De balneis et thermis naturalibus Italiæ*, publié en 1485,

certain type de clientélisme et de considérations courtisanes qui parfois touchaient à la corruption.

On croise à la cour de Laurent, l'évêque et diplomate Gentile Becchi, qui a été son précepteur, Marsile Ficin (1433-1499), fils de médecin et se destinant lui-même à la médecine[6] avant d'embrasser une carrière de poète et de philosophe. Il a dirigé l'Académie platonicienne de Florence, fondée par Cosme l'Ancien en 1459. Il eut pour disciples et collègues, Jean Pic de la Mirandole, Jérôme Benivieni, écrivain et humaniste, de même que Ange Politien[7], qui fut le précepteur des enfants de Laurent de Médicis.

Le 4 juin 1469 Laurent épousa Clarisse Orsini, unissant ainsi sa famille à l'une des plus puissantes de Rome. Elle fut un soutien sans faille tout au long de sa vie et l'on ne connaît pas d'enfant illégitime de Laurent, malgré leurs différences (Clarisse avait reçu une

---

[6] C'est Cosme lui-même qui aurait dissuadé le père de Marsile : *« Le ciel t'a envoyé, toi, Ficin pour guérir les corps, mais ton Marsile a été envoyé pour guérir les âmes »*.

[7] Ses « stances » écrites pour une joute se déroulant le 28 janvier 1475 et remportée par Julien de Médicis, et dédiées à Simonetta Vespucci, l'amie de Julien, auraient inspiré « la naissance de Vénus » à Botticelli.

éducation pieuse, éloignée des conceptions humanistes de Laurent). Ceci au contraire du Père et du Grand-Père du Magnifique. Clarisse et Laurent eurent trois fils et quatre filles.

La même année, 1469 est né à Florence Nicolas Machiavel. Théoricien de la politique, et de la conduite de la guerre, il sera un proche du pouvoir et un fonctionnaire de la république florentine, mais celle d'après le règne de Laurent.

En 1478 se produisit la conjuration des Pazzi, qui visait le pouvoir des deux fils Médicis, Laurent et son frère Julien, son cadet de 4 ans. Les Pazzi étaient issus d'une famille aristocratique de Florence, qui s'était opposée aux Médicis lors de leur accession au pouvoir. Les Pazzi pouvaient s'enorgueillir d'avoir des ascendants qui s'étaient couverts de gloire pendant les croisades. En 1099, l'un d'entre eux fut le premier chevalier à entrer dans Jérusalem reconquise. Ces origines les distinguaient de celles des Médicis, vulgaires apothicaires ou marchands, même s'ils étaient devenus des banquiers enrichis. Les Pazzi pouvaient en outre compter sur l'appui du pape Sixte IV, qui souhaitait étendre son pouvoir sur Florence.

Le complot visait à atteindre les deux frères le jour de Pâques, 26 avril 1478, dans la cathédrale Santa Maria del Fiore. Julien va succomber aux coups de couteau de Francesco Pazzi et de ses complices. Tandis que Laurent en réchappera, parvenant à se réfugier dans la sacristie. Le coup d'état échoue et les partisans des Médicis parviennent à dominer la situation. L'archevêque de Pise, Francesco Salviati, qui s'était compromis dans la conjuration est immédiatement pendu. Jacopo, Renato et Francesco de Pazzi sont capturés et exécutés. D'autres sont condamnés à l'exil et la vengeance s'étend sur de nombreux jours, rougissant les ondes de l'Arno.

D'ailleurs le gouvernement de Laurent, s'il fut humaniste, n'a jamais éteint complètement le bûcher entretenu en permanence sur la Piazza della Signoria. Il semble bien que cet épisode ait contribué à usurper l'autorité sur la ville et asseoir sa réputation de tyran. Sa couardise supposée, le faisant s'échapper, contrairement à la bravoure de son frère tué de 19 coups de couteau a également nuit à sa réputation. On retrouve l'idée par la suite répandue que la famille n'a aucune légitimité chevaleresque ou de noblesse héroïque. De là est née la réprobation populaire, attisée par le souffle et le charisme de Savonarole.

Jérôme Savonarole est né en 1452, il est donc à peu près contemporain de Laurent de Médicis. Il a été élevé par son grand père Michele, médecin renommé. Pour cette raison le jeune Jérôme se destinait d'abord à la médecine et entrepris ses études à l'université de Ferrare, sa ville natale. Il y obtint un premier diplôme. L'un des frères de Jérôme, Alberto, fut médecin. Mais finalement ce sont les textes sacrés qui passionneront Jérôme. Plutôt que pour Platon, alors en pleine redécouverte, il penche pour Aristote, adapté par Thomas d'Aquin, suivant lequel le statut de l'homme dépend de sa conduite ici-bas. Très tôt il dénonce l'impiété et l'avilissement de la luxure, toutes deux répandues dans l'entourage des Médicis, ainsi qu'à Rome. Son ordre dominicain l'envoie au Couvent San Marco de Florence en 1482. Il a tout juste 30 ans. Ses qualités de prédicateur deviennent rapidement reconnues, au point qu'il est nommé prieur du couvent un an plus tard, l'année même de la naissance de Luther.

Mais, contrairement à ce dernier il ne cherchera jamais à créer un schisme avec l'église officielle, mais seulement à dénoncer ses excès, notamment ceux du pape Alexandre VI, Rodrigo Borgia. Il devient le confident et le confesseur de Pic de la Mirandole (1463-1494), auquel il s'est lié d'une amitié fraternelle, tandis que Laurent de Médicis, cherche à se l'attacher, pour mieux le circonvenir.

Dans l'Italie du Trecento et du Quattrocento, les qualifications des professions étaient parfois floues, et bon nombre des plus grands noms ont pu se flatter d'appartenir à la corporation de « l' Arte dei Medici e degli speziali » .
Cette corporation de la ville de Florence, regroupait, depuis 1313, l'ensemble des Arts et Métiers. Aux premiers rangs desquels figuraient herboristes, médecins et apothicaires. La Renaissance était prodigue de ces érudits touche-à-tout, qui excellaient dans chacun des arts libéraux, qui comprennent le trivium : -grammaire, rhétorique, dialectique- et le quadrivium : - arithmétique, géométrie, astronomie, musique-. Pic de la

Mirandole avait ainsi décidé d'aller d'université en université pour s'instruire dans tous les domaines de la connaissance. En 1484 il se liait à Laurent le Magnifique, avant d'être obligé de fuir le courroux du Pape en raison de la publication à Rome, de thèses controversées. Il souhaitait bénéficier de la protection libérale de la Sorbonne, mais le Pape parvint, au-delà des Alpes à le faire tenir quelque temps emprisonné au Château de Vincennes. Finalement, Laurent l'accueillit en 1488 dans sa propriété de Fiesole, près de Florence, où il vécut jusqu'à sa mort en 1494, probablement empoisonné, car trop proche de Savonarole.

Quelques praticiens non originaires de la ville étaient acceptés dans la corporation, mais dans ce cas leur cotisation était doublée. Leur maison était située dans la Via dei Cavalieri, à deux pas de la Piazza della Signoria.

L'anatomie enseignée avec le dessin et l'ensemble des autres matières les conduisaient à rechercher les mystères de la physiologie, et de là, à la médecine et toutes sortes de connaissances. Ainsi Dante, Giotto, Verrocchio et même le navigateur Amerigo Vespucci firent partie de cette corporation de l'Arte dei Medici. Florence attirera plus tard Galilée (1564-1642), mort à Arcetri, un quartier au sud de la ville et Torricelli (1608-1647), invité à être le mathématicien du Duc de Toscane, à la mort de Galilée.

Dante, était représenté avec un capuchon et un bonnet de médecin et considéré par les florentins, comme tel. Un autre toscan, Léonard de Vinci s'intéressait hautement à l'anatomie humaine ou celle des oiseaux, les muscles et articulations, mais également l'organisation interne des différents organes, selon les constatations qu'il pouvait faire, dans les conditions de l'époque, à l'occasion de quelques autopsies plus ou moins clandestines. On commençait à s'extraire de l'empirisme et du charlatanisme. Dans ces milieux érudits, la référence à l'art de guérir ne pouvait qu'être flatteuse aux yeux de ceux qui cherchaient à briller par tous les moyens.

Les médecins à cette époque étaient très considérés. Ils étaient richement vêtus, généralement d'une robe bleue large et flottante, recouverte d'un ample manteau d'écarlate, avec un capuchon et un paletot de vair, réchauffant les épaules. Un bonnet d'écarlate et de vair et une culotte rouge complétaient le tout. Pétrarque déjà, un siècle plus tôt se moquait des médecins qui, « *vêtus d'or et de pourpre, ils croient s'être faits les arbitres de la vie et de la mort* » *et, dans une autre lettre, il fulmine contre « l'indigne étalage de vêtements usurpés, leur pourpre bariolée de couleurs diverses, la splendeur des bagues et leurs éperons dorés* »

Son contemporain Boccace fait aussi allusion à ces vêtements pour s'en moquer. Dans une des nouvelles du Décaméron, il déclare *:* « *Comme nous le voyons chaque jour, nos citoyens nous arrivent de Bologne, juges, médecins ou notaires, vêtus de robes longues et larges, couverts d'écarlate et de vair et marchant d'une allure hautaine* » [8]. A cette époque les règles concernant les vêtements étaient strictes. Seuls les juges, les officiers et les médecins étaient autorisés à se parer de couleur pourpre, de fils d'argent ou de pierres précieuses. L'un des médecins, à Prato, petite cité près de Florence, se plaint de ne pouvoir chercher de clientèle s'il n'est pas convenablement habillé. On les appelait parfois

---

[8] Dr.René A.GUTMAN. *Le Costume du Médecin dans l'Ancienne Florence.* Communication à l'Académie de Médecine, 1978.

« Algebristo », parce que leurs actes avaient la complexité des mathématiques et plus souvent « Maestro » en raison de la beauté de leur pratique. Ainsi dans la comédie « La Mandragore » de Machiavel, lorsque l'un des personnages dit « appelez le Maestro », tous comprennent qu'il s'agit du médecin. Il n'est pas exclu que les Médicis aient voulu se parer de la considération qui était portée envers les médecins. Ces derniers savaient lire et écrire au milieu d'une foule d'illettrés et ils passaient pour des sages au milieu d'une cour de « mires » qui se contentaient de mirer les urines, pour en sortir des conclusions hasardeuses.

Au printemps 1492 Laurent fut plus gravement touché par l'évolution de la maladie qui atteignait toute sa famille. Bravant son opposition il demanda sur son lit de mort sa bénédiction à Savonarole. Refusant de laisser aux Florentins un gouvernement démocratique, comme le lui suggérait Savonarole, on dit que ce dernier lui refusa l'absolution. Laurent s'éteint le 8 avril dans sa villa de Careggi.

L'entrée de Charles VIII, roi de France, en Toscane en 1494, vint balayer les Médicis[9] et favoriser l'accès de Savonarole au pouvoir. Celui-ci va exercer une dictature théocratique, extrêmement exigeante sur le plan des mœurs. Brûlant sur le « Bûcher des vanités », tous les symboles et les écrits pouvant être une source de corruption spirituelle. La même année meurt à 31 ans, Pic de la Mirandole. Les peintres repentis donnent eux-mêmes leurs toiles à brûler. D'ailleurs, après cet épisode, Botticelli s'abstiendra de peindre des nus. Savonarole, par son inflexibilité et ses excès finit par être renversé par les Florentins eux-mêmes. Excommunié, il est emprisonné en 1498. Torturé à plusieurs reprises, il parviendra cependant à dicter avant de mourir, ses prédications sur les psaumes, notamment le Psaume 51 (Miserere). Brûlé sur la Piazza della Signoria le 23 mai 1498, ses cendres et celles de deux de ses compagnons sont jetées dans l'Arno. Dans

---

[9] Depuis 1453 et la prise de Constantinople par Mehmet II, la priorité du pape était de réunifier le catholicisme. Or deux maisons s'opposaient pour le royaume de Naples : Celle d'Alphonse II d'Aragon, soutenu par le pape Borgia et celle d'Anjou, dont les intérêts avaient été cédés à Charles VIII.

certains milieux il est actuellement considéré comme une sorte de saint.

La famille Médicis a poursuivi son règne aux XVIè et XVIIème siècles, ayant donné trois papes et deux reines de France, Catherine de Médicis (1519-1589) et Marie de Médicis (1575-1642). Après la République de Savonarole les Médicis furent écartés du pouvoir jusqu'en 1531. Cosme 1er (1537-1574), arrière-petit-fils de Laurent par sa mère. Cosme 1er choisit comme emblème une tortue surmontée d'une voile. Et comme devise (partagée dans l'histoire par d'autres familles), « festina lente » (hâte-toi lentement), par admiration pour l'empereur Auguste, qui répétait souvent cette phrase. Le symbole du dauphin (la vélocité), associé à l'ancre marine (la stabilité) est retrouvé dans de nombreuses œuvres de la Renaissance. Par exemple dans le Songe de Poliphile[10], publié en 1467 et associé au cercle, symbolisant la permanence. Le tout étant une forme de rébus de la formule *semper festina lente*.

---

[10] Nous retrouverons le Songe de Poliphile dans le chapitre 8 concernant le château de Villandry.

Le nom Medici signifierait médecin. Et l'on sait qu'à cette époque la fonction ou le titre tenait rapidement de patronyme, sans que l'on cherche très précisément la justification de ce nom. Nous avons vu la présence de pilules ou de granules sur leur blason. Par ailleurs, les Médicis avaient Côme et Damien[11] pour saints patrons et la chapelle de leur palais leur est dédiée. C'est en 1226 que les maîtres chirurgiens se sont placés sous leur saint patronage. Ces saints patrons et martyres, ne sont pas représentés par les peintres toscans avec les instruments de leur supplice, comme habituellement. Ils revêtent des habits de médecin. Ainsi sur un tableau du couvent de San Marco, Fra Angelico les représente coiffés d'un bonnet écarlate avec rebord de fourrure et vêtus d'un habit bleu recouvert du fameux manteau rouge.

En fait, il est douteux que les ancêtres des Médicis aient été médecins. A l'époque de

---

[11] Les crânes des deux saints se trouvent dans l'église de saint Thibaud de Brageac dans le Cantal. L'abbaye a été fondée au XIIè s. par Guy et Raoul de Scorailles, à leur retour de croisades d'où ils ont ramené les chefs. Cette église abbatiale est devenue depuis le Moyen-Âge un haut lieu pour les médecins français.

l'émergence de la famille avant la renaissance, c'est plutôt le mot fisico (physicien), qui était utilisé pour désigner un médecin.

Une chronique très ancienne raconte qu'un certain Evrard de Médicis, chevalier français au service de Charlemagne, combattait les lombards en Italie. Il vainquit en duel le géant Mugel, qui oppressait les Florentins. Dans le combat Evrard reçut sur son écu doré un coup de fléau à extrémités de fer, qui laissa la marque de plusieurs boules ensanglantées. Pour l'honorer, Charlemagne octroya à Evrard ce blason en forme d'écu, décoré de boules rouges.

Les boules seraient plutôt des pièces, signalant leurs capacités de banquiers (les prêteurs sur gage anglo-saxons arborent encore un symbole voisin). Et le patronage des saints ne fut retenu qu'après la naissance de Cosme (Cosimo) au XVè s. Nous avons vu que très probablement Cosme l'Ancien a laissé s'installer cette légende.

Il existe une autre explication : on a évoqué la jalousie de Diane de Poitiers, maîtresse de Henri II. Celle-ci, cherchant à rabaisser Catherine de Médicis, aurait laisser entendre que la reine descendait de boutiquiers apothicaires de Florence.

Ce qui paraît exact en revanche, c'est que les Médicis se sont accrédités cette origine médicale prestigieuse, au moins pendant la durée de leur ascension sociale. Mais qu'ils ont cherché à masquer cette légende, lorsqu'ils furent établis au rang de princes.

* * *

Le docteur Claude PERRAULT (1613-1688) au chevet du Louvre.

On imagine mal qu'un médecin, habitué à être à l'écoute des corps et des petits maux individuels, se destina également à l'architecture. Surtout l'architecture d'un roi, faite de grandeur et de magnificence, on s'en doute éloignée des préoccupations du bien être quotidien des hommes et de leurs misères. On aurait bien compris l'intérêt qu'il y eut à travailler sur le confort des humains, la circulation dans les espaces, l'éclairage, la ventilation... Avec le désir d'éviter les miasmes, les propagations des maladies, les contaminations. Mais les exemples sont peu nombreux d'un homme, se disant toujours médecin, et qui ait finalement établi sa réputation de son vivant, puis sa notoriété jusqu'à nos jours, sur des réalisations architecturales, éventuellement monumentales.

Claude Perrault eut ce destin[1]. Et il nous faut remonter sans doute jusqu'à

---

[1] Nouveau Dictionnaire Historique. G.Le Roy Imprimeur à Caen, M.DCC.LXXIX. p.291

Imhotep[2], sous la IIIème dynastie d'Egypte, soit trois mille ans avant notre ère, pour trouver un architecte du grandiose et qui se prétendait également médecin. Encore ce dernier eut-il une existence en partie mythologique et sa réputation de médecin bien ancienne pour qu'elle ne soit prise sans précaution. Après tout l'évangéliste Luc était également médecin, au moins le dit-on. D'autres créateurs plus récents, tels Léonard de Vinci se sont voués pendant des années à l'étude du corps humain, dans sa simple forme, mais également dans ses mouvements (circulation des fluides et déplacements). Mais si les études anatomiques de celui-ci, deux siècles plus tôt que Claude Perrault, ont fait avancer la connaissance du corps, la motivation n'était pas initialement le soulagement des souffrances humaines ni la guérison des maux, dont la solution était encore bien incertaine alors. Elles cherchaient avant tout à reproduire exactement et sans défaillance, les aspects physiques du genre humain, de façon à les représenter plus

---

[2] Imhotep, IIIè millénaire AV. JC. Vizir et architecte du roi Djeser (IIIè dynastie). On le dit également médecin. A construit la pyramide de Saqqarah.

exactement dans les tableaux. L'une des premières biographies du maître le décrit :

« *Dans les écoles d'anatomie des médecins, il disséquait des cadavres de criminels, indifférents aux aspects inhumains et répugnants de cette étude, soucieux seulement d'apprendre comment il pourrait représenter de la manière la plus adéquate dans sa peinture les différents muscles et les articulations, leur flexion et leur extension* »[3].

Ceci est un peu réducteur pour Vinci, qui était à la fois, ingénieur et artiste. Et dont la recherche était celle du fonctionnement des corps, aussi bien que celle de la représentation immobile exacte. Ainsi les anatomistes, au départ simples dessinateurs, sont devenus progressivement des physiologistes. L'étude des mouvements des muscles des membres et du cœur, l'étude de l'écoulement des fluides, l'étude du vol des oiseaux, que les pionniers de l'aviation, quatre siècles plus tard chercheront à reproduire, sont véritablement des travaux d'ingénieurs

---

[3] Paolo Giovio, *Vie de Léonard de Vinci* (vers 1527) cité in : Laure Fagnart : *Léonard de Vinci en France. Collections et collectionneurs (XVe- XVIIe siècles),* Rome, L'Erma di Bretschneider, 2009.

tout autant que d'anatomistes. Dès 1628 était venue l'étude des mouvements du sang grâce à Guillaume Harvey[4], qui poursuivait véritablement l'étude dynamique de la physiologie et sera rejoint bien plus tard par des physiologistes dont le grand Etienne Jules Marey. Ce dernier, « père de la physiologie moderne » étudia au XIXème siècle, pour la première fois, les mouvements du corps avec des moyens optiques, puis photographiques, venant confirmer les travaux des anciens comme Léonard. Mais après tout il ne peut pas y avoir de médecine ni de soins, sans connaissance parfaite du fonctionnement, c'est-à-dire, sans physiologie.

Claude Perrault est bien un médecin. Il vient d'une famille cultivée, aimant les arts. Les élèves instruits de ce temps recevaient une solide formation leur permettant une incursion dans toutes les sciences et toutes les disciplines. Il appartient peut-être aux dernières générations de savants pouvant tout englober : les Vinci, les Pic de la Mirandole... Et ce sont ses qualités de

---

[4] Guillaume (William) Harvey (1578-1658) , *Etude anatomique du mouvement du cœur et du sang chez les animaux* (1628). G.Doin et Cie. 1950. Reproduction de l'édition de M.DC.XXVIII.

scientifique qui l'ont conduit à être choisi pour ces travaux de bâtisseur.

Claude Perrault est né à Paris le 25 septembre 1613, dans une famille bourgeoise. La famille descend de brodeurs, installés à Tours. Le père Pierre Perrault sera avocat au parlement de Paris. De la mère, Paquette Leclerc, on ne sait pas grand-chose, hormis qu'elle avait hérité d'un domaine à Viry-sur-Orge. Il avait sept frères et sœur, dont quatre ont laissé une trace dans l'Histoire.

L'aîné, prénommé Jean (c.1609-1669) était avocat comme son père. Il était probablement brillant, mais son caractère réservé correspondait mal avec les exigences de cette profession. *« Il valait beaucoup mais ne se faisait pas valoir »*, dit de lui son frère dans ses *Mémoires*[5], non suspect de propos jaloux. Il est mort au cours d'un voyage vers Bordeaux de septembre 1669 et enterré, au moins provisoirement, dans cette ville.

Ensuite vint Pierre (1611-1680). Il a été Receveur Général des Finances de la

---

[5] Charles Perrault. *Mémoires de ma vie* et *Voyage à Bordeaux (1699)* par Claude Perrault. Commenté et Publié par Paul Bonnefon, Paris, Laurens éditeur, 1909. BNF Gallica

Généralité de Paris, c'est-à-dire la circonscription administrative de l'Île de France. Celle-ci avait été créée en 1542 sous Henri II et confiée à des Trésoriers Généraux. Il avait d'abord été reçu avocat, puis avait acheté cette charge de Receveur Général en 1654. Malheureusement, après une décision du roi Louis XIV de remettre les impôts encore impayés, il fut chassé par Colbert, ne pouvant payer ses dettes alors même que l'Etat lui devait beaucoup, et s'exila dans le domaine de Viry. Il se maria en 1656. L'année suivante les frères Perrault perdirent leur mère. Cette famille était décidément ouverte à toutes les disciplines, puisque Pierre, se consacra à l'hydrologie. Il apporta une contribution fondamentale[6] à cette science en démontrant que l'eau des rivières venait bien de la pluie du ciel et non d'un cycle compliqué qui faisait intervenir la mer et l'alimentation souterraine des sources, par une sorte d'évaporation due aux sources de chaleur souterraines. Il se divertissait également à la lecture d'auteurs italiens et publia en 1678 une traduction du *Seau enlevé*,

---

[6] *De l'Origine des Fontaines*, publié sans nom d'auteur en 1674.

poème héroïque et satirico-comique[7] d'Alessandro Tassoni, publié initialement à Modène en 1622. L'année suivante cet avocat de formation publia un traité de Physique et de mécanique, puis en 1679 une étude critique du *Dom Quichotte de la Manche*.

Enfin on attribue à cet éclectique une prise de partie dans une polémique qui agitait le milieu littéraire et l'Académie depuis de longues années : *la Critique des deux Tragédies d'Iphigénie* parue en 1677. Cette controverse par satires, préfaces et pamphlets interposés aboutira à la Querelle sur les Anciens et les Modernes, après une ultime provocation de Charles Perrault en 1687, dans son poème *Le Siècle de Louis Le Grand.* Voyons cela d'un peu plus près :

Les auteurs du temps (Boileau, Racine, La Fontaine, Bossuet, la Bruyère) nourris d'études classiques, défendaient les auteurs anciens et la langue grecque ou latine. Les modernes, aux premiers rangs desquels figurait Charles Perrault, pourtant plus âgé de

---

[7] In : Nouveau Dictionnaire Historique . G.Le Roy op. cit. p.292. *La Secchia Rapita* : Parodie en vers burlesques d'une querelle entre Modène et Bologne à propos d'un seau du puits.

8 ans que Boileau, soutenaient que les mythes modernes, éventuellement religieux (cf. le Polyeucte de Corneille, dès 1641), ainsi que la langue française, étaient autant défendables. Il s'agissait là d'une querelle d'influence, d'une bataille d'érudits, née en grande partie dans les couloirs de l'Académie et surtout une rivalité de courtisans, qui en vérité se connaissaient bien tous et parfois...s'estimaient. C'était Versailles, contre Paris, les partisans d'un ordre classique contre ceux qui préfigurent le Siècle des Lumières. Et même vers la fin[8], l'expression d'une misogynie contre l'émancipation des femmes. Charles Perrault avait critiqué l'Alceste d'Euripide et défendu celui de Lully et Quinault joué en janvier 1674. A quoi avait répondu Racine dans la préface de son Iphigénie, inspirée précisément d'Euripide et jouée à la cour le 18 août 1674 pour la première fois. Cette querelle sans grand fondement si l'on se réfère au mouvement perpétuel de l'histoire, trouva des modérateurs : Fénelon, Antoine Arnaud, dit le Grand Arnaud et même Blaise

---

[8] Boileau : *Satire sur les femmes*, 1694.

Pascal qui soulignait que *« les anciens étaient les modernes de leur temps »*.

Port-Royal y eut un rôle mais avait des partisans dans les deux camps : Boileau puis Racine, éloigné un temps des « Solitaires » puis réconcilié avec les jansénistes au lendemain de son mariage. En face : Nicolas et les autres frères Perrault sont également proches de Port-Royal. Il semble que le texte de Pierre Perrault, le frère du principal « meneur » de cette querelle (Charles), ait eu pour but d'intervenir en réconciliateur des deux partis, en publiant cette *Critique des deux tragédies.* Il souligne en effet le rôle et la grandeur de l'auteur contemporain (Racine), qui, bien qu'adversaire de son frère Charles, devient dans le texte (non sans ironie ?) un sujet de louange[9].

Dans son ouvrage consacré à cette querelle, l'auteur dramatique et collaborateur de Lully Philippe Quinault (1635-1688) nous dit : *« Pierre était un administrateur honnête, homme sincère d'après les témoignages cités dans les mémoires de Charles ; et, ce qui n'est*

---

[9] Philippe Quinault, *Alceste suivi de La Querelle d'Alceste. Anciens et modernes avant 1680*. Edition critique. Droz, 1994, introd.p.XXXVII et suiv.

pas pour nous étonner, défenseur fidèle de son frère cadet, dont il était aussi le parrain[10] ».

Le prochain enfant fut également un fils, nommé Claude. Nous le retrouverons plus loin dans ce récit.

Nicolas Perrault (1624-1662) succédait à Claude dans l'ordre des naissances. Il fut docteur en Sorbonne et théologien. Féru de mathématiques et de théologie, sa réputation était déjà grande quand il soutint sa thèse en 1648 au point que les autres professeurs cessèrent leur enseignement pour venir l'écouter. De caractère moins conciliant que ses frères, il n'hésitait pas à proclamer ses idées jansénistes contre les jésuites, proches du Roi. Son ouvrage *La Morale des Jésuites, extraite fidèlement de leurs livres,* publié après sa mort en en 1667, aura un grand retentissement. Et il fut chassé de la Sorbonne en 1656, la même année qu'Antoine Arnaud, avec soixante-dix autres docteurs.

Le jansénisme était apparu dans les années 1640 après la publication posthume

---

10 Philippe Quinault, op. cit. p.XXXIX.

de *l'Augustinus*, écrit par le hollandais Jansénius, évêque d'Ypres. Selon cette doctrine sévère, la Grâce ne touche qu'un certain nombre d'*Elus*, le libre-arbitre laissé à l'homme (ce que proclamaient les Jésuites), ne pouvant exister car l'homme est soumis tout entier à Dieu. Ils ne croyaient pas à l'absolution des péchés.

L'ancienne abbaye de Port-Royal, située près de Chevreuse et qui datait de 1204, avait été délaissée en 1626. Ses occupantes s'étant repliées près du Faubourg Saint-Jacques à Paris. La supérieure, Mère Angélique Arnaud, rencontra Jean Duvergier de Hauranne, abbé de Saint-Cyran, entièrement convaincu par Jansénius. Il était très attaché à l'enseignement des enfants. Saint-Cyran commença son œuvre pédagogique dès 1636 sous le règne de Louis XIII (roi de 1610 à 1643), utilisant des méthodes modernes, mais non dénuées de rigueur, proches cependant des besoins des enfants et un enseignement en français plutôt qu'en latin. Ce groupe de quelques élèves fût dénommé *les Petites Ecoles*. Mais Richelieu (1585-1642) craignait que Saint-Cyran ne fût un nouveau Calvin, l'enferma à Vincennes d'où il ne sortit que deux mois après la mort du cardinal. Saint-Cyran ne survécut pas un an. *Les Petites Ecoles* eurent ensuite une histoire mouvementée faite de plusieurs translations entre Paris, les locaux de l'ancienne abbaye de Chevreuse, ou un autre bâtiment proche, appelé *Les Granges*. La qualité de l'enseignement, l'éducation vertueuse rendaient compte de l'accroissement du nombre des élèves et de leurs professeurs, tous fervents admirateurs du fondateur, et que l'on dénomma *Les Solitaires*. Le jeune Racine fut admis très tôt aux *Petites Ecoles* après que sa jeune tante fut reçue comme professe[11] au monastère de Paris. Puis il y retourna en 1655 lorsque sa grand-mère eut rejoint sa fille religieuse.

Nicolas enseignait à Port-Royal et dans les *Petites Ecoles*. Il défendit M. Arnaud sans chercher à le connaître personnellement, ni le rencontrer, « *pour être assuré que les sentiments que j'ai sur les matières de la grâce ne me viennent pas de la chair et du sang ; que ce n'est point l'amitié qui m'engage à soutenir une opinion plutôt que l'autre, et pour avoir*

---

[11] *Professe(m.profès)* : religieuse postulante qui a prononcé ses vœux non définitifs, au terme du noviciat.

lieu de croire que ce n'est que Dieu seul qui me l'inspire[12] ». Cette rigueur a sans doute réjoui Pascal lui-même ! On ne s'étonnera pas de son éviction lorsque l'on lit notamment dans cet ouvrage des critiques de ce calibre :

«...selon la théologie des jésuites, on peut aux jours de jeûne, avancer l'heure des repas, le faire aussi long et si grand que l'on voudra, manger d'avantage qu'en un autre jour, aller jusqu'à l'excès et à l'intempérance, sans violer le jeûne[13] ».

C'est en 1656 que Pascal commença à publier ses *Provinciales*[14], pour défendre Antoine Arnaud. Sainte-Beuve dans son *Port-Royal*[15] nous raconte comment la première lettre est née d'un exposé du docteur en Sorbonne Nicolas Perrault dans le logis paternel, pour instruire ses frères sur ce que

---

[12] Charles Perrault. *Mémoires de ma vie* et *Voyage à Bordeaux (1699)*par Claude Perrault. Commenté et Publié par Paul Bonnefon, Paris, Laurens éditeur, 1909. BNF Gallica p.25. [à propos de son frère Nicolas]

[13] *La morale des jésuites, extraite fidèlement de leurs livres*, par un docteur de la Sorbonne, T.II, à MONS, chez la Veuve Waudret, à la Bible d'Or, M.DCCII. p.532.

[14] Blaise Pascal (1623-1662) : *Lettres écrites par Louis de Montalte à un provincial de ses amis et aux RR. PP. Jésuites sur le sujet de la morale et de la politique de ces Pères*) : dix-huit lettres publiées entre janvier 1656 et mars 1657.

[15] Sainte-Beuve, *Port-Royal*, Robert Laffont, Bouquins, T.1 p.570.

l'on reprochait exactement à Arnaud et qui paraissait en réalité bien mince. *« Ce qu'il fallait uniquement, c'était de répandre dans le public une espèce de factum net et court, où l'on fit voir que dans ces disputes il ne s'agissait de rien d'important et de sérieux, mais seulement d'une question de mots et d'une pure chicane. Pascal, qui n'avait encore presque rien écrit que sur les sciences, et qui ne connaissait pas combien il était capable de réussir dans ces sortes d'ouvrages destinés à tous, répondit à M. Arnaud qu'il concevait, à la vérité, comment on pourrait faire ce factum, mais que tout ce qu'il pouvait promettre était d'en ébaucher un projet ; que ce serait à d'autres de le polir et de le mettre en état de paraître. Dès le lendemain il avait la plume à l'œuvre et ce qu'il ne comptait que pour ébauche devint aussitôt la première Lettre, telle que nous la lisons ».*

Sainte-Beuve cite[16] les mémoires de Charles Perrault : *« au bout de huit jours, Monsieur Vitart[17] vint au logis de mon frère le Receveur,*

---

[16] Sainte-Beuve, *Port-Royal* op. cit. p.569.
[17] La famille Vitart, cousins de Racine, avait un domaine à Chevreuse, dans lequel le jeune poète s'était réfugié lors des persécutions. Il s'agit ici de Nicolas Vitart, intendant du duc de Luynes.

qui demeurait avec moi dans la rue Saint-François au Marais, et lui apporta la première Lettre Provinciale de M. Pascal : « Voilà, lui dit-il en lui présentant cette lettre, le fruit de ce que vous me dites il y a huit jours ».

Louis XIV, entouré de Jésuites à la cour, ne pouvait supporter une critique du catholicisme officiel déjà fragilisé par la querelle avec les protestants. Les persécutions continuèrent et en quelques années *les Petites Ecoles* furent anéanties par le pouvoir Royal. L'autorité royale et celle de l'Eglise ne font qu'un. La Révocation de l'Edit de Nantes date de 1685. Et en 1710 il ne restait plus une pierre debout à Port-Royal des Champs.

Quant à Nicolas Perrault il mourut à 38 ans en 1662 et fut enterré à Saint Etienne du Mont, avec son père Pierre décédé dix ans plus tôt et sa mère.

Charles Perrault (1628-1703) est le dernier des sept enfants. Après Nicolas vient Marie Perrault, qui meurt âgée de 13 ans. Puis viennent les jumeaux Charles et François.

Charles est baptisé à l'église Saint-Etienne du Mont le 13 janvier 1628, lendemain de sa naissance. Il aura son frère de 15 ans, Claude, comme parrain et sa cousine Françoise Pépin pour marraine. Cette église, dont la façade avait été achevée seulement quatre ans plus tôt, est au sommet de la Montagne Sainte Geneviève et comprend la Sorbonne sur son territoire.

Le frère jumeau prénommé François, meurt à l'âge de six mois. C'est la mère de Charles qui lui apprit à lire et après cela il fut conduit à l'âge de huit ans et demi, au Collège de Beauvais, situé rue Jean de Beauvais à Paris, près de la Sorbonne.

« J'y ai fait toutes mes études, ainsi que tous mes frères, sans que pas un de nous y ait jamais eu le fouet. Mon père prenoit la peine de me faire répéter mes leçons les soirs après soupé, et m'obligeoit de lui dire en latin la substance de ces leçons... [18]*».*

Ce collège avait été créé en 1370 par Jean de Dormans, évêque de Beauvais, Chancelier de France. D'autres élèves célèbres ont fréquenté cette école, parmi eux Racine,

---

[18] Charles Perrault. *Mémoires de ma vie.* Publié par Paul Bonnefon, op. cit. p.19

Boileau, et Claude-Nicolas Ledoux. Il n'en subsiste qu'une chapelle[19] (Saint Jean l'Evangéliste) au 9bis rue Jean de Beauvais. Mais Charles, lassé des études conventionnelles et saisissant le prétexte d'un différend entre le maître et sa famille, quitta l'école un beau jour avec l'un de ses camarades et tous deux allèrent au jardin du Luxembourg. Après réflexion les deux garçons résolurent de ne plus retourner en classe. Il semble que ses parents ne lui en tinrent pas rigueur :

« Cette folie fut cause d'un bonheur : car, si nous eussions achevé nos études à l'ordinaire, nous nous serions mis apparemment, chacun de notre côté, à ne rien faire (...) Si je sçais quelque chose, je le dois particulièrement à ces trois ou quatre années d'études...[20] ».

Les frères Perrault étaient tous brillants. Avec son frère Claude le médecin et son frère Nicolas le futur docteur en théologie, ils s'amusaient à traduire en vers comiques (ils disent à l'époque *« burlesques »*) l'Enéide. Plus tard il raconte de quelle

---

[19] Devenue orthodoxe roumaine en 1889.
[20] Charles Perrault. *Mémoires de ma vie.* Id. p.21

manière plaisante il obtint sa licence d'avocat. Pour cela il se rendit avec deux de ses camarades, à Orléans. La fantaisie les prit de vouloir passer leur examen incontinent, malgré l'heure tardive à laquelle ils étaient arrivés. Ils frappent donc à la porte des écoles où un valet alla réveiller trois docteurs, vite rassurés par l'argent des deux postulants, que le valet comptait dans leur dos. Les docteurs, *« avec leur bonnet de nuit sous leur bonnet carré »* les interrogèrent à la faible lueur d'une chandelle et se déclarèrent fort satisfaits, malgré leurs réponses vacillantes[21]. Ayant été reçu avocat il exerce peu de temps ce métier (il ne plaidera que deux fois) et devient l'assistant de son frère le Receveur des Finances pendant dix ans à partir de 1654.

La famille Perrault, très soudée aimait aller en villégiature dans la maison dotée d'un grand parc à Viry-sur-Orge[22]. Après le décès de leur mère en 1657, le frère Receveur des Finances, Pierre, confia à Charles les travaux d'un corps de logis et d'une grotte en rocaille dans la maison de Viry. La réputation de

---

[21] Id. p.30.
[22] Aujourd'hui Viry Châtillon.

Charles était venue jusqu'aux oreilles de Colbert, qui cherchait à cette époque à se constituer un cabinet pour le poste de Surintendant des Bâtiments, qui venait de lui être confié par le Roi. Charles Perrault travailla comme assistant de Colbert pendant vingt ans, jusqu'en 1683, comme contrôleur des bâtiments. Il était en outre Secrétaire de ce que l'on nommera la Petite Académie[23], chargée d'établir les devises des monuments, des tapisseries et des inscriptions sur les médailles. C'était un véritable bureau de « relations publiques » et de propagande officielle. Entre deux entrevues chez le roi, Charles Perrault prépara la création de la toute nouvelle Académie des Sciences, voulue par Colbert pour réunir les plus habiles savants du royaume et même de l'étranger. Il a donc été avant tout ce que l'on pourrait appeler maintenant un « haut fonctionnaire ». Colbert ne semblait pas porter l'anathème sur l'ensemble de la famille après les déboires de Pierre l'aîné, ou les propos du janséniste Nicolas, puisque non content d'avoir Charles

---

[23] Qui deviendra en 1816 l'Académie des Inscriptions et Belles Lettres

comme principal conseiller, il engagea également Claude dans cette Académie.

Toutes les sciences étaient représentées : la chimie *(« hors la pierre philosophale »)*, les mathématiques, la botanique, l'astronomie *(« hors l'astrologie judiciaire »)*... Seule la théologie fit l'objet d'une vive protestation de la Sorbonne, qui n'admettait pas que des simples particuliers puissent *« discourir sans danger »*, sur les matières de religion[24]. L'Académie de peinture, sculpture et d'architecture fut formée d'après ses rapports.

En 1671, à l'instigation de Colbert, Charles Perrault est élu à l'Académie Française. Colbert avait en fait besoin d'être informé de ce qu'il s'y passait. Charles en profite pour instituer le vote à bulletin secret, l'octroi de jetons de présence et instaurer l'ouverture au public des réceptions des nouveaux académiciens. Les premiers à en bénéficier sont l'évêque de Nîmes Esprit Fléchier[25], en même temps que Racine.

---

[24] Charles Perrault. *Mémoires de ma vie.* Publié par Paul Bonnefon, op. cit. p.48.

[25] Esprit Flechier (1632-1710), grand orateur, a laissé également une chronique sur la façon dont on rendait la justice : *Mémoires sur les Grands Jours tenus à Clermont 1655-56.* On peut voir sa

Charles Perrault va rédiger la préface du Dictionnaire de l'Académie en 1694.

La même année 1671 il va se marier avec une jeune fille de dix-neuf ans, Marie Guichon, lui-même en ayant quarante-trois. Ils auront quatre enfants. Mais son épouse va décéder en 1678.

Au plan littéraire, Charles Perrault avait fait partie de l'entourage de Nicolas Fouquet avant sa chute et son arrestation en 1661. Il n'était connu alors que pour des poésies galantes et des récits précieux. Nous avons vu qu'il entama ensuite une longue carrière administrative de 1663, jusqu'à la mort de Colbert en 1683. Encore raconte-t-il dans ses mémoires que Louvois, le successeur de Colbert, l'aurait confondu avec son frère Claude et ne l'aurait plus compté dans le nombre de ses collaborateurs[26] :

« Me voyant libre et en repos, je songeais qu'ayant travaillé avec une application continuelle pendant près de vingt années et ayant cinquante ans passés, je pouvois me

---

statue à Paris sur l'un des côtés de la Fontaine Saint-Sulpice, nommée « des quatre point cardinaux », car aucun de ces quatre évêques ne l'a été.

[26] Charles Perrault. *Mémoires de ma vie*. Publié par Paul Bonnefon, op. cit. p.135.

reposer avec bienséance et me retrancher à prendre soin de l'éducation de mes enfants.

Dans ce dessein, j'allais me loger en ma maison du faubourg Saint-Jacques, qui, étant proche des collèges, me donnoit une grande facilité d'y envoyer mes enfans, ayant toujours estime qu'il valloit mieux que des enfans vinssent coucher dans la maison de leur père, quand cela se peut faire commodément, que de les mettre pensionnaires dans un collège, où les mœurs ne sont pas en si grande sureté...

M. Colbert étant mort, et M. de Louvois ayant été fait surintendant des bâtimens, nous allâmes, M. Charpentier, M. l'abbé Tallemant, M.Quinault et moi, à Fontainebleau, pour demander à M. de Louvois s'il souhaitait que nous continuassions les exercices de la petite Académie des inscriptions et des médailles, que nous tenions chez M. Colbert. Nous fîmes un mémoire et ce fut moi qui le dressai... »

Louvois donne ce mémoire à lire à son père, le chancelier Le Tellier. Celui-ci s'était toujours moqué de la petite Académie, « *ne trouvant point d'argent plus mal employé que celui que M. Colbert donnoit à des faiseurs de rébus et de chansonnettes...* ». Mais contre toute attente l'avis fut positif et Charles ne le savait pas :

« L'après dinée de ce même jour, M. Charpentier, M. Quinault et M. l'abbé Tallemant se présentèrent à M. de Louvois. Je ne crus pas qu'il fut à propos que je m'y trouvasse, dans la crainte que M. de Louvois ne me dit quelque chose qui me déplût, et que dans la chaleur je ne lui fisse une réponse un peu trop forte et dont j'aurois été fâché dans la suite. M. de Louvois leur dit ces paroles : « Vous avez jusqu'ici, Messieurs, fait des merveilles... Combien êtes-vous ? – Nous sommes quatre, Monseigneur...Il y a M. Perrault...- M. Perrault ? dit M. de Louvois ; vous vous moquez, il n'en était point ; il avait assez d'affaires dans les bâtimens...

Voila comment je fus exclu de la petite Académie, où j'aurais été assez aise d'être continué ; mais il fallut encore souffrir cette mortification ».

La réalité est plus complexe : il semble bien que Louvois, qui détestait Colbert, n'a pas voulu réembaucher l'ancien « commis » de son rival.

Charles Perrault, pour s'occuper, va composer ce petit poème du *Siècle de Louis Le*

Grand, lu à l'Académie française le 27 janvier 1687 à l'occasion de la guérison de Louis XIV et qui déplaira tant à Nicolas Boileau Despréaux. La raison en était, nous l'avons vu qu'il remettait le modèle antique en question. La Querelle des Anciens et des Modernes était relancée. Entre les deux hommes elle durera quelques années, au bout desquelles, par l'entremise, entre autres d'Antoine Arnaud, elle finira par s'apaiser. Les deux écrivains et polémistes « tombant dans les bras » l'un de l'autre devant l'Académie le 30 août 1694.

Mais si nous connaissons Charles Perrault aujourd'hui encore, ce n'est pas en raison de ces polémiques, ce n'est pas pour ses diverses publications poétiques ou ses biographies d'hommes illustres. C'est pour la publication d'un petit volume intitulé *Contes de ma mère l'Oye, ou Histoires du temps passé,* édité sous le nom de son fils Perrault d'Armoncourt, en 1697. Des publications séparées de contes en vers (dont Peau d'Âne) avaient débuté depuis 1691. Charles Perrault a transcrit, parfois en les modifiant, un certain nombre de contes traditionnels, issus du patrimoine oral français mais également venant d'autres pays. Ainsi avons-nous sous les yeux pour la plus grande joie des premiers lecteurs, ces huit contes en prose :

La Belle au bois dormant
Le Petit Chaperon rouge
La Barbe bleue
Le Maître chat ou le Chat botté
Les Fées
Cendrillon ou la Petite Pantoufle de verre[27]
Riquet à la houppe
Le Petit Poucet

Six ans plus tard, Charles Perrault s'éteint le 16 mai 1703 dans sa maison de la rue de l'Estrapade sur la Montagne Sainte-Geneviève, âgé de soixante-quinze ans. Il va être inhumé le lendemain en l'église Saint-Benoît-le-Bétourné, située rue Saint-Jacques[28].

---

[27] Charles Perrault n'est pas opposé à un certain fantastique et a écrit « verre ». C'est Balzac au XIXème siècle , qui dans un soucis de réalisme a suggéré qu'il s'agissait d'une fourrure de « vair ».
[28] Aujourd'hui disparue.

Mais revenons à Claude Perrault[29], dont la double carrière médicale et architecturale est si intrigante. Il est le 3ème de la lignée des sept frères et sœur qui naissent dans cette famille lettrée aux pieds de la Sorbonne, foyer de la connaissance universitaire et théologique. Claude, tout comme ses frères, était féru de mathématiques et de sciences. Il entame ses études à la Faculté de Médecine de la rue de la Bûcherie, dans l'amphithéâtre de Lemercier[30], inauguré en 1604. Muni du diplôme de maître es-arts, équivalent du baccalauréat, il a suivi les deux ans du cursus, en traversant nombre d'épreuves écrites ou orales : *« Y a-t-il une vieillesse de l'âme comme il y en a du corps? »* ou bien *« Pour un abcès durable et profond de la tête ou des membres, faut-il recourir aux cautères ? »*, sont des exemples de sujets qui lui ont été soumis[31]. Il fut reçu docteur en Médecine à Paris le 19 décembre 1641, à l'âge de vingt-huit ans.

---

[29] (25 septembre 1613-à Paris-9 octobre 1688)
[30] Il fut remplacé en 1745 par l'amphithéâtre Winslow, qui existe toujours.
[31] Jean Hazard : *Claude Perrault, architecte célèbre, médecin méconnu, chercheur infatigable.* Histoire des Sciences médicales, Tome XLI-n°4-2007 p.403

Toute sa vie il développa son goût pour la connaissance médicale. Il se maria tardivement, à 43 ans et voyagea peu : son périple de 1669 avec son frère Jean est une exception.

Nous l'avons déjà vu, à cette époque en l'absence d'expérimentation complexe et en l'absence de moyens d'investigations, seule l'anatomie permettait d'en savoir plus sur le fonctionnement des corps vivants. Les physiologistes étaient donc avant tout des dissecteurs. Il sera professeur de physiologie en 1651, et de pathologie en 1653.

Claude Perrault eut donc initialement une activité de médecin thérapeute et il semble qu'il était un praticien estimé de tous. Claude Perrault a été le médecin de la famille Boileau. Or Nicolas Boileau, à l'âge de 11 ans dut subir une intervention pour un calcul urinaire, dont il résultat semble-t-il une castration. Le satiriste en a-t-il gardé une rancune envers la famille Perrault ?

La médecine progressait peu (voyons Molière). Quelques remèdes empiriques, des préparations à base de plantes, de terres ou argiles diverses, de minéraux pilés ou encore d'écorces, dont certaines avaient de l'efficacité (le quinquina). Mais également bien des remèdes sans fondement scientifique, basés sur des rabâchages de formules, utilisées parfois depuis l'antiquité. Une moniale comme Hildegarde de Bingen pouvait être également médecin. Rabelais lui-même écrivait autant, sinon plus qu'il ne soignait. Seule la chirurgie, en raison de son caractère tangible, du degré macroscopique de son action, avait progressé. Les guerres, nombreuses depuis l'antiquité et la Renaissance, avaient fourni à quelques hommes avides de connaissance, l'occasion de mieux comprendre les mécanismes des organes et le moyen de les réparer. Ambroise Paré (v.1510-1590) et son contemporain André Vésale (1514-1564) avaient apporté tout un lot de connaissances et autant de matériels et procédés nouveaux et performants pour le traitement des plaies ou des fractures.

Environ un siècle plus tard on en était presque au même point et si des médecins comme Antoine Valot avait eu quelque succès en soulageant le Roi de la petite vérole en 1647, un Guy Patin n'a guère brillé que comme polémiste (on murmure qu'il serait le

Diafoirus de Molière...). Antoine d'Aquin[32], opposé à toute nouveauté (il écrivit contre le quinquina, « remède anglais »), lutta contre Charles-François Félix lors du traitement de la fistule du Roi et finit par être éloigné au profit de Fagon.

En 1666 Claude Perrault est choisi dans les quatorze premiers membres de l'Académie royale des Sciences. Son frère Charles, a soufflé son nom à Colbert, mais il semble que ce dernier connaissait aussi les grandes qualités du frère. Ces deux-là, liés par des liens intimes, parviendront à se hisser au cœur du pouvoir. Claude Perrault, le médecin fut nommé parmi d'autres savants tels l'astronome Cassini, le mathématicien Gilles Roberval, le médecin et anatomiste Jean Pecquet[33], l'abbé Mariotte, qui était physicien, le hollandais Christian Huygens, également physicien et astronome ou l'architecte François Blondel. Il n'avait accepté la charge

---

[32] Rien à voir avec le chimiste britannique Henri Drysdale Dakin, qui mit au point avec Alexis Carrel aux Etats-Unis, la liqueur de Dakin, pendant la première guerre mondiale.

[33] Qui a décrit certains éléments importants de la circulation lymphatique, le canal thoracique et la « citerne de Pecquet », renflement situé au niveau de la 2ème vertèbre lombaire.

que sous l'amicale et insistante pression de sa famille, par modestie. N'ayant jusqu'alors porté qu'un intérêt purement intellectuel aux questions non médicales, semble-t-il[34]. Initialement, Claude Perrault était en charge de l'étude de l'anatomie avec ses autres confrères médecins et il prend rapidement l'ascendant sur ses collègues. Il deviendra le précurseur de l'Anatomie comparée[35]. Il va dès lors pendant une vingtaine d'années, recueillir les observations d'espèces animales dont certaines proviennent de la ménagerie de Versailles. Les dissections sont effectuées à Paris au Jardin du Roi (qui deviendra le Jardin des Plantes)[36]. Toutes sortes de mammifères sont étudiés (du castor au dromadaire), mais également des oiseaux (aigles, cormorans...) et des reptiliens (caméléon, tortue des Indes...). En 1671 et 1676 sont publiées les *Mémoires pour servir à l'histoire naturelle des animaux*. Il dessine lui-même la plupart des illustrations. Au passage sont rectifiées un certain nombre d'erreurs répétées depuis

---

[34] Antoine Picon, *Claude Perrault 1613-1688, ou la curiosité d'un classique*, Picard Ed. CNMH et des sites, 1989.
[35] Georges Cuvier (1769-1832) ne naîtra qu'un siècle plus tard.
[36] Jean Hazard , op.cit. p.404.

l'Antiquité. Mais en plus de ces travaux sont publiés des ouvrages de botanique, de physiologie, comme par exemple ceux qui concernent l'élasticité des artères, la structure des organes des sens, le bruit et même sur les premiers essais de transfusion sanguine ! Un *Recueil de plusieurs machines de nouvelles inventions*, sera publié après sa mort. On croit voir ici l'ombre de Vinci et de ses machines ingénieuses !

Une occasion d'observer Claude agir en médecin, du reste avec beaucoup de dévouement et de compassion, nous est donnée dans le récit qu'il fait de ce voyage étrange vers Bordeaux, entrepris avec son frère Jean le 12 septembre 1669[37]. A 56 ans, Claude quitte son Ile de France natale pour la première fois. Il ne part pas en mauvaise conditions : outre son frère Jean, l'avocat, il y a trois autres personnes dont deux sont identifiées : un juriste (de Laurent), qui aura à faire avec des consuls et des juges à Tours et dont il va recueillir le serment, leur évitant ainsi de venir à Paris. M. de Gomont,

---

[37] Claude Perrault *Voyage à Bordeaux (1699)* op. cit.

gentilhomme ordinaire du roi et gouverneur de Montdidier. Et un certain Abraham, dont on ne sait rien.

Ils vont ainsi traverser la France en carrosse du service royal à six chevaux gris, comme pour un voyage officiel. Et seront reçus ou aidés la plupart du temps par les représentants locaux du pouvoir. Comme ses camarades de voyage, il reste très attaché à la pratique religieuse scrupuleuse, apprise dans son milieu familial. Et tout au long du voyage il nous fait part des messes, rites et observations rigoureuses des détails ou des préceptes (notamment alimentaires) de la religion. De même les rites funéraires, au nombre de chandelles près, seront décrits avec minutie.

La motivation de ce voyage reste incertaine, nous y reviendrons. Mais son frère Jean tombe malade alors qu'ils se trouvent déjà à Royan le 27 septembre. Claude au cours de ce voyage va être attentif et nous relater minutieusement les blessures, petits maux et indispositions des voyageurs ou des personnes rencontrées. Il s'agit par exemple de la rencontre avec le frère de M. de Gomont, qui arrive en litière, s'étant blessé la jambe. Ou bien d'une hôtesse qui souffre de colique. Une nuit leur cheminement est barré parce que l'on pensait (avec raison) qu'il se trouverait bien un médecin dans un tel équipage. Une autre fois c'est l'un d'entre eux qui se blesse en tombant de nuit dans une fosse. Près de Bordeaux la voiture verse et Claude nous raconte avec détail la plaie qu'il s'est faite au front.

Mais le récit de la maladie de Jean puis de son agonie nous montre que malheureusement, les médecins de ce temps, même instruits comme lui, et éloignés des superstitions, avaient peu de moyens diagnostiques et thérapeutiques. Il note avec le recul froid du clinicien la présence de fièvre, qui s'est accrue et qui va se maintenir en plateau. D'un « assoupissement », que l'on pourrait nommer maintenant prostration et inertie. D'une « rêverie », qui correspond en fait à un délire, selon le dictionnaire de l'époque. Le tout accompagné de nausées, de vomissements, de frissons et de convulsions. Curieusement le docteur Perrault ne note pas d'indication sur le pouls. Aujourd'hui ces éléments font penser à une fièvre typhoïde[38], mais à l'époque aucune description n'en avait été faite, sans même parler de la cause et moins encore du traitement.

Claude Perrault est un médecin moderniste. Il se moque dans le récit d'un praticien qui ne fait que réciter les vieux aphorismes d'Hippocrate. Il a une attitude ironique face à un autre prétendant venir à bout de la maladie de la pierre et note au contraire avec intérêt tel instrument nouveau. Sa position est difficile dans cette période de transition entre croyances ancestrales et découvertes à venir. C'est pourquoi il nous paraît relativement démuni : il va laisser faire un aréopage de confrères qui discourent, comme dans Molière au chevet du malade. Le traitement lui-même est appliqué avec la seule conviction de la pratique. Il oscille entre l'habitude respectueuse et résignée et l'espoir d'une connaissance, qui n'est pas encore à sa portée. Le pauvre Jean va subir presque quotidiennement des lavements et des

---

[38] Maladie due à une salmonelle qui ne sera décrite qu'en 1818 par Bretonneau. Le « tuphos » (état stuporeux) est caractéristique, avec la fièvre en plateau, sans accélération du pouls.

saignées, qui l'affaibliront rapidement. Le vin émétique et les ventouses n'arrangeront rien et il va s'éteindre le 30 octobre à Bordeaux. Inhumé provisoirement à Bordeaux il sera transféré ensuite à Saint-Etienne du Mont, la paroisse familiale dans le caveau où se trouvaient déjà ses parents et son frère Nicolas.

En 1664, Colbert avait été nommé surintendant des Bâtiments du Roi. Il reprit le projet de Le Vau de réfection de la façade occidentale du Louvre. Celle qui fait face à Saint Germain l'Auxerrois. Cette aile devait constituer l'entrée d'honneur du palais et assurer à Paris, le prestige du règne de Louis XIV. Ceci avant la décision d'entreprendre des travaux à Versailles dans les années 1670. Gian Lorenzo Bernini dit Le Cavalier Bernin (1598-1680) est désigné pour cet ouvrage et appelé de Rome. Mais le projet du maître italien parait trop compliqué (il pensait même déplacer l'église Saint-Germain !) manquant de majesté (il n'y a qu'une petite porte, « *pas plus grande que celle de la cour des cuisines !* ») et inadapté. Bernin va même être brouillé avec Charles Perrault qui éclaire

Colbert sur les insuffisances du célèbre architecte. Le roi est fin diplomate et grand prince. Finalement, après avoir pratiqué une pose symbolique de la première pierre des fondations, Le Bernin sera remercié discrètement et chèrement désintéressé. Il retourna à Rome, non sans avoir livré une statue équestre de Louis XIV, si peu ressemblante, que le roi dut faire changer la tête pour y placer une copie d'un marbre antique et la faire placer au fond d'une allée de Versailles.

L'opération du Louvre fut confiée à un Conseil composé de Le Vau, architecte du roi, Le Brun premier peintre du roi, auxquels on va adjoindre sur les conseils de son frère Charles, très influent dans toute cette affaire, Claude Perrault. Son ouverture d'esprit, sa formation scientifique et sa culture classique très poussées seront remarquées par Colbert et constituent incontestablement des atouts pour sa nomination. Boileau aura beau jeu de persifler[39] :

« Notre assassin renonce à son art inhumain,
Et désormais, la règle et l'équerre à la main,

---

[39] Boileau :l'Art Poétique, chant IV.

Laissant de Galien la science suspecte,
De méchant médecin devint leur architecte ».

Louis Le Vau commence à être accaparé par Versailles et il semble que l'influence de Claude Perrault sur la composition de cette colonnade du Louvre soit prépondérante.

Dès sa nomination à l'Académie des Sciences en 1666, Claude Perrault avait été chargé par Colbert de traduire les dix livres de l'auteur antique Vitruve, architecte de la Rome antique[40]. L'idée étant de s'inspirer des principes de construction antique et de découvrir le secret des proportions, le « nombre d'or », qui rend compte de l'harmonie qui se dégage de ces constructions grecques ou romaines. Ce travail aboutira à des publications en 1673 puis en 1676. Claude Perrault, en Moderniste, va conclure qu'il n'existe pas véritablement de système employé par tous.

En 1667 Louis XIV fait débuter la construction d'un Observatoire à paris, situé faubourg Saint-Jacques. Claude Perrault est chargé de l'établissement des plans. Giovanni

---

[40] 1er siècle av. JC.

Domenico Cassini[41], le célèbre astronome de Bologne est appelé à Paris et sera naturalisé quelques années plus tard. C'est lui qui dirigera l'institution et sera à l'origine d'une véritable dynastie d'astronomes, qui tous vécurent dans les locaux de l'observatoire.

Le voyage de 1669 est donc une occasion pour Claude Perrault d'établir une enquête architecturale précise sur les différents monuments rencontrés en route. Qu'il s'agisse de constructions anciennes : églises ou châteaux, de ruines antiques ou de simples curiosités. Ce voyage ressemble à une mission, mais la maladie de Jean va l'interrompre à Bordeaux alors que les autres voyageurs vont poursuivre vers Toulouse. Le récit lui-même n'est pas une œuvre littéraire destinée à la publication. Il reste inachevé et s'interrompt au milieu d'une phrase, avec trois points de suspension.

N'importe ! Il faut inventorier, expertiser, relever l'existant et éventuellement surveiller des travaux en

---

[41] Dit Cassini 1er (1625-1712).

cours. On voit ici se profiler le projet d'Académie d'Architecture qui n'aura pas d'autres buts et qui sera créée par Colbert en 1671.

Ils vont tout d'abord droit vers Orléans, Chambord, Tours et c'est à chaque fois l'occasion pour Claude, dans son nouveau rôle, de faire des relevés très précis. Puis c'est Sainte-Maure et Richelieu. A chaque fois ils sont accueillis par le seigneur du lieu et reçus avec les plus grands honneurs (même si certains hébergements sont très inconfortables ou bruyants). Harangues et cadeaux se succèdent, ainsi que souvent, des bouteilles de vin. Puis par Poitiers, Lusignan, Saint-Maixent, Niort, ils arrivent dans les marais poitevins qu'ils vont contourner par le nord-ouest : Luçon, où ils visitent Nicolas Colbert, frère du ministre et évêque du lieu. C'est ensuite la descente vers Bordeaux en passant par les principales villes-forteresses de la façade atlantique : La Rochelle, Rochefort où ils s'arrêteront longtemps sur les travaux de restauration et la corderie, que bâtit Blondel et enfin Royan.

Tout au long du parcours, Claude Perrault va chercher à établir si vraiment il existe un nombre antique et un rapport de proportions, tels que la tradition le rapporte. Il semble que son regard se soit porté plus vers ce qui peut constituer un exemple d'harmonie pour les constructions à venir, plutôt que ce qui aurait réjoui un conservateur ou un antiquaire[42]. A Bordeaux il s'intéresse aux travaux de restauration du Château Trompette, forteresse du temps de Charles VIII, qui avait souffert pendant la Fronde. Bien plus, son état d'architecte est officiellement reconnu lorsque Colbert, informé du mauvais état du bâtiment, écrit au commissaire général des fortifications :

« Vous avez à présent à Bordeaux M. Perrault, qui ne s'entend pas moins en architecture et en bonnes constructions que son frère, mon commis. Ne manquez pas de lui faire voir l'état auquel sont tous ces travaux et de conférer ensuite avec lui sur tout ce que vous avez à résoudre... »[43].

Claude Perrault repartira de Bordeaux le 6 octobre *« dans un carrosse de six maîtres, un valet de chambre et une femme qui avait un*

---

[42] Et donc dans une démarche totalement opposée à celle de Mérimée au XIXè siècle.
[43] Claude Perrault *Voyage à Bordeaux* op. cit.p.188

enfant de trois ans sur ses genoux ». Malheureusement le récit s'interrompt brutalement lorsque cette femme se mit à parler : « *elle nous dit que... »*[44].

D'autres projets architecturaux suivront, tel un arc de triomphe à la gloire de Louis XIV, à l'extrémité du faubourg Saint-Antoine. Celui-ci afin de commémorer l'entrée à Paris de l'Infante Marie Thérèse et du Roi, le 26 août 1660. Les travaux débuteront en 1670, mais ils resteront inachevés à la mort de Colbert et non poursuivis par Louvois. A la même époque Colbert se fait construire une superbe demeure à Sceaux, avec des décorations de Le Brun, Coysevox et Girardon. Claude Perrault participe à l'ouvrage. Ce château ne résistera pas à la Révolution.

Son livre, *"L'ordonnance des cinq espèces de colonnes selon la méthode des Anciens"* (1682), sera vivement contesté par son collègue François Blondel à l'Académie. Prolongeant ainsi sur le plan architectural, la

---

[44] Id. p.218

fameuse Querelle inaugurée par son frère Charles.

C'est en disséquant un dromadaire que Claude Perrault va s'infecter par piqûre anatomique. Il meurt le 10 octobre 1688 âgé de 75 ans. Claude Perrault est donc bien jusqu'au bout un médecin et un physiologiste, cherchant à découvrir les mécanismes de la vie. Mais c'était également un scientifique et un architecte, tant les frontières à cette époque étaient fragiles, tout comme sous la Renaissance. Certains de ce temps-là, rêvant aux érudits de l'ancien temps, pouvaient croire encore qu'ils étaient capables de tout étreindre. Le XVIIème siècle sera celui des choix et de la spécialisation progressive. L'approfondissement des Sciences et des connaissances, après les Lumières, aboutira à des cloisonnements dont on ne sortira plus. Si l'on connait bien des médecins savants en d'autres domaines, il est peu d'exemples de médecin-architecte dans notre époque contemporaine[45]. On trouve bon nombre de

---

[45] Dans son roman « *Réparer les Vivants* », Maylis de Kérangal en 2015, utilise volontairement un terme mécanique, qui

médecins écrivains, diplomates ou politiques. Infiniment peu sont assez heureux pour cumuler la formation de médecin avec celle d'ingénieur. Aucun ne s'est hissé au niveau de notoriété qui fut celle de Claude Perrault. Laissons à son frère Charles le jugement de son époque sur Claude Perrault : *« s'il s'est trouvé plusieurs personnes qui ont excellé plus que lui dans quelques-uns des talents qu'il a possédés, il ne s'en est guère rencontré dont le génie et la capacité se soient étendus tout à la fois à tant de choses différentes »*[46].

* * *

rapproche la médecine du métier de l'ingénieur, voire de l'architecte.

[46] Charles Perrault, *Les Hommes illustres qui ont paru en France pendant ce siècle*, Paris (1696-1700).

Gérard de NERVAL (1808-1855) le médecin du choléra

Tombant un jour par hasard sur cette phrase de Gérard de Nerval : *« on ne veut pas croire que j'ai soigné des malades pendant le choléra »*, je me suis naturellement penché sur son cas. On imagine mal le rôle qu'a pu tenir le lunaire Gérard de Nerval dans la médecine. Et pourtant il faillit bien être médecin. Comme dans bien des cas de carrières qui n'ont pas abouti, cela provenait de l'obéissance passive à la volonté d'un père. Comme bien des gens je n'avais qu'un souvenir lointain de l'œuvre du poète illuminé, lié à certains textes, dont le caractère onirique et obscur faisait d'ailleurs tout le charme. Mais en me penchant plus précisément sur son existence, j'ai compris combien sa vie et son œuvre étaient liées de façon indissoluble.

Gérard est né à Paris le 22 mai 1808 au 96 rue Saint Martin[1]. Aucun ancêtre remarquable ne paraît avoir déterminé sa vie de rêveur bohème, toujours à l'affût de nouvelles connaissances. Son père Etienne Labrunie, originaire d'Agen, où l'on était tapissier de père en fils, était pourtant devenu médecin militaire. Sa mère, Marie Antoinette Laurent, était fille d'artisans lingers de la rue Coquillère à Paris, issue d'une longue lignée de laboureurs du Valois, cette campagne au Nord-est de la capitale. Ils s'étaient mariés en 1807 (le 2 juillet). Gérard fut baptisé à la toute proche église Saint Mérri le lendemain de sa naissance ; il est donc un enfant du quartier des Halles. Mais à cette époque les enfants ne sont pas élevés par leurs parents. Avant même sa naissance, son père cherche à repartir en campagne. On est en pleine épopée napoléonienne. Gérard de Nerval est donc un enfant de l'Empire et de la Médecine.

Probablement, Gérard fut-il confié à une nourrice de Loisy, commune de l'Oise. Près de là, à Mortefontaine, berceau des Laurent,

---

[1] Actuellement 168.

séjournait un grand oncle maternel Antoine Boucher qui tenait une épicerie dans un ancien cabaret-auberge. Il passera ainsi ses premières années au milieu des forêts, des étangs, des châteaux et des ruines. Il erre dans les vastes domaines de Chantilly, de Mortefontaine ou d'Ermenonville où plane encore le souvenir de Jean-Jacques Rousseau. Il rêve dans les ruines de l'abbaye de Chaalis. L'absence maternelle se fera cruellement ressentir et le marquera profondément. Avec une sorte d'idéalisation des personnages féminins. Dans cette maison il a découvert de vieux livres de récits cabalistiques et d'occultisme dont le siècle précédent était friand. Il dévore Restif de la Bretonne, Apulée, le mystique voyageur du IIème siècle, et bien d'autres encore. Gérard y fut élevé jusqu'en 1814, restant probablement sans beaucoup de nouvelles de son père. Mais celui-ci revient un jour. Gérard racontera dans *Promenades et souvenirs* (1854) le retour inattendu d'un père, dont le visage lui était inconnu. On se trouve juste au-dessus de Paris, près de la forêt d'Ermenonville et pas loin de Chantilly, plus à l'Ouest. Ces lieux se retrouvent dans la plupart de ses récits de fiction. Le domaine de Mortefontaine appartint un temps à Joseph Bonaparte[2], le frère ainé de Napoléon, qui fut roi de Naples puis roi d'Espagne. Tout près de là, le « Clos Nerval », qui appartenait à un aïeul maternel, soufflera plus tard son nom à Gérard. Revenant tardivement en 1853 dans cette contrée, il la décrira à nouveau dans sa nouvelle intitulée *Sylvie*.

Etienne Labrunie (1776-1859) son père, a débuté en s'engageant dans les armées révolutionnaires avec les fédérés de Soisson en juillet 1792[3] ; il avait 16 ans. Il sera blessé une première fois au pied gauche, lors du siège de Lille (29 septembre – 8 octobre 1792). Il s'engagea ensuite à Toulouse, puis sa compagnie fut incorporée à l'Armée d'Espagne. A cette époque la République en voulait à tous ses voisins. Blessé à nouveau en opération le 21 janvier 1794, à Alegria et

---

[2] De 1798 à 1827, date à laquelle le domaine fut racheté par le père du Duc d'Enghien, le dernier prince de Condé. Dans ce lieu en 1800, fut signé un traité d'amitié entre la France et les États-Unis d'Amérique dit Traité de Mortefontaine , mettant fin à des tensions entre nos deux pays (on a parlé de *quasi-guerre* depuis 1798) et on y célébra les mariages de Caroline et Pauline Bonaparte.

[3] Le 11 la Patrie avait été proclamée en danger.

Lecumberri, à l'ouest de Pampelune, il en conserva une déformation du pied gauche. Témoin ce certificat d'un officier de santé, qui précise le 3ème brumaire 3ème année républicaine [24 octobre 1794] :

« Je, chirurgien de première classe aux armées de la République en chef à l'hospice militaire de Dax, certifie à tous ceux qu'il appartiendra que le citoyen Etienne Labrunie, chasseur au 2è bataillon de la 5ème demi-brigade d'Infanterie légère, natif d'Agen, district du dit département du Lot et Garonne, a eu la jambe gauche cassée en faisant son service aux avant-postes ; fracture complète qui entraîne après elle plusieurs accidents graves (...) et faiblesse dans la jambe avec raccourcissement des fibres musculaires et particulièrement des muscles fléchisseurs du pied qui lui tiennent les orteils fermés et tout le pied contrefait, qu'ayant été évacué dans cet état à l'hospice de Dax pour y prendre les eaux, il les a pris sans succès. En conséquence j'atteste que ledit citoyen ne pourra jamais servir comme soldat de la République et qu'il est dans le cas de réforme (...) »

Signé Eauriol, Officier de santé.

Un autre certificat du Ministère en date du 14 Floréal an VII [3 mai 1799] atteste :

"Le sieur Labrunie a perdu partiellement l'usage de la jambe gauche dont l'articulation avec le pied est engorgée et imparfaitement enkilosée (sic), suite d'une fracture. Il ne peut librement pourvoir à sa subsistance ni faire de service militaire".

Probablement sur les conseils de son oncle Gérard Dublanc, pharmacien et propriétaire d'une officine au 98 rue St Martin à Paris, Etienne, le père de Gérard, semble s'intéresser d'abord à la pharmacie puis s'oriente définitivement vers la médecine.

Interne à l'hôpital St Louis, l'un des plus modernes à l'époque, il passe sa thèse en 1805, sur un sujet de gynécologie. Sans oublier l'aspect dermatologique propre à l'hôpital St Louis[4]. Il est intéressant de voir combien de chirurgiens militaires se sont

---

[4] *Dissertation sur les dangers de la privation et de l'abus des plaisirs vénériens chez les femmes.* Thèse dédiée à Lacepède. Cette thèse doit sans doute beaucoup à l'enseignement, à St Louis, du Pr Jean Louis Alibert, considéré comme le fondateur de la dermatologie française. Ce dernier avait comme sujet de sa propre thèse, le titre très balzacien de *Physiologie des passions* . (cf http://www.sylvie-lecuyer.net/etiennelabrunie.html).

spécialisés dans les soins apportés aux femmes, une fois de retour dans la vie civile. Probablement, accompagnant les armées figuraient bon nombre de filles auxquelles les médecins militaires devaient prodiguer leurs soins. C'est le cas également de Joseph Récamier[5], qui mit au point son célèbre speculum. Sur ce sujet délicat, Etienne Labrunie montre un très grand respect et même de la compassion pour ces malheureuses, qu'il a vues trop nombreuses dans les salles communes de l'hospice Saint-Louis. Et soulève le problème de la condition des femmes à cette époque. Il devint l'ami de Jacques Aussendon (dont le fils Amédée, médecin, mais également journaliste et écrivain, fut l'ami et le médecin de Gérard). Et le condisciple de Jean Marie Desaix. Ce dernier, (frère du général d'Empire Joseph Marie Desaix (1764-1834), était également parti en mars 1807 comme médecin adjoint pour l'armée d'Italie.

Marié à l'église St Eustache, près des Halles en 1807, le couple Etienne Labrunie et

---

[5] Joseph Claude Anthelme Récamier (1774-1852) créateur de la chirurgie gynécologique. Cousin de Brillat-Savarin et par alliance, de la célèbre Juliette Récamier.

Marie Antoinette Laurent s'installe au 96 rue St Martin à Paris. Mais, son diplôme de médecin en poche, l'action et l'odeur de la poudre manquent au soldat qu'il est resté. Napoléon et ses brillantes victoires suscitent l'enthousiasme depuis que l'Empire a été proclamé en mai 1804. Par conviction et amour de la Nation, Etienne décide de ne pas passer le reste de sa vie à l'abri d'un simple cabinet médical. Ceci malgré son pied raide. En décembre 1807, puis le 28 janvier 1808 il adresse une demande de candidature au Ministère de la guerre. Sa femme, Marie Antoinette est alors enceinte de 5 mois :

« ...*victime d'une blessure que j'ai reçue et qui m'a fracturé la jambe gauche, m'a mis dans l'impossibilité de continuer la carrière militaire ; à cette époque j'ai obtenu mon congé de retraite et depuis je me suis livré à l'étude de la médecine. J'ai été pendant 7 ans élève interne à l'hôpital St Louis et pendant six ans étudiant à l'école de médecine de Paris dans laquelle j'ai été reçu docteur dans le mois de Brumaire 1806 [sic : 1805], âgé de 30 ans. Des études longues et très dispendieuses ont épuisé mes moyens d'existence. Je mettrai d'ailleurs mon bonheur à être encore utile à l'Etat comme médecin. Veuillez décider, Monseigneur, si je puis espérer d'y parvenir ; c'est surtout par Monseigneur de Lacepède[6] que je suis encouragé à vous faire cette demande...».*

Le 22 mai nait un fils, Gérard. Il aura son oncle Gérard Dublanc comme parrain.
Etienne, le père de Gérard est nommé en juin 1808 médecin-adjoint, attaché à la Grande Armée (Gérard n'a que quelques jours). Il rejoindra l'armée du Rhin en décembre suivant comme médecin ordinaire (à partir du 22 décembre 1808). Le docteur Etienne Labrunie dirigera différents hôpitaux pendant la campagne d'Autriche. Sa claudication l'empêchera de figurer aux premières lignes sur le front. Puis rejoignant l'armée d'Allemagne, il prendra la direction de l'hôpital de Hanovre, au Nord de ce pays, puis dès 1810, celui de Breslau, alors capitale de la Silésie, ancienne province du Royaume de Prusse[7]. C'est dans cette province que Marie

---

[6] Bernard Germain de Lacepède (1756-1825), zoologiste et homme politique, originaire d'Agen.
[7] Breslau est aujourd'hui Wroclav, quatrième ville de Pologne, situé en Basse Silésie.

Antoinette, la mère de Gérard, serait morte des suites d'une fièvre le 29 novembre 1810, à Głogów, sans que son fils ne puisse vraiment la connaître. La plupart des menus souvenirs matériels ont été perdus lors de la débâcle de la retraite de Russie. Il cherchera, sa vie durant...

... une dame, à sa haute fenêtre,
Blonde aux yeux noirs, en ses habits anciens,
Que dans une autre existence peut-être,
J'ai déjà vue... et dont je me souviens !

(Fantaisie)

Le docteur Labrunie est blessé une troisième fois le 10 décembre 1812[8] et fait prisonnier. Il rentrera en France en août 1814. L'administration de Louis XVIII se fait un peu prier pour lui accorder une pension et il doit faire établir un nouveau certificat, qu'il demande, de guerre lasse, à son ancien condisciple Desaix :
« Je soussigné docteur en médecine chargé de service dans les hôpitaux des prisonniers

---

[8] A Wilna, faisant partie de l'Empire russe, aujourd'hui Vilnius capitale de la Lituanie.

français à Wilna, certifie que M. Etienne Labrunie, médecin de l'armée française, a été traité à l'hôpital de la Charité de Wilna d'une blessure au talon qu'il avait reçu [sic] en entrant dans cette ville le 10 décembre 1812. Cette blessure a fortement attaqué le tendon d'Achille, ce qui rend très difficile les mouvements du pied. »
Paris le 20 mai 1815
Desaix J.M., médecin militaire

Etienne suivra les rescapés de la retraite de Russie et survivra au passage de la Béresina. Il finira nous l'avons vu, par récupérer son fils unique Gérard, âgé de six ans. Retrouvant la vie civile il s'installera comme médecin à Paris, car la pension qui lui est allouée est bien maigre. Il ouvre un cabinet sans doute avec une majorité de pathologies féminines, rue Saint Martin. Le jeune frère d'Etienne, lui-même pharmacien et qui vivra un temps avec eux, partira s'installer ensuite à Ste Foy en Gironde.

Le docteur Labrunie, se trouvait proche d'un confrère, le docteur Pierre Gérard Vassal. Ce dernier s'était comme Etienne, engagé dans les armées de la République, puis dans le service de santé militaire. Il ouvrit un cabinet près de la pharmacie de Gérard Dublanc.

A l'occasion du mariage de son cousin Jean Baptiste Henri Dublanc avec Madeleine, fille du docteur Vassal en 1818, les liens familiaux et médicaux se resserrèrent. A tel point qu'un échange de logement eut lieu, le docteur Labrunie abandonnant son cabinet du n°98 rue St Martin au docteur Vassal, pour s'installer au n° 72. Très tôt le jeune Labrunie fut entouré de personnages lettrés, actifs sur le plan social, avec un parfum d'ésotérisme, de franc-maçonnerie, mais également d'orientalisme.

Nous retrouvons Gérard à 14 ans, vivant dans le quartier de la rue Saint-Martin. Ce quartier autrefois marécageux avait abrité le cimetière des Innocents pour faire place après 1780 à un marché aux fleurs, et aux légumes. Gérard est inscrit en 1822 au Collège Charlemagne dans le Marais tout proche. Bon élève studieux et discipliné. Il s'intéresse aux langues et spécialement à la culture germanique, pays où est ensevelie sa mère adorée et qu'il n'a pas véritablement connue. Il y rencontrera Théophile Gautier, Jules Janin et Alexandre Dumas. En classe de première (année 1823-24) il publiera ses premiers écrits sous le nom de Gérard L. Plus tard en 1827, il n'a que 19 ans, sera publiée une traduction du Faust de Goethe, ce qui lui vaudra les compliments de l'auteur allemand lui-même. A cette époque le poète de Weimar avait 78 ans[9].

Gérard fut très attaché à l'Allemagne, où son père a longtemps exercé. Il passe des vacances auprès de son oncle et sa tante Dublanc. Cette dernière étant née d'un père pragois et d'une mère viennoise, parle l'allemand. Il va se lier d'amitié avec Alphonse Karr, futur écrivain et journaliste, né la même année que lui et qui est le fils d'un pianiste munichois. Nerval traduira et publiera en 1830 une anthologie de poètes allemands. D'ailleurs, en 1828, Berlioz lui avait emprunté le texte de ses *Huit scènes de Faust*, puis en 1846 il récidivera avec quelques éléments pour La *Damnation de Faust*. Dans une lettre à

---

[9] Johann Wolfgang Goethe (1749-1832)

son père, Nerval écrira plus tard à la fin de sa vie:

« Je vais m'occuper un peu de littérature allemande à Stuttgart qui est un centre intelligent. C'est toi qui m'avais appris cette langue, je te dois donc le peu de gloire que j'ai retiré de mes traductions. Mais j'oublie facilement, ce qui arrive assez aux hommes chez qui l'imagination est plus forte que la mémoire et dans ce cas même où mon talent d'invention pourrait s'affaiblir plus tard, l'allemand me serait une ressource sérieuse, soit comme traduction soit comme enseignement ou critique littéraire. »

(Baden-Baden, 31 mai 1854).

Gérard retournera avec plaisir à Mortefontaine pour les vacances et se souviendra avec nostalgie de ses premières années où il courait, esseulé, du côté des forêts d'Ermenonville ou de Chantilly. La vente de la maison du Valois en 1825 fut pour lui une nouvelle rupture affective. Mais ses centres d'intérêt sont multiples. Nerval s'est initié à la généalogie et aux ouvrages traitant d'héraldique. Ses rapports avec l'alchimie, la franc-maçonnerie, l'occultisme sont moins connus. La littérature le hante. Il vient faire partie de la claque lors de la *Bataille d'Hernani* en 1830. Il fréquente le Cénacle, institué par Sainte-Beuve, rue Notre Dame des Champs[10], pour assurer le triomphe de Victor Hugo. Il y rencontrera tous les écrivains du temps : Vigny, Musset, Nodier, Dumas, Balzac... D'autres relations suivront, pas toujours recommandables. Des soirées de beuverie se termineront par des séjours à la prison de Sainte Pélagie. Le truculent et fastueux Théophile Gautier est pourtant à l'opposé du timide Gérard Labrunie, doux et bienveillant, à l'élégance discrète. Au caractère rêveur, mystique et secret.

Les relations avec son père n'ont jamais été excellentes. Etienne, revêtu de toute la rigueur du vieux militaire infirme, rêve pour lui d'une carrière bien organisée. Gérard ne rêve que de grands espaces et d'étourdissements, surtout au contact de ses amis. Il finira cependant par adopter une attitude respectueuse et en apparence,

---

[10] Face au Collège Stanislas, fondé en 1804 par l'abbé Claude Liautard (1774-1844).

soumise, vis à vis de son père. Il accepte de faire un court stage de clerc chez un notaire, puis se laisse inscrire en 1832 à la Faculté de Médecine pour suivre la voie paternelle. Il va l'aider la même année à secourir des malades, lors de l'épidémie de choléra qui sévit à Paris. Seul ou accompagné de son père il fera une centaine de visites.

« Je fais des visites pour le choléra comme font maintenant tous les étudiants, les médecins étant insuffisants de beaucoup pour le nombre des malades. Je vous assure que c'est une chose cruelle... ». (Lettre à Papion du Château[11])

L'épidémie de choléra est déclarée à Paris en mars 1832. D'autres régions de France seront touchées dont la Provence[12]. Comme toujours elle vient des Indes[13], par un trajet depuis la Russie puis la Finlande, l'Allemagne puis l'Angleterre. Des émeutes avaient eu lieu dans les capitales de ces pays,

---

[11] Pierre Nicolas Ferdinand Papion (1796-1876), était d'une famille bourgeoise de Tours. Ancien capitaine dans la compagnie de Gramont des gardes du corps du roi, en garnison à Saint-Germain-en-Laye, où Nerval le rencontra chez son grand-oncle et parrain Gérard Dublanc. Il était animé de prétentions littéraires.

[12] Voir *le hussard sur le toit*, de Jean Giono, qui se passe en 1832 lors de cette épidémie.

[13] Le delta du Gange est le foyer original et historique.

de la part de populations désespérées. Des bateaux d'émigrés la transporteront au Québec puis en Nouvelle Angleterre, à New York et de là, en Amérique du Sud. Elle ne s'éteindra qu'en 1848 après avoir fait des dizaines de milliers de victimes.

Dans la capitale, ce sont 18 500 malades qui périront de mars à septembre. Le quartier de l'hôtel de Ville, à deux pas de la rue saint Martin, fut le plus touché. Le long du bassin de l'Arsenal les entrepôts de grain, dit le « Grenier d'Abondance », furent utilisés comme hôpital provisoire. Charles Hugo, le deuxième des cinq enfants du poète fut touché mais en réchappa. Parmi les victimes figure Casimir Perier, président du Conseil. Il s'était véritablement impliqué dans la lutte contre cette maladie en réactivant les contrôles sanitaires aux frontières. Après une visite des malades à l'hôtel Dieu il fut contaminé et mourut après une longue agonie entrecoupée de fausses rémissions. Les épidémies étaient mal connues à l'époque et les observations recueillies à cette occasion permettront au médecin Jacques-Martin

Berthelot[14], de publier un ouvrage de référence sur cette maladie. Le *Vibrio cholerae* ou *Bacille virgule* ne sera décrit par Koch qu'en 1884. L'homme s'infeste directement au contact des malades ou des morts, par ingestion (déjections, sueur). C'est la maladie des mains sales. L'eau souillée est le principal vecteur, du fait de l'hygiène défectueuse. La maladie se manifeste par des diarrhées gravissimes et une déshydratation qui, à cette époque ne pouvait être combattue efficacement. La France sera de nouveau touchée en 1854.

A Paris, Louis Philippe fait face à une insurrection républicaine en juin 1832. Les insurgés, cherchent à renverser la Monarchie de juillet. Ils sont finalement repoussés dans le centre de Paris et se regroupent dans le quartier de Saint Merri, où demeurent les Labrunie. Ces épisodes donneront à Victor Hugo la trame des Misérables. Parallèlement, Etienne, le père de Gérard, qui avait été décoré de la légion d'Honneur en 1827, se refermera progressivement sur une vie

---

[14] Jacques-Martin Berthelot (1799-1864) Père du chimiste Marcellin Berthelot.

simple, de plus en plus détaché de son fils dont il n'approuvait pas les excentricités, les relations. Etienne Labrunie mourut le 1er juin 1859, quatre ans après son fils.

Pendant deux années, Gérard suivra les cours de médecine, en alternant avec l'enseignement au lit des malades le matin à l'Hôtel Dieu. Mais l'héritage de son grand père du côté maternel va éloigner le futur Gérard de Nerval de tout souci matériel pour un temps et le dissuadera de poursuivre dans cette voie.

Un amour platonique et probablement désespéré imprègne ses deux œuvres *Sylvie* (publiée en 1853) et *Aurélia ou le Rêve et la vie* (publié en 1855). Trois femmes ont été ses inspiratrices. La première (« Adrienne ») est probablement inspirée de l'aventurière anglaise Sophie Dawes et qu'il n'a fait sans doute qu'apercevoir lors d'une fête à Mortefontaine ou à Saint-Leu. Elle avait 40 ans et lui une vingtaine d'années et ne lui a sans doute jamais adressé la parole. Celle-ci était la maîtresse du Duc de Bourbon, père du duc d'Enghien qui demeurait depuis la Restauration dans son château de Chantilly.

Et qui possédait bien d'autres domaines. Le duc avait organisé le mariage de sa maîtresse Sophie à son aide de camp Adrien Victor Feuchères, d'origine modeste, mais qui avait été fait baron, pour la circonstance. Feuchères qui ignorait tout de sa situation, fut couvert de ridicule dans toute la bonne société et finit par se séparer d'elle. Sophie Dawes intrigua cependant pour se faire attribuer des domaines, dont ceux de Mortefontaine et de Saint-Leu et utilisa Talleyrand, en étouffant les rumeurs concernant la possible participation de ce dernier à l'arrestation du jeune duc d'Enghien en 1804. Finalement le Duc de Bourbon fut retrouvé pendu à l'espagnolette de sa chambre dans son château de Saint-Leu. Ses pieds touchaient par terre, mais l'enquête n'est jamais parvenue à déceler la vérité.

Une autre inspiratrice est la cantatrice Jenny Colon, rencontrée à son retour d'un voyage en Italie en 1934. Il va la voir tous les soirs au théâtre, puis va dépenser sa petite fortune en créant *le Monde Dramatique*, revue consacrée au théâtre, qui le ruinera. Jenny Colon (1808-1842) avait eu une vie mouvementée jusqu'alors, ayant épousé en

Angleterre un acteur, dont elle avait eu un fils, puis entretenue par le banquier hollandais Hoppe. Nerval fit d'elle *Aurélia* et l'aima de 1834 à 1838, sans espoir semble-t-il. Au retour d'une grande escapade en Belgique avec Théophile Gautier, Nerval apprend que Jenny s'est finalement mariée à un flutiste en avril 1838 nommé Leplus. Elle décèdera en 1842.

La pianiste Marie Pleyel, rencontrée à Vienne en 1939, remplacera dans ses rêves la jeune cantatrice Jenny Colon. Il est présenté à elle lors d'une soirée à l'ambassade de France. Marie avait rompu des fiançailles avec Berlioz pour se marier avec Camille Pleyel, fils du compositeur et fabriquant de pianos Ignace Joseph Pleyel. C'était l'une des meilleures pianistes de son temps et suscitait l'enthousiasme de Chopin et de Liszt.

« Un jour, arriva dans la ville une femme d'une grande renommée qui me prit en amitié et qui, habituée à plaire et à éblouir, m'entraîna sans peine dans le cercle de ses admirateurs... ». Mais il indique plus loin : *«Je ne pus ensuite retrouver dans nos entretiens le diapason de mon style, de sorte que je fus réduit à lui avouer, avec larmes, que*

*je m'étais trompé moi-même en l'abusant. Mes
confidences attendries eurent pourtant
quelque charme et une amitié plus forte dans
sa douceur succéda à de vaines protestations
de tendresse ». (Aurélia)*

Malgré ces inspirations, aucun ami n'a
laissé entendre qu'il ait pu avoir une véritable
liaison amoureuse. Il existait sans doute chez
lui une sorte d'inhibition qui transformait
l'amour en un jeu de l'esprit. Un idéal rêvé,
d'essence presque mystique, que la réalité
d'une relation charnelle ne pouvait risquer de
rompre.

Il a posé ses quelques biens dans
l'Impasse du Doyenné (aujourd'hui disparue),
une de ces voies moyenâgeuses subsistant à
l'époque entre Le Louvre et les Tuileries. A
proximité de Théophile Gautier, du peintre
Camille Rogier et de plusieurs autres. Tous
s'accordent à dire que Gérard était un être
délicat et désintéressé. Cette *Bohème galante*
n'a qu'un temps et il se fera chasser en raison
du tapage et des fêtes qu'elle entraîne. Le
poète dès lors sera poussé d'exil en exil et
n'aura jamais, comme plus tard Baudelaire, de

demeure assurée[15]. Pour lui les voyages (l'Allemagne, la Belgique, l'Orient, l'Italie, l'Autriche...) n'étaient sans doute, que la manifestation humaine de son exploration mystique.

C'est le début de sa carrière littéraire : il signe des articles sous le pseudonyme de Gérard de Nerval[16] dans le Figaro alors tenu par son ami Alphonse Karr. Il plaçait quelques articles dans les journaux, mais était incapable de fournir un travail continu. Il va rencontrer Baudelaire en 1840. Ce dernier, âgé seulement de 19 ans, vient de réussir son baccalauréat après avoir été renvoyé de Louis-le-Grand l'année précédente et mène une vie de dandy au quartier latin, qui déplait fortement à son beau-père le colonel Aupick. Nerval va collaborer avec Alexandre Dumas pour écrire une comédie, *Piquillio* que Dumas signa seul et que Jenny créa à Paris. Les deux auteurs récidivèrent avec *L'Alchimiste* pour Ida Ferrier, l'épouse de Dumas, puis la pièce *Leo Burkart* [17] cette fois signée du seul Nerval,

---

[15] D'après le poète Maurice de Guérin (1810-1839)
[16] Le nom a l'avantage en outre d'être proche de Nerva, empereur romain dont il prétendra descendre.
[17] Sur le meurtre de l'écrivain allemand August Von Kotzebue (1761-1819).

sans doute parce que la censure en retarda longtemps la publication.

Une dernière rencontre conjointe aura lieu avec Marie Pleyel et Jenny Colon. Cette dernière jouant dans la première de son *Piquillio* à Bruxelles le 15 décembre 1840. Puis c'est le grand voyage en Orient, les îles grecques, l'Egypte, le Liban, dont il rapportera de nombreux éléments littéraires.

Mais l'on ne peut abandonner Gérard de Nerval sans mentionner ses rapports avec la maladie. Ses troubles mentaux seront autant de voyages supplémentaires.

Déjà en juillet 1836, malade, il doit laisser repartir seul Théophile Gautier, au décours d'un voyage en Belgique. Il écrira peu après : *"Je me souviendrai des fièvres de Belgique"*. Curieusement il semble rapprocher les fièvres dont est morte sa mère, avec ses propres crises de manie aigüe. Considère-t-il qu'il soit frappé d'une forme d'hérédité dans la folie ? Il subira trois internements prolongés en 1841, 1853 et 1854 au cours desquels sa personnalité de révèlera dédoublée, peuplée de visions oniriques qu'il parviendra à transcrire.

En février-mars 1841 il rédige d'une écriture fine et serrée une sorte de généalogie fantastique dans laquelle il entremêle le vrai et la vie rêvée. Ce document est contemporain d'une première crise de délire. Il va être admis le 18 février 1841 à la maison de santé de Mme Sainte Colombe, au n°6 rue de Picpus. Le registre mentionne pour « *méningite* », car sans doute il est l'un des rares pensionnaires à ne pas avoir perdu complètement la raison. Il va déclarer cocassement à un ami, après l'avoir déchaussé et avoir examiné religieusement ses pieds :

« Moi, je descends de Napoléon, je suis le fils de Joseph Bonaparte, frère de l'Empereur, qui reçut ma mère à Dantzig".

La proximité de Joseph Bonaparte à Mortefontaine lors de sa petite enfance, des rencontres faites à Vienne et particulièrement à Schönbrunn[18], sont autant de correspondances entre la réalité et son délire. La famille du duc de Reichstag, la semblable destinée avec l'orphelin de Schönbrunn, mort

---

[18] Schönbrunn signifie « Belle fontaine », à mettre en parallèle avec « Morte fontaine ».

en 1832 sans avoir revu sa mère... Tout est prétexte à cette confusion généalogique plus ou moins rêvée, plus ou moins vécue avec conviction

Au lieu de le soutenir, l'entourage littéraire le discrédite et notamment Jules Janin, pourtant son ami, dans le Journal des débats du 1er mars 1841. Porter sur la place publique son trouble de conscience passager, décrit comme une « folie », lui procure un sentiment d'aliénation insupportable. Il va qualifier cet article de « nécrologique ». Curieusement son entourage n'a jamais insisté sur le rôle de ses profondes déceptions amoureuses dans la genèse de ses troubles. Cependant un mois plus tard il est considéré comme guéri. Il n'en est pas quitte pour autant, car il devra être repris à la Maison de santé du Dr Esprit Blanche à Montmartre le 21 mars suivant, pour « manie aigüe ». Il a 33 ans. Deux médecins extérieurs à l'établissement attestent de la nécessité de son internement. L'un d'entre eux est son propre père, le Dr Labrunie...

On dit qu'il promena au Palais-Royal un homard vivant au bout d'un ruban bleu. Il essaya aussi de voler comme un oiseau dans une rue de Paris[19]. Il battait des bras, les yeux au ciel. La maréchaussée l'interpella, parce qu'il s'était, pour monter dans les nues, séparé de ses habits terrestres... Constamment se mêlent la vie réelle et le rêve. Le doux Gérard, l'érudit à la délicatesse reconnue, était désormais sujet à des accès de fureur. Lui-même ne se considère pas comme dérangé :

« Je suis toujours et j'ai toujours été le même et je m'étonne seulement que l'on m'ait trouvé changé pendant quelques jours du printemps dernier. L'illusion, le paradoxe, la présomption sont toutes choses ennemies du bon sens, dont je n'ai jamais manqué. Au fond j'ai fait un rêve très amusant et je le regrette. J'en suis même à me demander s'il n'était pas plus vrai que ce qui me semble seul explicable et naturel aujourd'hui... Je me trouve tout désorienté et tout confus en retombant du ciel où je marchais de plain-pied il y a quelques mois... »[20] ».

---

[19] Préfigurant l'acte photographique d'Yves Klein qui réalisera un « *saut dans le vide* » en 1960.

[20] Novembre 1841 : lettre à Ida Ferrier, devenue depuis peu Mme Alexandre Dumas (cité par Laure Murat : *La maison du Dr Blanche*, éd. JCl. Lattès, 2001).

Nerval appellera cela « *l'épanchement du songe dans la vie réelle* ». Il existe pour lui un perpétuel échange entre les deux mondes. En 1853, il est photographié par Adolphe Legros (ce qui est rare encore à l'époque) mais la réalité lui paraît fausse.... Sur le tirage il écrit : *« je suis l'autre »*. Ceci faisant écho aux paroles de Baudelaire : *« implacable, l'objectif fixe l'image d'une enveloppe charnelle qu'elle invite à prendre pour la « réalité».* Rien de plus subjectif qu'un objectif...photographique, pourrait-on dire !

Entre 1841 et 1855 il effectuera plusieurs séjours dans les maisons de santé du Docteur Esprit Blanche à Montmartre, la « Folie Sandrin » actuel 22 rue de Norvins et ensuite après le décès de ce praticien en 1852, celle de son fils le Docteur Emile Blanche[21], à Passy. Ces institutions privées étaient très courues par la haute société parisienne, heureuse d'échapper à l'asile[22].

---

[21] Le peintre Jacques Emile Blanche (1861-1942) est le fils d'Emile Blanche et le petit fils d'Esprit Blanche.

[22] D'autres personnalités célèbres séjourneront à Passy: la sœur du président Grévy, la comtesse de Castiglione, maîtresse de Napoléon III, Charles Gounod, Van Gogh, Guy de Maupassant qui y meurt en 1893...

A Montmartre, Gérard va connaître 8 mois d'enfermement. Le docteur Esprit Blanche était installé là depuis 1820. C'était un personnage de mine sévère, mais cependant bienveillant avec ses pensionnaires. Son épouse tenait un salon littéraire. Et Gérard, qui semble vivre un rêve éveillé, a des périodes studieuses où il peut écrire et rencontrer ses amis. Son père lui opposant toujours une totale indifférence. Il est libéré en octobre 1841.

L'année 1841 est une date importante également parce qu'elle désigne sa véritable entrée dans le monde poétique. Comme si cette folie avait brisé ses entraves. Dans son itinéraire chaotique, Nerval va réussir à publier ensuite plusieurs textes dans une sorte de précipitation prémonitoire avant sa mort et avec l'empreinte des sciences occultes et de la préoccupation religieuse : après les *Petits Châteaux* et le *Voyage en Orient* en 1851, les *Illuminés* en 1852[23], *les Filles du Feu* et les *Chimères* en 1854. Et la même année, la

---

[23] La même année parut *Emaux et Camées* de Gautier signant de plus en plus la divergence entre le formalisme de l'un(Gautier) et le surnaturalisme de l'autre (Nerval).

première partie d'*Aurélia* dont le sous-titre est précisément « *Le rêve et la vie* ».

A partir de 1844 est créé le Club des Haschischins par le docteur Jacques-Joseph Moreau de Tours (1804-1884) et voué à l'étude et l'expérience des drogues. Moreau était originaire de cette ville où il fit ses études. Un temps élève de Pierre Bretonneau, célèbre chirurgien de l'hôpital de Tours. Puis on le retrouve à Charenton sous la direction de Jean Etienne Esquirol, un des premiers aliénistes français, dans la lignée de Pinel. Son orientation vers les maladies mentales était affirmée ; on dirait aujourd'hui qu'il était psychiatre. Le mot encore peu répandu avait été pourtant créé en Allemagne en 1808[24]. C'est donc en scientifique et en clinicien que Moreau de Tours élabora cette étude. Ceci n'est pas sans évoquer ce que d'autres feront plus tard, comme le peintre-écrivain Henri Michaux (1899-1984) avec la mescaline, à la suite des surréalistes Breton, Eluard, Desnos.

Nerval fréquentera ce club lors de séances mensuelles qui ont lieu à l'hôtel

---

[24] Par Johann Christian Reil (1759-1813), qui fut le premier à séparer la sphère du psychique et le domaine véritablement neurologique.

Pimodan (ancien hôtel de Lauzun) dans l'île Saint-Louis. La drogue dont on ignore à l'époque les effets néfastes, est utilisée comme stimulant et l'on en attend une ivresse créatrice nouvelle. Bien que de nombreux bourgeois ou de simples curieux se mêlent aux artistes et aux créateurs[25]. Théophile Gautier qui est un des adeptes, invite des amis et notamment Charles Baudelaire à y participer à partir de fin 1845. Ce dernier avait habité même un certain temps au dernier étage de l'immeuble depuis 1843. Cependant ces écrivains ne seront pas convaincus des effets du « dawamesk » sur l'inspiration créatrice[26] :

"Après une dizaine d'expériences, écrit Gautier, nous renonçâmes pour toujours à cette drogue enivrante, non qu'elle nous eût fait mal physiquement, mais le vrai littérateur n'a besoin que de ses rêves naturels, et il n'aime pas que sa pensée subisse l'influence d'un agent quelconque."

---

[25] Marie Christine Natta, *Baudelaire*, Perrin, 2017, p.181.

[26] La drogue utilisée, le « *dawamesk*» est une sorte de pâte verdâtre faite à partir de résine de cannabis et aromatisée de miel ou de pistaches et que l'on ingère. Les voyages en Orient avaient popularisé l'usage du cannabis. Daumier avait caricaturé ces *fumeurs de haschisch.*

Charles Asselineau[27], l'un de ses proches le décrira ainsi après sa mort:

« *Je n'ai connu Gérard de Nerval qu'assez tard, vers 1849 ou 1850. À cette époque, Gérard était en pleine possession de lui-même et de la réputation. Le succès franc et incontesté des Scènes de la Vie Orientale (Les Femmes du Caire et Les Nuits du Rhamazan) lui avaient conquis une de ces places décisives et d'où l'on ne descend plus...*

Gérard, esprit indépendant et de libre humeur, ne travaillait qu'à ses heures et selon son goût. Il changeait fréquemment de rôle et passait d'un journal à un autre, suivant les convenances du sujet à traiter ; mais en changeant de journal et de rôle, il changeait en même temps de lecteurs et sa signature éparpillée échappait à la mémoire du public, qui tient surtout compte de la spécialité et de la répétition...

Les qualités de l'homme avaient, dans cette circonstance, aidé au succès de l'écrivain. Gérard, écrivain indépendant, honnête, sans

[27] Charles Asselineau (1820-1874), comme lui fils de médecin et ancien étudiant en médecine. Homme de lettres, également ami très proche et fidèle de Baudelaire.

ambition et ne faisant entrave à personne dans sa libre allure, ne comptait que des amis parmi ses confrères

Sa mémoire prodigieuse, nourrie de lectures inouïes, chargée d'anecdotes incroyables et de souvenirs de voyage dans les pays les plus divers, sa gaîté abondante en rapprochements bizarres et en malices innocentes, tenaient attentif pendant des heures l'auditoire le plus impatient et le plus rétif...

Aurélia ou Le Rêve et la Vie est le seul ouvrage de Gérard où se trahisse le désordre d'un esprit malade, et encore ce désordre n'est-il apparent qu'à la fin de la seconde partie, évidemment troublée par l'invasion de la folie et du désespoir. [...] Je n'ai jamais surpris Gérard en accès de démence, et j'avoue que pendant plusieurs années j'ai répugné à croire qu'il fût véritablement fou. Quel phénomène surprenant et terrible que cette maladie, s'arrêtant pour ainsi dire elle-même et laissant pendant de longues périodes de temps, le cerveau sain et maître de ses impressions...

(...) et pourtant le témoignage de ses amis intimes, celui du praticien éprouvé sont concluants sur ce point : Gérard avait été fou et quelquefois fou jusqu'à la fureur. Il faudrait *donc supposer deux existences parallèles, ou du moins intermittentes, et se succédant l'une à l'autre ; le combat de deux éléments, l'un sain, l'autre morbide, vainqueurs et vaincus tour à tour, et dont l'un ne devait envahir l'autre qu'après une victoire décisive. La conversation de Gérard, dans ses moments de santé, ne se ressentait en rien de la maladie...*

Le discours de Gérard était plein d'ellipses et de sous-entendus volontaires que l'habitude de causer avec lui faisait aisément comprendre ... mais le plus souvent, pour comprendre le sens de ses plaisanteries, il aurait fallu être au niveau de ses études et de son érudition... »

(Charles Asselineau   septembre 1861, *La Revue fantaisiste*.)

Onze ans s'étaient écoulés sans incident notable. Le 23 janvier 1852 Gérard est hospitalisé pour « érysipèle » à la prestigieuse maison Dubois[28], 110 rue du Faubourg St Denis. Cette maladie cutanée[29] faisait suite à

---

[28] Le Dr Antoine Dubois (1756-1837) chirurgien et anatomiste était de l'expédition d'Egypte. Il avait mis au monde le roi de Rome.
[29] Due au Streptocoque, alors bien-sûr inconnu.

une longue série de déceptions pour Gérard, dans le monde de l'édition ou du théâtre.

Son esprit se dérégla une nouvelle fois à l'été 1853. Dans un café il se met à jeter sa monnaie en l'air, en vient à souffleter un inconnu et, comme toute caricature du fou, se prend pour Napoléon... Il subit plusieurs rechutes qui le mènent jusqu'à l'Hôpital de la Charité en août (pour *« fièvre alternative »*), mais où l'on dut malgré tout lui passer la camisole de force. Puis enfin il retourne à Passy chez le docteur Emile Blanche, cette fois, le fils d'Emile auquel celui-ci avait succédé l'année d'avant.

Les traitements sont encore empiriques : *« M. Blanche après m'avoir traité par les bains, m'a donné hier trois pilules purgatives et aujourd'hui de la limonade, ce qui m'a remis tout à fait »*. On est encore assez proche de Molière. Des témoins ont relaté qu'il devait être entravé à certains moments.

La maison du docteur Emile Blanche est située dans l'ancien Hôtel de Lamballe à Passy[30]. La maison de Passy avait 25 lits. Il y

---

[30] Actuel 17 rue d'Ankara et siège de l'ambassade de Turquie. L'architecte franco-américain Jacques Greber participa à son réaménagement à partir de 1922. Vers la fin des années 1910,

régnait peut-être encore le souvenir de Marie Thérèse Louise de Savoie Carignan, Princesse de Lamballe, fidèle à Marie Antoinette et dont on promena la tête au bout d'une pique sous les fenêtres de la prison du Temple en 1792... La maison de Balzac était toute proche, séparée par la rue Berton. Il écrira à son père en octobre 1853 : *« je ne puis persuader à personne ici que je suis un peu médecin, ayant suivi deux ans les cours de l'Ecole de Médecine et la clinique de l'Hôtel Dieu. On ne veut pas croire que j'ai soigné des malades pendant le choléra et que j'ai fait alors une centaine de visites avec ou sans toi »*

Les crises alternent avec les périodes de grande lucidité. Certains textes majeurs, dont le poème le plus célèbre sans doute *El Desdichado*, sont de cette époque et témoignent du lien existant entre la « maladie et le génie ». Nerval a toujours aimé les images médiévales, l'héraldisme, la généalogie. Un manuscrit prestigieux, le

---

raconte Laure Murat, une petite fille observait, fascinée, de sa fenêtre, le jardin de la « maison du Dr Blanche » où était installé le successeur d'Emile. Elle s'appelait Françoise Marette. Un jour elle deviendra Françoise Dolto.

Codex Manesse est un recueil de poètes courtois de langue allemande, datant du XIVème siècle qui se trouvait à la Bibliothèque Nationale. Nerval a pu le consulter avant sa restitution par la France à l'Allemagne en 1888[31]. Plusieurs locutions poétiques proviennent directement des images enluminées[32] de cet ouvrage. Nerval s'intéressait au Moyen Âge et aux récits de chevaliers. El Desdichado est un personnage d'*Ivanhoé* de Walter Scott. Ce livre parut en 1819 et eut un grand retentissement. Entrainant une mode pour tout ce qui avait trait au Moyen-âge qui dura jusqu'aux années 1860. Le célèbre Augustin Thierry, considéré comme le fondateur de l'école historique française, s'en est même inspiré dans un ouvrage universitaire parfaitement sérieux publié en 1825[33]. Jusqu'aux prénoms qui devinrent à la mode dans le monde entier

---

[31] Il se trouve depuis lors à la bibliothèque universitaire d'Heidelberg.

[32] Michel Pastoureau *Une histoire symbolique du Moyen Âge occidental*. Le Seuil, 2004.

[33] Augustin Thierry « *L'Histoire de la conquête de l'Angleterre par les Normands, de ses causes et de ses suites jusqu'à nos jours, en Angleterre, en Ecosse, en Irlande et sur le continent* ». Paris, 1825, 3 vol.

(Rebecca...). Le terme « desdichado » signifie « privé de chance, de bonheur » (dicha en espagnol) alors que dans le roman il indique surtout un personnage « déshérité ». Ce compagnon de Richard Cœur de Lion a été privé de son château par Jean Sans Terre. Gérard se considérait comme un déshérité.

Nerval va passer neuf mois dans la maison de santé de Passy. Des périodes de lucidité lui permettent d'avoir une vie relativement normale. Il reçoit ses amis et a fait même transporter quelques meubles qu'il possède encore. Blanche est vraiment désintéressé et passionné par ce patient à peu près insolvable. Il l'invite à sa table et se prend d'amitié pour lui. Il prendra de ses nouvelles régulièrement après sa sortie finalement décidée au printemps 1854.

Beaucoup se sont penchés sur la pathologie frappant Gérard de Nerval. A son époque les connaissances étaient encore imprécises et la psychose maniaco-dépressive ne sera définie qu'en 1899 par l'allemand Emil Kraepelin (1856-1926). Le Pr Jean Delay (1907-1987) a plus tard évoqué le diagnostic de « psychose périodique ». Aujourd'hui on parlerait de bipolarité, associée à un profil schizophrénique, chez cet homme coupé en deux. Tel Janus, deux personnes en une seule, l'une observant l'autre[34].

Grace à Arsène Houssaye[35], journaliste et écrivain, également proche de Baudelaire, Gérard a obtenu un secours de 600 francs ainsi qu'une avance de la Comédie française pour la traduction d'une pièce allemande. Il part pour un dernier voyage outre-rhin. Il doit être repris à Passy en août 1854 après avoir obéi au docteur Blanche qui lui conseillait de revenir. Il a été semble-t-il entravé. Il s'évade, et disparait pendant deux semaines. Il cède enfin à son désir de le libérer et de le confier aux bons soins de sa tante Madame Labrunie en octobre. Ceci malgré une lettre complètement délirante : *« ...appartenant à l'ordre des Nopses qui est d'Allemagne, mon rang me permet de jouer cartes sur table...Dites-le à vos chefs, car je ne*

---

[34] Sa fille Florence Delay publiera en 1999 *Dit Nerval*, un essai poétique sur l'univers psychiatrique de Nerval et les relations littéraires avec sa famille. Gallimard,
[35] Arsène Houssaye (1815-1896) homme de lettres. Faisait partie du groupe de l'impasse du Doyenné.

suppose pas qu'on ait confié les grands secrets à un simple qui devrait me trouver très respectable... »

Un dernier cliché de Nadar, date du 1er novembre 1854, quelques jours avant sa mort. Albert Beguin, écrivain et critique helvétique (1901-1957) écrira[36] :

« Il reste ce visage de la photo de Nadar, qui est sans doute le portrait le plus révélateur d'un homme que la chambre noire ait jamais emprisonné dans sa nuit. Il reste que Nerval, c'est ce visage-là, ce regard intelligent, un peu inquiet, surtout bon et humble. C'est ce collier de barbe mal soignée, cette calvitie si peu ressemblante aux crânes chauves de la bourgeoisie Louis-Philippe, cette pauvreté si digne et cependant offerte si simplement au regard de qui veut la voir. Ce sont ces mains encore, oisives et lasses, posées sur les vieux genoux du vagabond, de ces mains dont on dit que l'ouvrier au repos « ne sait que faire ». Il a plein la tête de travail à donner à ses mains, des livres et des livres à écrire encore, dont il a

---

[36] Albert Béguin, préface à *Nerval, Œuvres complètes*, édition établie et annotée par Jean Richer, Gallimard, « Bibliothèque de la Pléiade », 1952, p. 8.

dressé la liste ; mais non, il reste là, immobilisé dans cet instant de pose devant le photographe, qui pourrait être n'importe quel instant, car quelque chose encore le fige, le fixe, quelque chose que sa langue, la plus subtile du monde, ne saurait nommer. L'infortune ? C'est trop dire. Le sacré ? C'est l'un de ces grands mots qu'une pudeur lui interdit. La mort ? Oui, elle est là, depuis longtemps, compagne de sa vie dès les années lointaines où il s'amusait de la surface du réel; elle ne l'a plus quitté, il en est venu à aimer ce compagnonnage avec la mort, bientôt il répondra à son appel. »

Madame Labrunie, malade a dû renoncer à l'héberger. Il erre au hasard, écrit par ci par là et refuse l'hospitalité de ses amis Houssaye ou Gautier.

Asselineau raconte encore:

« C'était trois ou quatre jours avant sa mort, et par conséquent le vingt-un ou le vingt-deux janvier d'un des hivers les plus froids dont on ait mémoire à Paris... Je vis entrer Gérard, souriant et guilleret comme à son ordinaire. Il était nu-tête et en habit, et je crus qu'il avait laissé chapeau et pardessus dans l'antichambre. Je le reçus comme on le recevait toujours,

c'est-à-dire comme une bénédiction, et je lui proposai de venir déjeuner avec moi. En passant dans l'antichambre, je ne lui vis prendre que son chapeau. – Quoi ! lui dis-je, vous sortez sans paletot par le froid qu'il fait ? Il me répondit, avec un sourire embarrassé, qu'il avait oublié son paletot quelque part. – Par un temps pareil, mais c'est insensé ! Allons toujours déjeuner, et nous verrons après à retrouver votre paletot...

Il m'avoua alors qu'il avait, depuis une quinzaine, quitté son domicile, un hôtel garni de la rue Neuve-des-Bons-Enfants. Comme tous les malades qui ont été une fois enfermés, et plus qu'aucun autre peut-être, Gérard avait horreur de la maison de santé, où pourtant le docteur Blanche le traitait en ami. Lorsqu'il pressentait les approches du mal, l'appréhension d'être reconduit à Passy par ses amis le faisait fuir et se cacher le mieux qu'il pouvait...Le plus souvent, dans cet état, il entreprenait de longues marches dans la campagne, espérant vaincre le mal par la fatigue physique ; et plus d'une fois, me dit-il, il y avait réussi. Il s'était, dernièrement, senti malade ; et voilà pourquoi il était parti brusquement, sans rien dire à personne ...Après ces deux ou trois heures de conversation, il parla de me quitter pour aller travailler dans un cabinet de lecture. - Pourquoi, lui dis-je, ne restez-vous pas plutôt ici ? Je vais sortir : vous serez donc seul et comme chez vous. Faites-vous bon feu. Voilà du papier, des plumes, du tabac. Ne serez-vous pas mieux ici qu'au cabinet de lecture ? Il refusa : peut-être redoutait-il la solitude. N'ayant pu tirer de lui la vérité au sujet du paletot oublié, je lui offris de l'argent. Il ne voulut pas accepter plus de cinq francs, prétendant que c'était tout ce qu'il lui fallait.».

Le 26 janvier 1855, il fait −18° à Paris et il neige. Nerval sans ressource et sans but a dû mettre son manteau au Mont de Piété. Il erre dans les rues, se fait interpeller pour tapage...

On retrouva le pauvre Gérard de Nerval pendu aux barreaux d'une grille qui fermait un égout de la rue de la Vieille-Lanterne[37]. Il avait 46 ans. Nerval était devenu un aliéné,

---

[37] Voie aujourd'hui disparue, qui était parallèle au quai de Gesvres et aboutissait place du Châtelet . A l'emplacement de l'actuel Théâtre de La Ville.

c'est-à-dire   étymologiquement :   « qui appartient à un autre ».

Dans la poche de son pantalon gris de cérémonie, le seul qui lui resta d'une période de faste, il y avait son passeport pour l'Orient, une pièce de deux sous, des reçus d'asiles de nuit et les derniers feuillets d'*Aurélia*...

Baudelaire dit qu'il « *alla discrètement, sans déranger personne, ...délier son âme dans la rue la plus noire qu'il pût trouver* ».

* * *

Jean Martin CHARCOT (1825-1893), Jean Baptiste CHARCOT (1867-1936)
De l'inconscient à l'inconnu.

Quelle détermination faut-il avoir, lorsque l'on est le fils d'un homme universellement connu, pour tracer sa propre voie. Le commandant Charcot imposa son cap. Orienté par son père, l'éminent neurologue Jean Martin Charcot, il accepta tout d'abord de s'intéresser à la médecine, en franchit tous les grades, puis, sans les renier, revint inexorablement à l'océan. Une passion inassouvie depuis l'enfance ; celle-ci pourtant vécue à distance des côtes et de l'appel du large. Dès lors ne doit-on pas s'étonner que toute sa vie fût menée à bord de navires, qui furent tous baptisés de ce questionnement fondamental, du défi qui s'était posé à lui depuis l'enfance : *Pourquoi-Pas ?*

Le père Jean Martin Charcot (1825-1893) fut probablement l'une des personnalités scientifiques les plus honorées au cours du XIXème siècle aux côtés de Claude

Bernard et de Louis Pasteur[1]. Figure emblématique du Second Empire où tout paraissait possible à cette bourgeoisie roturière dont le succès reposait entièrement sur le travail plutôt que sur la naissance. Jean Martin Charcot est issu d'une famille d'ouvriers selliers et carrossiers, qui travaillaient dans une maison réputée située au n°27 de la rue Bleue dans le 9ème arrondissement de Paris. Il est le deuxième d'une fratrie de quatre garçons. Nous sommes encore sous Louis-Philippe et c'est un quartier en pleine expansion. Le domicile familial était à deux pas au n°1 rue du Faubourg Poissonnière. Le timide mais studieux Jean Martin sera jugé suffisamment instruit pour que son père (sa mère étant morte alors qu'il avait treize ans), y voit pour son fils, la possibilité d'échapper à la condition subalterne d'artisan. Son frère aîné Martin sera forgeron, tandis que son cadet Emile deviendra militaire (il sera tué au Sénégal en 1869) et Eugène, le dernier, sera marin. Les étapes seront longues et semées d'embûches jusqu'au succès. Jean Martin

---

[1] Olivier CORNIOU, Thèse Médecine Université Paris XII, *Vie et œuvre de Jean Martin Charcot*,2002

entame des études à l'école de Médecine en 1843. Il loge dans une modeste chambre à deux pas, rue Hautefeuille, cette rue où était né Baudelaire une vingtaine d'années plus tôt. Il va mettre deux ans pour être reçu interne des hôpitaux (le 5ème sur 19 places offertes à l'époque pour tout Paris). Très tôt il se rapproche des puissants. Il devient Chef de Clinique chez Rayer, le médecin de Jérôme Napoléon. C'est le banquier Fould, l'un de ses premiers patients et qui lui donne bientôt le goût des voyages en l'emmenant à Naples. Il organise sa pratique privée au n°6, Cité de Trévise, dans son quartier. Plusieurs tentatives seront nécessaires pour obtenir l'agrégation en 1862, comme si l'on voulait faire payer ses origines modestes à cet ambitieux. A trente-sept ans, il pose un pied à la Salpêtrière, qu'il ne lèvera plus jamais.

L'ancien hospice de femmes, profondément modifié par Philippe Pinel, qui libéra les aliénées de leurs chaines dès 1795[2], puis Jean Esquirol, avait évolué. Mais *l'hospice de la Vieillesse-Femmes*, attendait un personnage comme Charcot pour oser séparer ce qui

---

[2] Sa statue est à l'entrée de La Salpêtrière, derrière la gare d'Austerlitz.

relevait de la neurologie et ce qui revenait à l'aliénation mentale.

Il a rencontré le riche collectionneur Laurent Richard, qui possède une importante firme de vêtements. Celui-ci l'invite souvent à Neuilly où Charcot rencontre sa fille, une délicieuse veuve âgée de vingt-neuf ans. Augustine-Victoire Durvis, a déjà une petite fille de sept ans prénommée Marie. Ils se marieront en 1864 et vont s'installer au n°6 avenue du Coq, dans le quartier neuf de la gare Saint-Lazare, qui avait été inaugurée vingt-sept ans plus tôt. Augustine sut aider son mari dans l'ombre et était l'intermédiaire efficace de ses élèves auprès de leur maître. Elle avait un talent artistique et fit installer des ateliers de peinture et de modelage ou d'émaux dans chacune de ses demeures. Le couple aura deux enfants : Jeanne née en 1865 et Jean Baptiste, né à Neuilly-sur-Seine le 15 juillet 1867. Pendant la guerre de 1870 Charcot envoie sa famille à Caen, puis à Dieppe, accompagnée de Laurent Richard son beau-père. Augustine lui envoie des lettres sur du papier très fin, transporté par ballon. Jean Baptiste dit qu'il ne veut pas grandir,

« car papa ne va pas me reconnaître [3]»... Par l'intermédiaire d'amis, Augustine se laissa fléchir et passa ensuite en Angleterre avec ses enfants lorsque les Prussiens finirent par envahir le pays. Charcot restant à son poste et accueillant des blessés et les malades du typhus et de la variole à la Salpêtrière, n'hésitant pas à s'y rendre en bateau sur la Seine, devant la pénurie des autres moyens de transport.

Le Professorat, lui non plus, ne coule pas de source. Il lui faudra attendre 1872 après une tentative infructueuse en 1867. L'un de ses patrons avait émis cet avis qui souligne naïvement les doutes de ses collègues :

« Je suis à même d'affirmer, quoi qu'on en dise, que Monsieur Charcot possède les qualités d'exposition et d'élocution qu'on peut souhaiter pour un de nos collègues [4]».

Fervent de la méthode anatomo-clinique, il va multiplier les examens des patients de leur vivant et leur confrontation à

---

[3] Marthe OULIÉ. *Charcot of the Antarctic.* London: John Murray, 1938. p.7.
[4] J.L. SIGNORET, *La création de la chaire de Charcot*, Rev.Neurol. 1982 ;138 :887-92. Cité in O.CORNIOU, op. cit.

l'amphithéâtre d'anatomie. Il va décrire de nombreux tableaux neurologiques, une science entièrement ignorée à l'époque et dont le monde entier va s'enthousiasmer. Définissant progressivement ce qui a trait à la neuropathologie et ce qui ressort de ce que l'on va nommer bientôt la psychiatrie. A partir de 1870 il va s'intéresser à l'hystérie[5] et à l'hypnose et ce sujet deviendra son principal sujet d'étude après 1880. Un nouvel obstacle va survenir dans sa carrière. L'influence d'amis puissants, tel Gambetta sera nécessaire à la création pour lui d'une nouvelle « chaire des maladies du système nerveux » en 1882. Enfin, de même, il est élu en 1883 à l'Académie des Sciences après avoir postulé plusieurs fois sans succès au fauteuil laissé libre lors de la disparition de Claude Bernard (1813-1878). Défenseur de Pasteur, il soutiendra ce dernier, injustement attaqué lors de ses recherches sur la rage.

Ses cours magistraux attirent de plus en plus d'élèves. Avec un langage simple et accessible. Il travaillait beaucoup ses

---

[5] On considérait à tort que cette pathologie bruyante sur le plan des symptômes était spécifique de la femme d'où le nom, qui possède la même racine qu'utérus.

interventions, avec tableaux et dessins. Il s'aidait du travail d'un laborantin devenu photographe : Albert Londe. Il s'imprégnait et citait des données littéraires, philosophiques et artistiques. Charcot va publier des ouvrages qui suscitent l'intérêt du bourgeois cultivé, s'appuyant sur son expérience médicale[6]. Ce succès ne tardera pas à le faire accuser de rechercher les honneurs, la fortune et la publicité, lui qui parvint à se faire décorer de la légion d'honneur à trente-trois ans[7]. Ses recherches sur l'hystérie suscitent la critique des milieux cléricaux qui y voient une contestation des manifestations mystiques et des apparitions. Son succès va bien entendu entraîner de la jalousie et bientôt la critique.

Cependant il devient une célébrité du moment, adulé du grand public mais également des gens fortunés, des gens de lettres, des politiques et des artistes, qui se pressent autant à ses consultations que lors des réceptions privées dans son hôtel du

---

[6] Avec son collègue P. Richer *les Démoniaques dans l'art* en 1887 et les *Difformes et les malades dans l'art* en 1889.
[7] Officier en 1880, commandeur en 1892.

Boulevard Saint-Germain ou sa résidence de Neuilly. Charcot louait depuis 1867 une belle maison non loin du Bois, où la famille réside l'été. Située à Neuilly-sur-Seine, 29 rue Saint-James, des fêtes plus intimes s'y déroulaient mais toujours avec de la musique et de l'entrain afin qu'on s'y amusa. Cette demeure lui reviendra en 1883[8]. C'est là que va naître son fils Jean Baptiste et celui-ci s'amusera très tôt dans un petit bateau sur le lac Saint-James tout proche...

En 1875 il abandonne la rive droite de la Seine et s'installe quai Malaquais dans la partie gauche de l'hôtel de Chimay. Ce double hôtel avait été construit par Mansart en 1640 pour le trésorier La Bazinière, qui goûta de la Bastille pour corruption[9]. Henriette de France, veuve triste du roi d'Angleterre Charles 1er, vint l'habiter ensuite, toute proche de son frère Louis XIII lorsqu'il se trouve au Louvre. Puis l'hôtel passa dans les mains d'une nièce de Mazarin, qui fut bannie du royaume à la suite de l'affaire des poisons.

---

[8] En fait elle fut achetée par son beau-père en cadeau lors de son élection à l'Institut.
[9] Monique GARNIER-LANÇON *La roue tourne dans Paris,* Editions del Duca, Paris, 1963.

Par la suite, Napoléon, le donna en dot à la nièce de Joséphine, Stéphanie Tascher de la Pagerie lors de son mariage avec le duc d'Arenberg. Puis il devint la propriété de M. Pelleprat, distingué par Napoléon en raison des charmes de son épouse. L'Empereur eut une fille Emilie avec Madame Pelleprat, qui épousa en secondes noces le prince de Chimay, et dont le nom resta attaché ensuite à l'hôtel. Le père du petit Anatole Thibault, qui deviendra plus tard, Anatole France (1844-1924) avait installé sa librairie au rez-de chaussée de 1844 à 1853. La famille Thibault vécut dans cet hôtel à l'étage situé au-dessous de celui de Charcot. Succédant au libraire François-Noël Thibault, Honoré Champion, poursuivra l'activité de libraire. Le jeudi, jour des séances du dictionnaire, la librairie était parfois l'antichambre de l'Académie. De grands bibliophiles fréquentaient cette adresse parmi lesquels : le duc d'Aumale, le baron Pichon, l'historien Edgar Mareuse, le bibliophile Auguste Lesouef, le duc de La Tremoille, le duc de Broglie, les marquis de Vogüé, de Pange, de Pimodan, de Brémond d'Ars. Mais en 1884 l'Etat vient acquérir le petit et le grand hôtel de Chimay pour agrandir l'école des Beaux-arts.

En 1884 le couple Charcot emménage dans l'hôtel de Varangeville, au n° 217 du Boulevard Saint-Germain[10]. Se pressaient en son hôtel particulier ou dans son domaine de Neuilly, des littérateurs comme Alphonse Daudet, qu'il soignait d'une forme particulièrement douloureuse de syphilis tertiaire, Gambetta qui était un habitué, les écrivains Théodore de Banville, Sully Prudhomme, Frédéric Mistral, le sculpteur Dalou. L'architecte de l'opéra, Charles Garnier était souvent présent. De même qu'Adrien Proust (le père de Robert et de Marcel), Don Pedro Empereur du Brésil ou le Grand-duc Nicolas de Russie. Le cardinal de La Vigerie, archevêque d'Alger, était mission-né secrètement dans ce milieu plutôt anticlérical pour appuyer la directive de Léon XIII, qui soutenait auprès des catholiques français le nouvel état républicain de la IIIème république (le Pape s'en repentira sur son lit de mort).

---

[10] Cet hôtel datait de 1704. Les boiseries de style rocaille, que Charcot fit ôter se trouvent au Metropolitan Museum de New York. C'est actuellement « la maison de l'Amérique Latine ».

Nul ne sait quand et comment Charcot rencontra Alphonse Daudet (1840-1897). Est-ce par l'intermédiaire de Gambetta ? Daudet arrivé pauvre à Paris en 1857, était un auteur reconnu aux alentours de 1870. Puis en 1885 la famille Daudet emménage au n° 31 rue de Bellechasse et Daudet devient voisin de Charcot. Les propriétés sont en effet mitoyennes par leurs jardins. Une grande amitié va naître, faite de confiance et de communauté de vue, renforcée sans doute par le fait qu'ils œuvraient chacun dans des univers très différents. Léon Daudet devient un camarade de jeu de Jean Baptiste. Cette amitié sera pourtant entachée par la maladie très douloureuse de Daudet père (le tabès, qui atteint la moelle épinière sur les zones de la douleur), que ne parviendront pas à soulager les cruelles « suspensions[11] » appliquées par Charcot et surtout en 1891 par l'épisode de l'échec à l'internat de Léon, dans laquelle la famille Daudet voulut voir l'absence de bienveillance de Charcot lors du concours.

---

[11] Ce traitement, rapporté de Russie, consistait en de longues séances d'étirement de la colonne vertébrale.

Charcot fut appelé au chevet de Gambetta, atteint d'une péritonite appendiculaire. Malgré sa recommandation le malade ne fut pas opéré et mourut le 31 décembre 1882. Charcot assista à l'autopsie du grand personnage âgé seulement de quarante-quatre ans et dont le ministère avait été renversé au début de l'année. Le gouvernement avait demandé une autopsie d'autant plus que Gambetta avait été blessé à la main droite soi-disant en nettoyant son pistolet, quelques jours plus tôt, et que l'on suspectait un attentat. Charcot se rendit avec une dizaine de confrères le 2 janvier à Ville-d'Avray, Villa *les Jardies*, où résidait l'homme politique. Sa maîtresse Léonie Léon, un temps soupçonnée, avait quitté les lieux. Gambetta fut l'un des premiers à être embaumé par injection de formol.

L'influence de Jean Martin Charcot à l'étranger était considérable. Anglophone il était convié à Londres pour des conférences. Il était appelé en Russie au chevet de la fille du maire de Moscou. Avec l'Allemagne les relations étaient plutôt dictées par un souci de compétition, car le ressentiment dû à la guerre de 1870 était encore vif. Parmi les visiteurs figurait l'autrichien Sigmund Freud (1856-1939), qui vint en 1885-1886. Le fils aîné de Sigmund Freud et Martha né en 1889, sera prénommé Jean Martin en l'honneur de Charcot.

Pour Charcot, ses leçons du mardi (observations de malades) et du vendredi (cours magistraux) sont l'occasion d'attirer nombre d'auditeurs non médecins, qui viennent là pour le « frissons de l'hypnose », par curiosité morbide et pour un intérêt souvent ambigu. Avant lui, au milieu du XVIIIème siècle, un médecin viennois, Frantz Anton Mesmer avait travaillé longtemps sur la possibilité de soulager certaines souffrances d'origine psychique en utilisant les facultés de l'inconscient. Mais à cette époque il était encore impossible d'analyser vraiment l'influence de la « persuasion » sur un caractère réceptif, d'autres actions qui étaient alors, jugées utiles, comme le « magnétisme animal ». Mesmer, en dépit de réussites indéniables, par des pratiques que l'on apparenterait maintenant à l'hypnose, ne

put jamais s'abstraire du « charlatanisme »
dont il fut toujours critiqué.

Charcot repris l'étude des chemins qui
mènent à l'inconscient en laissant tomber
tout le fatras du magnétisme. Mais, comme
Mesmer, il mena sa pratique jusqu'à une
théâtralisation, sans doute excessive, ce qui
l'exposa également aux critiques. Ceci est
particulièrement bien exposé sur la peinture
que fit de son cours magistral le peintre
André Brouillet en 1887 qui montre *Une leçon
clinique à la Salpêtrière*[12] devant une
trentaine de spectateurs (certains cours se
donnaient dans un amphithéâtre de quatre
cents places). On y voit sa patiente favorite
Blanche Wittman présentent les symptômes
d'une crise sous hypnose. Les élèves de
Charcot sont là : Brissaud, Babinski, Gilles de
la Tourette, Bourneville, Pierre Marie (qui
tous laisseront un nom en neurologie) et
même son fils Jean Baptiste. Mais également
un journaliste et l'administrateur de l'hôpital,
plusieurs romanciers ou poètes, un philo-

---

[12] Ce grand tableau (290 X430 cm) a erré à Nice, puis Lyon. Il a
été exposé au Centre Pompidou en 2013-2015 et se trouve en
dépôt au Musée d'Histoire de la Médecine à Paris.

sophe, un critique d'art, un photographe... Charcot dut se défendre de réaliser une mise en scène avec des « patientes » trop habituées à être données en spectacle. Sigmund Freud s'en souviendra, reprenant le contact individuel sans recours à l'hypnose et dans une scénographie plus intime (le cabinet médical, le dialogue électif, le divan...). Il a malgré tout conservé dans son cabinet et même en exil à Londres une lithographie de ce tableau. Freud descendant de Charcot et avant lui de Mesmer ? Il a écrit en 1916 :

« Je suis en droit de dire que la psychanalyse ne date que du jour où on a renoncé à l'hypnose »[13].

Edouard Brissaud (1852-1909) fut peut-être le préféré des collaborateurs de Charcot. Il eut également Broca et Lasègue pour Maîtres et gravit tous les échelons des hôpitaux et de la Faculté. C'est lui qui fut choisi (ou qui s'imposa) pour succéder à Charcot en 1893, au moins pour une période d'intérim d'un an. Avant cela il était devenu Chef de Service à l'hôpital Saint-Antoine.

---

[13] Jean THUILLIER *Franz Anton Mesmer*, Robert Laffont éd., 1988, p.11.

Brissaud s'intéressa à de nombreux domaines de la médecine, spécialement de la neurologie où ses travaux étaient reconnus. Il écrivit notamment un monumental atlas du cerveau à une époque où les explorations radiologiques puissantes n'existaient pas, ou bien encore, il décrivit le concept pathologique de sinistrose en 1908, terme encore usité dans les dossiers de répercussions post-traumatiques, en raison de son caractère imagé et pertinent. Mais Brissaud, était bien plus que cela : entouré d'une famille d'artistes, acteurs, chanteurs lyriques, musiciens, peintres, il était lui-même taquiné par la muse, *« facétieux et primesautier* [14]*»* , jouant des tours à ses collègues, et ne rêvait que de théâtre. Les célèbres actrices du début du siècle Mademoiselle Mars et Marie Dorval étaient de sa famille. Il composa une courte pièce lors du fameux remplacement de Charcot où il se moque gentiment de ses confrères avides de succéder au grand professeur. Il était très ami avec Paul Reclus et partageait avec lui son

---

[14] Jacques POIRIER. *Edouard Brissaud, neurologue méconnu et comédien dans l'âme.* Bull. Acad.Natle.Méd. 2010, 194.n°1, 163-175.

amour pour le Béarn, outre ses engagements politiques et sociaux (dreyfusisme, libre penseur, militant à la Ligue des Droits de l'Homme). Les familles se retrouvaient près d'Orion, propriété des Reclus. Il se fit même élire conseiller général des Basses Pyrénées en 1902. Mais, cruelle revanche de la vie, c'est une tumeur au cerveau qui devait emporter le neurologue à 59 ans en 1909.

Mais l'image de Jean Martin Charcot va décliner peu à peu, ainsi que sa santé. En 1890 il fait une crise d'angine de poitrine. Puis d'autres crises suivent le déterminant à cesser ses cours. En août 1893 il part en excursion dans le Morvan. Mais il meurt d'une nouvelle crise avec œdème aigu du poumon dans la nuit du 15 au 16 août, alors qu'il se reposait dans une auberge des bords du lac des Settons.

* * *

Succéder à un tel père était un défi. Jean Baptiste Charcot a baigné tout petit dans ce monde de relations et de célébrités, qui étaient invitées à Neuilly où il est né le 15 juillet 1867, ou à l'hôtel du Boulevard Saint-Germain. Très jeune il avait été confronté à l'effort, au départ en bateau pour Londres durant la guerre de 1870, aux difficultés physiques. Il avait pu converser avec une nurse allemande, puis une galloise. Quand on lui avait demandé s'il voulait devenir marin il aurait répondu « *Pourquoi-Pas ?* » et c'est cette devise qu'il inscrivit sur son frêle esquif du lac Saint-James à Neuilly[15]. C'est un enfant sportif qui fréquente l'école alsacienne après son ouverture en 1874 rue Notre Dame des Champs, toute proche. Cette école est un véritable laboratoire de l'enseignement public laïc, créé après le repli de deux professeurs venus d'Alsace, lors de la guerre de 1870. Jean Baptiste va profiter des méthodes pédagogiques axées sur le sport : boxe, escrime et surtout rugby à XV. Il va organiser le premier match scolaire pour ce sport avec ses camarades de la classe de 5ème et fonder un club un an avant la création du *Racing Club*

---

[15] Marthe OULIÉ, op. cit. p.11

de France[16]. Plus tard il sera champion de France en 1896. Parmi ses camarades figuraient les fils de *Gyp*, la romancière, arrière petite nièce de Mirabeau, dont l'un, Thierry de Martel, fut l'un des créateurs de la neurochirurgie française.

Pour l'instant c'est la voile qui le passionne : l'été, au large d'Ouistreham, il apprend à naviguer sur un dériveur « de nuit et de jour » avec l'aide des marins pêcheurs du lieu[17]. Pour un petit journal illustré, il écrit un livre d'aventures sur un trois-mâts qui vogue vers la Patagonie. Son premier grand choc maritime viendra lorsque son père à partir de ses seize ans, l'emmènera dans de nombreux voyages, qui à l'époque étaient réservés à un petit nombre et ne se faisaient qu'en bateau : il va ainsi découvrir l'Angleterre et le Pays de Galles, mais surtout les iles du nord de l'écosse, Shetland, Hébrides et Féroé. Ils partent sur les traces de

---

[16] Serge KAHN, *Jean Baptiste Charcot : explorateur des mers, navigateur des pôles*, Glénat, 2006
[17] Marthe EMMANUEL - *Tel fut Charcot*. Préface de Paul-Emile Victor. Paris, Beauchesne, 291 p.1967.

l'astronome grec Pytheas[18], qui, trois siècles avant notre ère, embarqua le premier à la recherche du « royaume de Thulé », calculant, au passage, avec assez de précision, l'inclinaison de la terre et la latitude d'un lieu. Charcot, cet incroyable père va emmener son fils en Islande, mais encore plus au nord, à l'ile Jan Mayen, base pour la chasse à la baleine, entre Groenland et Norvège. A côté, les autres voyages aux Pays-Bas, en Espagne lui donneront moins de frissons. Le Maroc lui laissera une crainte de la chaleur.

Mais ce n'est pas en marin qu'il va faire son service militaire en 1888. Le 23ème bataillon de chasseurs à pied est en garnison à Grasse et affecté au corps des chasseurs alpins. Entre-temps Charcot fils avait débuté ses études de médecine. Pour faire plaisir à son père bien-sûr mais avec obstination et dans le but de réussir. Et puis il y avait son camarade d'enfance Léon Daudet, qui embrassait la même voie. Après l'externat il fut reçu quatrième au concours de l'internat en 1891. Ce concours marque la fin de son

---

[18] « *Le Christophe Colomb des contrées nordiques* », pour Winston Churchill.

amitié la famille Daudet. Le 12 février 1891, Léon, dédaignant Jeanne, la sœur de Jean Baptiste, épouse la belle Jeanne Hugo, petite fille du poète. Sa mère Alice était veuve de Charles Hugo et avait pris pour époux en secondes noces, Edouard Lockroy, homme de gauche, journaliste et homme politique, communard et républicain. On peut lire dans le Journal des Goncourt[19] le 15 janvier 1891 :

« Madame Lockroy me parle des ennuis de Léon, qui craint d'être refusé à son examen d'interne et cela par les machinations des Charcot, qui sont furieux de ce qu'il ait repoussé l'amour de leur fille et qu'il se marie avec Jeanne Hugo... ».

Mais il faut dire que les Goncourt étaient hostiles au Professeur Charcot et aussi que Léon n'avait peut-être pas très bien travaillé. Son propre père disait dans une lettre quelques mois plus tôt :

« Léon : dans l'amour et la science, l'amour surtout ! L'examen de Léon est proche mais je ne compte pas qu'il le passe car depuis quatre mois, il n'a guère travaillé... ».

---

[19] E.GONCOURT, J.GONCOURT, *Journal, Mémoires de la vie littéraire*, Paris, Robert Laffont, 1989.

Léon va échouer également l'année suivante. Il va dès lors stopper ses études, ne passera jamais sa thèse et se lancera dans la littérature et le journalisme. Il déversera sa bile dans son livre *les Morticoles,* qui eut un grand succès. Mais Jeanne n'apprécia pas et demanda le divorce en 1894.

Jean Baptiste Charcot va débuter son internat dans le service de son père. Puis il va à l'hôpital Saint-Antoine. Il reviendra à la Salpêtrière en tant que Chef de Clinique chez le Professeur Fulgence Raymond. Celui-ci également neurologue avait été vétérinaire avant d'être médecin. C'est lui qui succédera à Charcot à la Chaire de Neurologie en 1894 après un intérim d'Edouard Brissaud. Puis, réalisant qu'il ne pourrait rivaliser avec la notoriété de son père en neurologie, Jean Baptiste va se tourner vers la biologie et s'engage à l'institut Pasteur. Mais la mort de Charcot en 1893 va mettre un frein à cette carrière médicale de recherche pour laquelle il n'avait pas de vocation. Cette dernière se trouvant ailleurs :

« Mon père a voulu que je sois médecin ; je l'ai été pour lui complaire ; mais il ne pouvait

espérer que je l'égalerais dans les sciences médicales. Je sens au contraire, en moi, une force irrésistible qui me pousse à chercher ailleurs la célébrité. Si je réussis, ce sera la meilleure façon de respecter sa mémoire, car le nom de Charcot sera deux fois à l'honneur. »[20]

On ne peut dire précisément que Jean Baptiste a cessé son activité de médecin, celle-ci étant toujours présente, même dans ses différentes expéditions. Mais dès 1892 il achète son premier yacht, qui n'est pas de toute fraîcheur, un sloop de 8,30 m qu'il va rebaptiser d'un nom d'oiseau des berges, *Le Courlis* (l'esprit n'a pas tout à fait quitté la terre ferme) et avec lequel il va apprendre à régater.

La grande affaire est celle du *Pourquoi-Pas ?* Il s'agit du premier modèle sous ce nom et cela ne s'invente pas, il choisit un chantier naval situé dans l'Entre-deux Mers : les chantiers Bonnin à Lormont, près de Bordeaux. Ce

---

[20] G. LANCHOU, - C. VERON - *Un évadé de la médecine*: Jean Baptiste Charcot (1867-1936).
In : Histoire des sciences médicales, 1980, 14 (1), pp. 43-50
URL :
http://www.biusante.parisdescartes.fr/sfhm/hsm/HSMx1980x 014x001/HSMx1980x014x001x0043.pdf

village avait vu passer Aliénor et Le Prince Noir. Il avait fait rêver Stendhal, Hölderlin ou Marcelline Desbordes Valmore... Alors ne peut-il pas héberger les rêves d'un marin ? Ce sera un cotre de vingt tonneaux et 19,50m de long, avec lequel il va commencer à naviguer de plus en plus loin.

Jean Baptiste va mêler de plus en plus cette vie d'aventures maritimes à sa vie de médecin. Il passe sa thèse en 1895[21] et la même année a la douleur de perdre sa mère, mais également sa compagne, infirmière à la Salpêtrière, en accouchant de leur fille Marie-Louise (elle sera surnommée Marion et mourut en 1927). Il va se marier l'année suivante avec Jeanne Hugo, qui a divorcé de Léon Daudet après la brouille que l'on a vue. Ils vont s'installer au n°80 rue de l'Université. Il est toujours pilier droit à L'Olympique Club, qu'il a fondé avec des anciens du Racing et devient même champion de France de rugby à XV. Puis c'est le *Pourquoi-Pas ? II*, goélette en bois qu'il va bientôt remplacer par le numéro trois, tant il est avide d'aventures de plus en

---

[21] Sur *l'Atrophie musculaire progressive*, contribuant à classer ces pathologies et continuant les travaux sur « *la maladie de Charcot* ».

plus éloignées. Ce dernier modèle est en fer, mesure 31m et possède un moteur à vapeur. Il pourra ainsi remonter le Nil, emmenant en croisière le milliardaire américain William Kissam, un descendant de la famille Vanderbilt, les rois du chemin de fer, qui avait remporté la *Coupe de l'America* l'année précédente à bord de son yacht *Defender*. Celui-ci avait transporté en France, outre celui de la navigation à voile, son amour pour les chevaux de course. Une législation draconienne lui interdisait aux Etats-Unis, d'employer sa fortune aux courses[22]. Charcot a l'esprit de compétition. Il rachète son bateau en bois *Pourquoi-Pas II*, qui a été entre-temps modifié et remporte une double médaille d'argent en voile, aux Jeux Olympiques d'été de 1900.

1901 va marquer un grand virage dans sa vie. Cette même année il exerce toujours puisque le professeur Gosset dans son livre de mémoires[23], le décrit donnant des « conférences d'externat », enseignement non

---

[22] Arthur CONTE *Le premier janvier 1920*, Plon, 1976.
[23] Antonin GOSSET, *Chirurgie, Chirurgiens*, Gallimard, 1941, p.118.

officiel, mais délivré par des universitaires, visant à préparer les étudiants au concours. Mais il reprend la navigation vers les îles Féroé et même l'année suivante vers l'Islande et Jan Mayen, qui l'avaient si impressionnées quand il s'y était rendu avec son père. Il est attiré comme l'aiguille aimantée, franchit le cercle polaire et s'approche des glaciers. *« Je vais m'assurer qu'il n'y a plus de rougeole là-bas »*, disait-il à ceux qui le questionnaient sur ces expéditions[24]. En effet un matelot y avait apporté l'épidémie peu de temps plus tôt. Malgré ses congés qu'il passe maintenant à Aix les bains, il abandonne les chasseurs alpins et demande à être affecté dans la marine en tant que réserviste. Il fait ses 28 jours sur le cuirassier *Bouvet*. Pierre Waldeck-Rousseau, homme politique important et qui est marié à sa demi-sœur Marie, est intervenu auprès du Ministre de la Guerre. De plus, Charcot a comme beau-père, Edouard Lockroy, devenu Ministre de la Marine. Il devient donc Médecin de 2ème classe de réserve sur l'un des bateaux les plus prestigieux de l'époque.

---

[24] G.Lanchou, C. VERON, op. cit. p.3.

La grande affaire c'est la préparation de la 1ère expédition polaire qui aura lieu de l'été 1903 au printemps 1905. Il va utiliser la fortune laissée par son père et complétée par différentes subventions et une souscription nationale, ainsi que le soutien du président Emile Loubet. Le bateau s'appellera pour cette raison *Le Français*. Charcot s'installe dans le petit port de Saint-Servan, proche de Saint-Malo. C'est le village de sainte Jeanne Jugan, la fondatrice des *Petites Sœurs des Pauvres* et il y a quelques années encore Leconte de Lisle y vivait ses dernières illusions avec Emilie[25]. La tour *Solidor*[26] domine l'anse de la Rance et saluait autrefois le départ des Cap-horniers. Son trois-mâts goélette de 32 mètres sera fait des plus beaux matériaux et notamment de chêne avec renforcements suggérés par Adrien de

---

[25] Irving PUTTER. *La dernière illusion de Leconte de Lisle*, lettres inédites à Emilie leforestier. librairie Droz, Genève, 1968.

[26] La chanteuse Suzanne Rocher(1900-1983) , née à *La Pie*, près du bourg de Saint-Servan, descendante de Surcouf, prit le nom de Suzy Solidor en raison de cette origine. Elle eut un grand succès dans les années 1930, modèle de « la garçonne », vivant avec l'antiquaire et femme de lettres, Yvonne de Brémond d'Ars (1894-1976). Elle fut modèle de nombreux peintres et un temps l'amante de Jean Mermoz(1901-1936).

Gerlache, explorateur belge qui connaissait l'Antarctique. Il est aidé et soutenu en outre par un autre passionné, l'ingénieur Paul Pleneau, originaire de Bordeaux, qui deviendra son ami fidèle. Il emmène aussi Rallier du Baty, un autre passionné comme lui, qui va en 1907 cartographier les Kerguelen. Il n'y aura pas d'autre médecin à bord, car il se considère toujours comme médecin.

C'est vers le pôle Sud qu'il va porter son regard finalement, pôle qui attire les autres nations depuis quelques années. La France semblait s'en désintéresser depuis la découverte de la Terre Adélie par Dumont d'Urville en 1840. Mais ce brusque intérêt provient aussi de l'annonce de la disparition de la mission suédoise en Antarctique d'Otto Nordenskjöld au printemps 1903. Elle sera finalement retrouvée et Charcot va recevoir en cadeau de sa sollicitude cinq chiens huskies. Le bateau quitte Le Havre le 27 août 1903. Il va gagner Madère puis le Brésil et enfin, la partie occidentale de la calotte glaciaire. Pour la première fois une expédition scientifique doit relâcher l'hiver au pôle. Cet hivernage sera très rude. Le bateau a souffert et se voit bloqué par les glaces, plus loin que là où l'on n'est jamais allé. Il doit soigner le commandant en second, Matha, atteint d'œdèmes, d'affaiblissement et de palpitations. On commence à soupçonner les conserves et le scorbut. Une autre fois il doit s'improviser chirurgien pour extraire des hameçons que le chien *Toby,* mascotte du bateau, avait avalés[27]. En repartant il va heurter un iceberg, obligeant les hommes à travailler jour et nuit dans l'eau glacée pour réparer. Dans cette péninsule qui « tend le doigt » vers l'Amérique, l'île Wandel est un refuge. Il va baptiser d'autres endroits encore inconnus[28], relève des cartes, fait de nombreux relevés, des prélèvements, des études biologiques. La moisson est fructueuse. Au retour en Argentine, le gouvernement de ce pays, bon prince, lui rachète son bateau qui est en piteux état. L'équipage sera heureux de revenir sain et sauf en mai 1895. Charcot lui, va découvrir à

---

[27] G.LANCHOU, C. VERON, op. cit. p.45.
[28] *Ile Lockroy* du nom du beau-père de Jeanne Hugo, parlementaire et ministre. Défenseur de la Marine Française qui avait soutenu l'expédition.

son retour, que Jeanne a demandé de divorce, pour abandon du domicile...

Les trois années qui vont suivre seront consacrées à la préparation de la deuxième expédition dans l'Antarctique. Charcot lance à Saint-Malo la construction du *Pourquoi-Pas ? IV* selon ses indications. Il s'agit également d'un trois-mâts de 57 m muni d'un moteur. Comme un cap-hornier, le mât avant (de misaine) et le grand-mât (central) sont gréés en voiles carrées, tandis que le mât arrière (d'artimon) est grée en brigantine pour la manœuvrabilité.

Le 24 janvier 1907 il se remarie avec Elisabeth Marcelle Marguerite Cléry, dite *Meg*. Elle est la fille de l'avocat Léon Cléry et contrairement à Jeanne Hugo, elle n'est pas hostile à l'idée d'accompagner son mari dans ses expéditions. Ils auront une fille, Monique, qui va naître le 8 décembre 1907.

Charcot travaillait toutes sortes de détails : le transport du matériel sur la calotte glaciaire se faisait par traineaux tirés par des chiens. Pensant à la force mécanique, il va contacter le marquis Albert de Dion et son ingénieur Georges Bouton, qui sont des pionniers de l'automobile. En mars 1908 des essais communs de traineaux à moteur sont réalisés[29] avec l'explorateur anglais Robert Scott[30]. Il en emportera trois.

Le départ est fixé en août 1908 et la voie maritime suivra le même chemin. *Meg*, sa femme va l'accompagner jusqu'au sud du Chili. Un premier hivernage est organisé sur la côte occidentale de la péninsule antarctique, dans l'île de Petermann, qui avait été découverte plus de trente ans auparavant par une expédition allemande. Charcot va explorer la partie sud de l'île, et fera halte dans le Port de la Circoncision, baptisé ainsi en 1739 par l'explorateur Bouvet de Lauzier qui l'avait découverte un premier janvier.

Malgré l'expérience acquise et les précautions prises, le docteur Charcot va être confronté à des difficultés. En 1908 il doit

---

[29] Documentation du magazine numérique d'aventures polaires *Transpolair*. http://transpolair.free.fr/
[30] Il périra en 1912 avec ses compagnons. Un monument a été inauguré en présence de Charcot au Col du Lautaret en février 1914, à l'endroit où avaient eu lieu les essais.

soigner Godefroy, un enseigne de vaisseau. Fatigue, pâleur et œdèmes importants. Lui-même ne se sent pas très bien, avec un essoufflement, des palpitations, des douleurs. Une revue de l'équipage lui, montre qu'aucun autre homme n'est atteint, mais il a peur[31] et il hésite avec cette soi-disant « myocardite » polaire dont on lui a parlé. Suivons le récit qu'en font Lanchou et Veron :

« Nous n'avons rien aux gencives, aucun symptôme classique du scorbut. » Pourtant, ils suivent le traitement classique de cette maladie : viande fraîche de pingouin, de phoque, de poisson, d'oiseau de mer, et « de l'acide citrique en quantités considérables[32] ». En outre, Charcot se force à prendre le plus d'exercice possible, autant que son « misérable état » le lui permet. Certains jours, il ne peut même plus marcher et l'équipage l'installe sur le pont avec Godefroy, au pauvre soleil du début de l'hiver. Il se force à prendre un peu d'exercice. Continuons de lire :

« A force de réfléchir, de discuter avec moi-même, j'arrive à la conclusion que nous

---

[31] G.LANCHOU, C. VERON, op. cit. p p.46
[32] Les Anglais l'utilisaient empiriquement depuis un demi-siècle. L'acide ascorbique ne fut isolé qu'en 1927.

sommes atteints de scorbut, ou plus justement de la maladie des conserves ; je suis décidé à supprimer de notre alimentation toute conserve de viande et à ne manger que du phoque et du pingouin, de l'oseille, de la choucroute, des compotes, etc. » (...)

Plus loin :

« Nous allons de mieux en mieux ; c'est décidément de la « maladie des conserves » que nous souffrions depuis plus de trois mois ! Et c'est évidemment de la même chose que Matha a été atteint en 1904 ; toutes les prétendues anémies polaires ne sont finalement que des maladies du genre scorbutique. Autrefois, lorsque les équipages se nourrissaient exclusivement de viandes salées, ils étaient atteints de la forme connue du scorbut, avec les grandes taches noires, les ulcérations des gencives, etc. ; mais tout se modifie, même les maladies et, avec les conserves modernes, le scorbut classique est remplacé maintenant par la forme bizarre dont nous avons souffert, caractérisé surtout par l'œdème des membres inférieurs et la myocardite, sans rien du côté des gencives. »

Les hommes sont épuisés mais l'expédition est un succès. Ce sont des milliers de relevés, des prélèvements, des cartes, des observations. Une terre inconnue est baptisée île de Charcot en l'honneur de son père. Un tracé de la Terre Alexandre[33] est réalisé. Le retour est décidé début 1910 après un deuxième hivernage. Et le *Pourquoi-Pas ? IV* accoste à Rouen le 5 juin 1910. Il deviendra en 1912 le premier navire-école de la Marine marchande.

Charcot va pouvoir reprendre sa vie familiale interrompue deux ans plus tôt. Une deuxième fille, Martine naîtra en 1911. Certes il continue à faire quelques relevés dans la Manche, bien proche à ses yeux, mais d'autres occupations le concernent. Ainsi va-t-il participer à la création des Eclaireurs de France, la branche protestante des scouts. Il est élu en 1913 à la présidence du Yacht Club de France. Cette société d'encouragement avait été créée par Napoléon III en 1867 pour promouvoir la navigation de plaisance. Il va faire partie de la Société de Géographie, fondée en 1821 et qui accueillit également

---

[33] Découverte en 1821 par une expédition russe, sa nature insulaire a été reconnue seulement en 1940.

Elisée Reclus ou Jules Verne. Il sera secondé par une fidèle collaboratrice pendant dix ans, Marthe Emmanuel[34], qui recevra plus tard son ultime message et qui deviendra par la suite, sa biographe.

C'est le commandant qui revient d'expédition en 1910. Mais quatre ans plus tard c'est en tant que médecin qu'il va être rappelé pour la guerre de 1914 avec le grade de Médecin de la Marine de 1ère Classe, et mission de gagner l'hôpital de Cherbourg. Il a quarante-sept ans et cela ne rentre pas dans ses plans. Il va dès lors intriguer auprès de Gallieni et cherche à se destiner à la lutte contre les sous-marins. Sa connaissance des mers polaires, le fait mettre à la disponibilité de l'Amirauté britannique qui lui confie un bateau. Puis, après une hospitalisation pour pleurésie purulente, il prend le commandement de l'un des navires armés, qu'il a imaginé, pour attirer les submersibles. Trois cargos-leurres seront construits selon ses instructions à Nantes. On accepte que

---

[34] Marthe EMMANUEL (1901-1997), fille du compositeur Maurice Emmanuel, reçut Charcot dans la propriété familiale de Montaure de l'Eure.

l'un d'entre-eux, qu'il va commander, porte le nom de sa femme, *Meg*. Ses missions seront concentrées autour de nos côtes et il en rapportera décorations et citations.

Puis la vie reprend son cours et le *Pourquoi-Pas ? IV* va remplir un certain nombre de missions en Mer du Nord ou ailleurs, tandis que l'officier de réserve monte en grade jusqu'à celui de Capitaine de Frégate en 1923 (équivalent de Lieutenant-colonel dans l'armée de terre ou l'aviation). A 58 ans il doit abandonner le poste de commandement, atteint par la limite d'âge, mais il restera à bord en tant que Chef de Mission. Et elles seront nombreuses ces missions, qui le verront cartographier le caillou Rockall, pointant ses quelques mètres carrés dangereusement, en pleine mer, au large des Hébrides. Ou bien aller vainement en 1928 au secours de l'hydravion géant Latham 47, parti secourir la mission italienne en dirigeable au-dessus du pôle. Il faut dire qu'à bord de l'avion se trouvait Roald

Amundsen[35], qui n'était pas n'importe qui parmi les explorateurs polaires. Il avait accompagné l'explorateur belge Adrien de Gerlache, lors de l'expédition antarctique en 1898, avant Charcot, donc. Et il avait été le premier en 1911 à atteindre le pôle Sud, dans une course folle contre son rival anglais Scott. Le pôle Nord viendra plus tard, qu'il atteint en dirigeable. C'est la raison pour laquelle Amundsen paraissait le plus chevronné pour rechercher Umberto Nobile à bord de l'*Italia*.

Tous ces gens ont péri malgré les efforts de Charcot. Celui-ci reste malgré tout au sommet de sa popularité. L'Académie de Marine l'accueille en 1929. En 1934 il sera fait Grand Officier de la Légion d'Honneur. Dans le cadre de l'année polaire 1932-1933 (la première avait eu lieu en 1882-1883, un demi-siècle plus tôt !), il prépare l'installation d'une base française sur la côte Est du Groenland, dans la baie du Scoresby Sund. L'une de ses supportrice (et bienfaitrice) est la navigatrice Virginie Heriot[36]. Au cours de

---

[35] Roald Engelbregt Gravning AMUNDSEN (1872-1928), norvégien. Avait démarré des études de médecine, mais qu'il n'a pas terminées, préférant se vouer tout entier à l'exploration.
[36] Virginie HERIOT (1890-1932), fille des propriétaires des Grands Magasins du Louvre. Une rencontre avec Pierre Loti va

cette mission de juillet 1932 il emmène avec lui des scientifiques dont le chirurgien Jean-Louis Faure, son confrère à l'Académie de Médecine[37].

Une autre page s'écrit avec la rencontre du jeune Paul Emile Victor (1907-1995). Ce dernier sera son protégé ; il deviendra son successeur en popularité. Paul Emile Victor (dit PEV) est né en 1907 à Genève, d'émigrés d'Europe centrale ayant brièvement transité en France. L'aventure, il la démarre chez les Eclaireurs de France. Puis délaissant la bruyère de son père qui fabrique des pipes à Saint-Claude, il décroche son diplôme d'ingénieur de la marine à Marseille, appelé par la mer. Comme de juste il fait son service dans *la Navale*, mais passe en prime son brevet de pilote d'avion. Cet homme complet va ensuite faire une licence de sciences et une autre de lettres, avant de réussir son diplôme à l'institut d'ethnographie du Trocadéro de

---

déterminer son amour pour la mer. Ancienne championne olympique de voile en 1928. A passé sa vie à promouvoir le yachting français et la marine. Surnommée *Madame de la Mer*.

[37] Marthe EMMANUEL - *Tel fut Charcot.* op. cit. p.187-188.

Paris en 1933. C'est le moment idéal, deux ans après l'exposition coloniale. L'empire français cherchant à organiser son savoir, et deux ans avant le départ pour le Brésil de Claude Lévi-Strauss. La rencontre avec Charcot se fera en 1934 et Victor obtient de partir sur le *Pourquoi-Pas ?* Afin d'être déposé avec 3 compagnons sur la côte Est du Groenland, bénéficiant des installations de l'année polaire. Pendant un an il va cohabiter avec les Eskimos (Inuits), partageant leur vie et apprenant leur langue.

La dernière aventure de Charcot sera brève : quelques jours de septembre 1936. Le Commandant Charcot repart livrer du matériel à Paul Emile Victor qui a entamé une autre mission. Après une escale à Reykjavik le 3 septembre pour réparer la chaudière, il appareille, direction Saint-Malo. Il parvient à écrire un message le 15 à son assistante à la Société de Géographie, Marthe Emmanuel, qui lui parviendra 9 jours plus tard par l'intermédiaire d'un cargo britannique : *"A 2 h du matin, c'était un cyclone ; maintenant calme plat ; nous nous disposons à partir dans la matinée après avoir reçu la météo... Nous allons partir. Que va être cette traversée ?"*[38]

Mais le temps se gâte, le baromètre descend rapidement. Le bateau est vent debout et ne progresse plus. En pleine nuit, le 16 septembre les données du compas sont ininterprétables en raison des anomalies magnétiques. Le vent force et le mât d'artimon est brisé, privant le navire de tout contact radio. Vers 5h15 le *Pourquoi-Pas ?* se fracasse sur un rocher des *Alftanes*, au large de Reykjavik sur la côte Ouest de l'Islande. La machine est à bout de souffle et le bateau est bientôt englouti. Charcot et le commandant Le Conniat resteront stoïques sur la passerelle. *« Oh les pauvres enfants »* ! sera le dernier mot de Charcot, qui périra non sans avoir libéré la mouette Rita, mascotte du navire. Il y aura 27 morts, 17 disparus et un survivant, le maître-timonier Gonidec, qui sera récupéré de justesse par deux paysans islandais. Le corps de Charcot fut rejeté par la mer quelques temps plus tard.

---

[38] http://transpolair.free.fr/index.htm

Ainsi disparaissait ce médecin, navigateur dans l'âme, qui ne se voyait pas continuer le métier de son père, au risque d'être confondu avec lui. Passeur de témoin entre Dumont d'Urville et Paul-Emile Victor, mais également Jean Malaurie[39] , Jacques-Yves Cousteau ou plus récemment, le docteur Jean-Louis Etienne. De nombreux monuments à Jean Baptiste Charcot ont été érigés, des rues, des écoles baptisées à son nom et même une aile des urgences de l'hôpital Tenon à Paris en 2006[40]. Charcot le fils, sut se créer un sillage qui lui était propre. S'évadant de la médecine mais sans la renier, continuant à la pratiquer toute sa vie. Utilisant ses connaissances scientifiques pour le domaine qu'il avait forgé à sa mesure : l'exploration polaire.

* * *

---

[39] Jean MALAURIE, *Prestige et solitude du commandant Charcot, le père fondateur des recherches polaires françaises contemporaines*, In *Neptunia*, n° 163, septembre 1986. Directeur de la Collection Terre Humaine aux éditions Plon.
[40] sous l'impulsion du docteur Dominique Meyniel (1951-2010), urgentiste, admirateur de Charcot l'explorateur. cf l'ouvrage sous la direction de D.MEYNIEL, Tenon l'hôpital de Menilmontant, Le Cherche Midi, 2008.

En passant par la Médecine, avec Jules CREVAUX (1847-1882).

Nul ne sait exactement comment est mort le docteur Jules Crevaux en mai 1882. A-t-il été mangé par les indiens d'Amazonie qui l'avaient capturé ? C'est du moins ce que racontent deux membres rescapés de son expédition. Il fut un médecin toute sa vie mais également un marin dans l'âme et surtout un explorateur. L'émoi fut grand en Amérique du Sud où il s'était fait connaître soignant les humbles et parcourant les terres connues des seuls indiens. Ce dandy venait au secours des marins argentins de Buenos Aires, à l'embouchure du Rio de la Plata sur l'Atlantique. Ou bien parcourait la Guyane, l'Amazonie et d'autres lieux, au point qu'il était surnommé le « Livingstone de l'Amérique du Sud »[1]. Son choix était singulier. A cette époque en effet les explorateurs se tournaient plus volontiers vers l'Afrique noire. Il aura le temps dans sa courte vie de monter quatre explorations. Elles suffirent pour que sa renommée parvienne jusqu'à

---

[1] Cité in Marc CHERKI : *Jules Crevaux, défricheur de l'Amazone*. Le Figaro, vendredi 11 août 2017.

Paris où il donnait des conférences à la Sorbonne et à la Société de Géographie (fondée en 1821). Si bien qu'avant 35 ans il avait déjà été décoré deux fois de la Légion d'honneur : Chevalier en 1831, puis officier trois ans plus tard, peu avant sa disparition tragique. Ses exploits, relatés dans ses différents ouvrages ont pu inspirer Jules Verne lui-même, et plus tardivement des auteurs comme Hergé *(« l'Oreille cassée », 1935)* ou encore l'ethnologue Claude Levi Strauss *(« Tristes Tropiques »,1955)*.

Lorrain, Jules Crevaux l'est assurément et le destin tragique de cette province lié à celui de l'Alsace, va le marquer toute sa vie. Jules Crevaux nait dans l'auberge familiale le 1er avril 1847 à Lorquin, à mi-chemin de Nancy et Strasbourg, dans le canton de Sarrebourg. On est dans la première moitié du XIXème siècle et Louis-Philippe gouverne encore jusqu'à la révolution qui le renversera et le fera fuir jusqu'en Angleterre l'année suivante. Un gouvernement provisoire, brisé par une réaction conservatrice, mènera au pouvoir, en décembre 1848, Louis-Napoléon Bonaparte. L'éphémère Deuxième République laissant la place trois ans plus tard au Second Empire.

La commune de Lorquin dépendait autrefois de l'ancien département de la Meurthe, qui exista entre 1790 et 1871. Cette terre aujourd'hui appartient à la Moselle. Ce village a été longtemps disputé entre l'Allemagne et la France. Ancienne colonie allemande, elle est devenue française relativement tardivement au XVIIème siècle après la guerre de Trente Ans[2]. Celle-ci a ensanglanté l'Europe centrale entre 1618 et 1648 et affaibli l'Allemagne, ce dont a profité Louis XIV. Le village de Lorquin sera de nouveau allemand de 1871 à 1918[3].

Jules n'est pas un brillant élève et ses études au collège sont médiocres. Il disait vouloir devenir tailleur de pierres. Mais à neuf ans il perd son père Nicolas Crevaux

---

[2] La Guerre de trente Ans résulte de la révolte de sujets protestants tchèques, de la maison de Habsbourg (« la défenestration de Prague »). Alliés aux états allemands protestants du Saint Empire, ils furent combattus par la maison de Habsbourg espagnole avec l'aide du Pape.

[3] Pendant la guerre de 1914, les jeunes enrôlés se sont battus du côté allemand. Pas seulement sur le front de l'Est mais également dans les Flandres et le Nord.

(1821-1856) et devient orphelin. On sait peu de choses sur sa mère, née Marguerite Pierron, originaire du village de Hesse, tout proche et qui vit encore (1825-1862). Il va être recueilli par son oncle et sa tante, qui prendront soin de lui. Un choc émotionnel se produit alors qui le mène à travailler désormais. Et il décide de devenir médecin. Il va poursuivre ses études au lycée impérial de Nancy puis entre à la Faculté de médecine de Strasbourg. Mais, âgé de vingt ans, en 1867[4] il opte pour la médecine navale et l'on retrouve Jules à Brest à l'école de médecine de la marine. Sur le site consacré à la Médecine Hospitalo-universitaire de Nancy, l'auteur Claude Perrin relate dans un article[5] :

"Ce qui l'attirait dans notre école, c'était le désir de visiter des régions peu connues, la certitude de courir le monde, les périls et les émotions de la vie de marin ; car, le danger, il l'aimait, et on peut dire que c'était son élément".

---

[4] La même année naissait Jean Baptiste Charcot.
[5] Claude PERRIN, *Jules Crevaux (1847-1882) Médecin explorateur lorrain.* http://www.professeurs-medecine-nancy.fr/Perrin3.htm.

A cette époque, encore plus qu'aujourd'hui, les explorateurs font rêver. Et chaque jeune enfant connaissait les explorations de Bougainville, autour du monde de 1766 à 1769, les voyages de James Cook dans le Pacifique de 1768 à 1779. Ou bien encore celui de Jean François de Lapérouse de 1785 à 1788, qui se termina tristement par son naufrage à Vanikoro, dans l'archipel des Îles Santa Cruz. En Mer de Corail au N-E de l'Australie. A l'époque les nouvelles tardaient à venir et le roi Louis XVI demandait encore au pied de l'échafaud « *si l'on avait des nouvelles de M. de La Pérouse* ».

Puis l'autre siècle, le XIXème, avait enflammé les esprits avec les exploits de l'allemand Alexandre Von Humboldt en Amérique du Sud (1799-1804), ou bien le voyage autour du monde de l'anglais Charles Darwin en 1831-1836, si important pour la connaissance de l'évolution des espèces. C'était également la découverte de la Terre Adélie en Antarctique, par Jules Dumont d'Urville en 1840. Ce siècle était celui des grandes expéditions et celles-ci étaient avant tout maritimes, fort bien préparées, avec une arrière-pensée militaire sinon coloniale. Jules

Verne, son aîné de 19 ans, a déjà écrit ses premiers récits fantastiques : *Cinq semaines en Ballon (1863), le Voyage au centre de la Terre(1864)*, ou encore *De la Terre à la Lune(1865)*.

Crevaux va effectuer un stage à l'hôpital maritime, puis en 1868 il embarque pour une vaste croisière qui a pour but d'aguerrir ces officiers médecins : le transport-hôpital *Cérès* le mènera au Sénégal puis aux Antilles et en Guyane. Mais la guerre de 1870 contre la Prusse, va interrompre ses études. Il s'engage comme médecin adjoint dans l'armée de la Loire, mais il est fait prisonnier avec ses blessés. Il parvient à s'évader et on le retrouve en Franche-Comté où il est blessé dans le village de Chaffois le 24 janvier 1871. Il reprend vite du service en transportant des dépêches. Son village natal étant sous domination allemande, il en fut profondément meurtri.
Sa connaissance de la langue, lui sera utile pour informer l'état-major... Gambetta lui confie près d'Orléans occupée, une mystérieuse mission. Il reviendra ensuite à Paris où il terminera ses études et passera sa thèse

en 1872. Cette dernière est consacrée à une maladie parasitaire tropicale qu'il avait observée en Guyane : *De l'hématurie chyleuse ou graisseuse des pays chauds*. Il s'agit en fait d'une filariose lymphatique parasitaire.

Jules Crevaux précédé de sa réputation a pu rencontrer à Paris Claude Bernard (1818-1878) et Paul Broca (1824-1880), ce dernier étant neurologue mais également pionnier de l'anthropologie, l'étude de l'être humain sous tous ses aspects. L'océan bientôt va rappeler celui qui demeure un explorateur d'outre-mer. C'est en tant que Médecin Major qu'il embarque sur le *Lamotte-Piquet* en janvier 1874 en direction de l'Atlantique sud. Au cours d'une escale à Dakar il va rencontrer d'autres officiers de marine, Pierre Savorgnan de Brazza (1852-1905), mais également l'enseigne de vaisseau Julien Viaud, qui sera célèbre sous le nom de Pierre Loti (1850-1923). Le frère de ce dernier, Gustave Loti, avait également été médecin de marine et avait succombé aux fièvres tropicales après avoir soigné les bagnards de Poulo Condor en Indochine. Un temps Crevaux envisage de s'installer à Buenos-Aires. Son profil est prestigieux. Il est célibataire[6], et décoré pour ses blessures à titre militaire. Il doit se défendre d'un mariage arrangé avec une héritière de la haute société portègne[7].

De retour en France en 1876, Crevaux va entamer une très brève carrière de chercheur sédentaire en devenant l'assistant du célèbre Louis-Antoine Ranvier[8], au laboratoire d'histopathologie du Collège de France. Le lyonnais Ranvier avait en effet succédé à Claude Bernard.
Mais n'y tenant plus, en décembre de la même année il embarque à nouveau pour la Guyane, en tant que « médecin de 1ère classe ». Au large de Kourou, et sur le territoire de Cayenne, les îles du Salut lui donnent l'occasion de soigner des malades de la fièvre

---

[6] Un amour déçu, en lorraine est-il à l'origine de sa volonté d'éloignement ?

[7] « habitants du port », nom donné aux habitants de Buenos-Aires. In : Francis Grandhomme, *Une figure lorraine : Jules Crevaux (1847-1882) et l'exploration de l'Amérique du Sud.* Thèse d'histoire sous la direction de Jean EL GAMMAL, Université Nancy 2, 2011, 864p. Soutenue le 28 juin 2011.

[8] Louis Antoine RANVIER (1835-1922) est connu en médecine pour la description des « nœuds de Ranvier » : zones d'interruption des gaines de myéline le long des axones.

jaune[9]. Il s'agit essentiellement du personnel pénitencier du bagne. Après la Révolution Française et surtout après l'abolition complète de l'esclavage en avril 1848, sous l'impulsion de Victor Schœlcher, ces régions ont vu leurs industries locales traditionnelles s'effondrer, faute de main d'œuvre peu couteuse. Pour pallier ce vide et éloigner un certain nombre de criminels et d'opposants politiques, furent créés les bagnes sous le Second Empire : Saint Laurent du Maroni, Cayenne et l'Île du Diable.

Crevaux débute sa première grande exploration en décembre 1876. Cette carrière d'explorateur il ne l'entame que tardivement à vingt-neuf ans. Il a obtenu un brevet pour cette mission officielle. La Guyane, dont une partie est française depuis Louis XIII[10] et surtout pour ses terres profondes, est insuffisamment connue depuis

---

[9] Le virus amaril, est transmis par un moustique. Il n'a été soupçonné qu'en 1901 et reconnu en 1927. En résulte une atteinte du foie, d'où la jaunisse et des hémorragies digestives de sang noir (« vomito negro »).
[10] 1643, fondation de Cayenne par Charles Poncet de Brétigny, Lieutenant Général de Louis XIII. Après plusieurs batailles avec les hollandais, la ville redevient française en 1676.

Paris. Il part avec deux ecclésiastiques, Monseigneur Emonet et le Père Kroenner. Sa méthode est simple : il va remonter les fleuves, et aller au-devant des indigènes qui sont installés préférentiellement sur les rives. Il veut voyager « léger », ce qui le distingue des expéditions classiques. Peu de moyens, « *deux chemises, un hamac, une moustiquaire, des vivres pour quelques jours, quelques instruments* », presque seul, peu de matériel, aucune ambition de conquête. Pour seule devise : « *Tiens bon*[11] » ! Bien souvent ses chaussures se détériorent et il continue malgré tout :

« *A une faible distance au-dessus de l'embouchure, il faudrait faire une longue route à pied ; mais cela m'est impossible, je n'ai plus de souliers. Les fils de mes chaussures s'étant pourris par la suite d'un séjour prolongé dans l'eau, les semelles se sont séparées spontanément de l'empeigne.* »[12]

---

[11] Corinne FENCHELLE CHARLOT, *Jules Crevaux, l'explorateur de l'Amazonie. De la Guyane aux Andes*, Gérard Louis, éd. 2014
[12] CREVAUX Jules, 1987, *Le mendiant de l'Eldorado : De Cayenne aux Andes (1876-1879)*, Paris, Editions Phébus, Coll. d'ailleurs.

Il fut surnommé « *l'explorateur aux pieds nus* ». Sa formation médicale sera un élément favorable dans l'aide et le soulagement qu'il pourra apporter au long de son parcours. Et même si la notion de contamination de ces populations autochtones, n'est pas toujours claire, il saura regarder et chercher à analyser toute sa vie les manifestations des différentes pathologies qu'il rencontre.

C'est en pirogue qu'il remonte le fleuve Maroni, qui sert de frontière avec la Guyane hollandaise à l'Ouest[13], jusqu'à Maripasoula, village le plus à l'ouest. Le fleuve change deux fois de nom et se nomme Itany au début de son parcours dans la région des monts Tumuc-Humac[14] au Suriname. Il va poursuivre ensuite à pied et traverse les villages des Bonis, nommés du nom de leur premier chef : ce sont d'anciens esclaves révoltés puis libérés, qui se sont regroupés le long du

---

[13] Ou Suriname, du nom de l'un des principaux fleuves qui la traverse dans le centre et l'Est.
[14] En fait cette région entre Brésil et Guyane française, ne comprend aucun relief montagneux, sauf peut-être quelques monts isolés (« inselbergs ») à proximité du tripoint Brésil-Guyane-Suriname.

fleuve. On les appelle également les « Noirs-Marrons ». Crevaux va rencontrer ici l'indigène Apatou, avec lequel il sympathisera. Ce dernier va accompagner l'explorateur dans presque tous ses voyages ultérieurs et jusqu'en France, lors de ses visites-conférences[15]. Il remonte l'Itany et arrive exténué et malade chez les Roucouyennes. Ce peuple a pour coutume de s'enduire le corps d'une substance rouge issue d'une plante : le roucou. C'est la première fois que l'on parle de cette plante, dont les vertus théra-peutiques sont encore reconnues de nos jours. Crevaux est initié à un certain nombre de rites : ainsi un futur marié est recouvert de guêpes et de fourmis et doit supporter stoïquement les innombrables piqûres...

Il repart ensuite vers l'Amazone et gagne enfin Belem au Brésil, deux mois plus tard. Il a parcouru un millier de kilomètres dans des contrées qui n'avaient jamais été cartographiées. Pratiquement seul, souvent pieds nus, il parvient dans un état physique déplorable et un aspect qui évoque plutôt

---

[15] Apatou accompagnera le successeur de Crevaux, Henri Coudreau. Un village nommé Apatou existe aujourd'hui près de Saint-Laurent du Maroni.

celui d'un vagabond ou un évadé du bagne et le vice-consul et l'évêque le congédient. Heureusement un capitaine français va lui offrir son billet de retour. Il fera son rapport au retour à la Société de géographie le 17 avril 1878. Cet exploit lui fera décerner l'ordre de chevalier de la légion d'honneur. Il n'a que 31 ans.

Jules Crevaux reste fidèle à sa foi catholique :
« *Après le repas, Indiens et Noirs, qui sont devenus les meilleurs amis du monde, parlent avec volubilité. Apatou leur ayant dit que j'étais médecin des Blanc, ils pensent que je dois être comme leurs piays* [16] *très au courant des affaires de religion. Ils sont saisis d'admiration et d'enthousiasme lorsque je leur apprends qu'il n'y a qu'un seul Dieu pour les Blancs, les Noirs et les Indiens. Se donnant la main comme des frères, ils dansent autour d'une croix que Mgr Emonet a élevée il y a deux ans...*»[17].

---

[16] Médecin-guérisseur (Chamane)
[17] CREVAUX Jules, 1987, *Le mendiant de l'Eldorado : De Cayenne aux Andes (1876-1879)* op. cit.

Dès sa deuxième mission Crevaux va bénéficier du soutien de Jules Ferry. Ce dernier, député de la Seine, puis des Vosges et opposant au Second Empire, fut un temps membre du gouvernement de la Défense Nationale. Puis à la chute d'Adolphe Thiers en 1873, devint chef de l'opposition républicaine au gouvernement royaliste de Mac-Mahon jusqu'au remplacement de ce dernier par Jules Grévy en janvier 1879. C'est pendant cette période que Crevaux va être encouragé également par Grévy. Ce dernier a déjà une idée du rôle de la présence française pour l'enseignement de ces territoires lointains. Il lui demande également de rapporter des informations de toutes sortes et des objets : ceux-ci seront le point de départ de la collection du futur musée ethnographique[18].

Jules Crevaux va remonter l'Oyapock, à l'Est de la Guyane, à partir d'août 1878. C'est un fleuve qui sépare la Guyane du Brésil. Il traverse des contrées de forêt amazonienne

---

[18] Les collections passeront au Musée de l'Homme, puis au musée du Quai Branly.

hostile, parcourt encore une fois les monts Tumuc-Humac et, retournant vers l'Est, parvient jusqu'à Belem sur la rive Nord du Brésil, où cette fois, sa renommée le précédant, il sera mieux accueilli. Remontant ensuite l'Amazone en bateau, il poursuivra à pied, sur des radeaux de fortune ou en pirogue taillée dans un tronc d'arbre, dans un grand voyage circulaire jusqu'en Colombie avant de revenir vers le Parou, affluent de l'Amazone, après un périple de six mille kilomètres. Crevaux va au contact des populations locales, il assimile leur langage, étudie leurs rites, leurs coutumes, ethnologue et anthropologue avant l'heure. Il ne néglige pas le progrès scientifique, utilisant au besoin un podomètre, nouvellement inventé, pour compter le nombre de ses pas. De même il semble que c'est au cours de cette deuxième expédition qu'il va emporter un lourd matériel photographique.

En chemin il rencontre un groupe de femmes qui paraissent autonomes. Il croit reconnaître la description des Amazones, femmes guerrières, faite par un des premiers conquistadors, Francisco Orellana, et qui fut à

l'origine de bien des fantasmes... De cette
« *rivière des Amazones* » est resté le nom du
fleuve et de toute la région. En fait Crevaux
reconnait qu'il s'agit simplement de femmes
répudiées par leur village et réduites à se
défendre collectivement.

Il rédige ses carnets de voyage qui
seront publiés ensuite et utilisés lors de ses
conférences. Il commande des gravures à
Edouard Riou, qui est également l'illustrateur
de Jules Verne depuis 1861. Certains articles
sont publiés dans la revue, célèbre à l'époque,
« *le Tour du Monde* » et qui emmenait la
France entière dans des voyages lointains.
D'ailleurs Jules Verne ne paraît pas ignorer les
exploits de Crevaux. Voyageur immobile, ses
livres   sont issus tout droit des récits
d'aventuriers tels que Crevaux. « *La Jangada,
huit cents lieues sur l'Amazone* », paraîtra en
1881. Les péripéties qui y sont relatées ne
sont pas sans analogie avec les voyages de
celui-ci.

Sa formation médicale lui permet de
comprendre l'intérêt de certaines préparations indigènes. Il va ainsi échanger contre
une hache et une pièce de cinq francs, le

secret d'un poison paralysant ses ennemis et qui va se révéler être une forme du curare[19].

Ses visites sur les pentes des monts Tumuc-Humac lui font rechercher l'emplacement de l'« Eldorado », contrée mythique supposée receler de l'or en grande quantité. Les conquistadors avant lui en avaient rêvé sans le trouver, autrement que dans les riches objets des Incas ou des Chibchas dans l'actuelle Colombie. Le mythe de cités couvertes d'or était resté très vif jusqu'au XVIIIème siècle et l'on espérait toujours les trouver entre Orénoque et Amazone. Mais depuis Humboldt, personne n'y croyait plus. Seuls quelques roches miroitantes au soleil, du fait de la présence de mica, sont présentes... Au passage Crevaux donne le nom de Mont Lorquin, comme sa ville natale, à l'un des sommets.

Au retour, la société de Géographie lui décerne pour son rapport en 1880 sa Grande Médaille d'or. Sa notoriété est favorisée par les politiques, heureux de restituer à La France un peu de grandeur après la défaite de 1870. Et aussi de promouvoir une certaine

---

[19] Celui-ci recevra son nom : Strychnos Crevauxii.

« expansion civilisatrice » en Amérique du Sud, détournant ainsi le regard des entreprises colonisatrices d'Afrique. Même l'Allemagne le soutient, en le laissant volontiers séjourner à Lorquin (devenu Lörchingen), pour soigner les effets de ses fièvres tropicales.

En 1881 il se porte sur l'Orénoque, fleuve qui traverse le Venezuela, à l'Ouest de la Guyane. Il part avec Apatou mais également son ami le pharmacien de la Marine Eugène Le Janne et le matelot François Burban. Il traverse la Colombie par son fleuve le plus important le Rio Magdalena, puis franchit la Cordillère des Andes et regagne ensuite son point de départ par le Rio Guaviare sur un radeau de balsa, après un nouveau périple de 3400 kilomètres. Cette exploration aura son lot de drames, comme chacune d'entre elles : Apatou est sauvé in extrémis de la morsure d'un crocodile, grâce à un coup de fusil. Mais malheureusement Burban meurt d'une gangrène infectée à la jambe, après une piqure venimeuse de raie.

« François Burban est mort en véritable marin, au milieu de la tempête. Il n'est pas moins glorieux de succomber sur une pirogue

que sur un vaisseau de haut bord. Il meurt presque arrivé au port, d'une chose insignifiante en apparence, après avoir échappé à de terribles dangers. C'est navrant ! La gorge se serre, l'œil devient humide à cette pensée »[20].

L'exploration lui fait découvrir de nombreuses coutumes et il continue sa collecte :

« Dans l'habitation je remarque quatre jolies femmes qui me donnent chacune une mèche de leurs jolis cheveux noirs pour ma collection anthropologique...

......Jamais je n'ai marché avec pareil entrain : je cours, je vole à travers la boue qui m'éclabousse des pieds à la tête ....

......Ces herbes mouillées, repliées de chaque côté, se rejoignent bientôt. Nous sommes trempés jusqu'à mi-cuisse. J'aime à marcher dans la rosée, son frais contact me délasse.....

.....Désireux de satisfaire au vœu d'un mourant, je lui jette quelques gouttes d'eau sur la tête et le baptise suivant la formule de la religion

---

[20] CREVAUX Jules, 1989, *En radeau sur l'Orénoque : Des Andes aux bouches du Grand Fleuve (1881- 1882)*, Paris, Editions Phébus, Coll. d'ailleurs

catholique.....
....Je suis obligé de tirer quelques bouffées à
chacune des longues cigarettes qui me sont
successivement présentées. (...) J'observe que
cette pratique pourrait avoir de graves
inconvénients au point de vue de la
transmission de certaines maladies...... » (id.).

L'été 1881 il a le projet de se marier avec une certaine Aline L. originaire d'un village près d'Epinal, mais la famille de la jeune fille s'y oppose. Crevaux repart une nouvelle fois en novembre 1881. Peu de temps avant, la belle Aline s'est vue mariée à un meilleur parti. Et Jules a vu rejetée sa demande de nomination à la Faculté de Nancy... Il ne sait pas que cette expédition sera la dernière. Il veut cette fois-ci explorer une zone centrale entre Bolivie, Brésil, Paraguay, et Argentine : le Gran Chaco. Le Rio Pilcomayo qui traverse cette zone pourrait être d'un intérêt économique majeur. Il s'adjoint l'astronome Louis Billet, chargé de la partie scientifique, le médecin Bayol et le peintre Auguste Ringel. Fin 1881 ils partent pour la Bolivie. En avril 1882 le groupe se sépare et Crevaux prenant quelques hommes avec lui, descend le Rio Pilcomayo. Il traverse le territoire des indiens Tobas. Ce nom qui signifie « grand front » leur avait été donné par les conquistadores car ces indigènes se rasaient le front.

« Quant aux victimes, les Indiens s'empressèrent de les découper en morceaux, chaque guerrier ayant pris part à la tuerie en remportant un dans sa case en guise de trophée. Les Tobas en effet n'ensevelissent pas leurs ennemis tués. Ils taillent des coupes dans les crânes de ces derniers afin d'y déguster ensemble l'alaka *(boisson fermentée qui coule en abondance à l'occasion des fêtes). Quant aux femmes, elles ramassent les vertèbres qui jonchent le sol après que les cadavres ont été proprement découpés, et s'en font des ceintures dont le bruissement accompagne leurs chants et leurs danses. »*[21]

Jules Crevaux a changé. A son enthousiasme pétri d'humanisme, fait place peu à peu une sorte de désillusion et d'attrait pour la mort. La collection d'éléments botaniques ou géographiques le passionne moins et il se tourne vers la collecte d'objets morbides, tels

---

[21] CREVAUX Jules, 1987, *Le mendiant de l'Eldorado* op. cit. P.404.

des crânes humains. Au besoin en profanant des tombes indigènes. On le dit moins attiré par la découverte. L'enjeu pour la France est moins important. Son « pouvoir » de médecin n'attire plus. Les indiens convertis, restent superstitieux. Et les aventuriers ne sont plus des civilisateurs respectables, mais de vils trafiquants. L'expédition est attaquée et capturée par les indiens. Mais deux membres parviennent à s'échapper, qui raconteront plus tard que Crevaux et deux autres compagnons avaient été tués et dévorés par les Tobas. C'était en mai 1882 et Jules Crevaux était âgé de 35 ans.

Au total ce sont cinq expéditions que Crevaux avait effectuées. (Les quatre premières avec Apatou):

Maroni-Jary	(1876-1877)
Oyapock-Parou	(1878-1879)
Iça-Japura	(1879)
Magdalena-Guaviare	(1881-1882)
Pilcomayo	(1882)

Nul n'a su exactement ce qu'il était advenu de Crevaux. S'agit-il d'une « spirale tragique » dans laquelle l'explorateur, revenu de tout, s'est engagé plus ou moins consciemment [22]? Des journalistes contemporains ont souligné le manque de préparation de cette dernière aventure[23]. Jules Verne saura lui rendre hommage en citant le nom de l'explorateur dans son roman de 1898 : « *Superbe Orénoque* ». Est-on autorisé à oser un parallèle avec la disparition équivoque, trente-sept ans plus tard (en 1919) de Victor Segalen ? Cet autre médecin de marine, écrivain-voyageur[24]. On découvrira ce dernier en forêt de Huelgoat, à quarante et un an, vidé de son sang par une plaie à l'artère tibiale. Accident devenu suicide ? Cela clôturait une longue chute morale et cinq années de neurasthénie.

Peut-on faire confiance aux récits des membres de l'expédition de Jules Crevaux qui ont pu témoigner ? Francis Grandhomme, qui

---

[22] Emmanuel LEZY, *Jules Crevaux, l'explorateur aux pieds nus . Un mythe géographique amazonien* , EchoGéo [En ligne], 7 | 2008, mis en ligne le 17 décembre 2008. URL : http://echogeo.revues.org/9983 ; DOI : 10.4000/echogeo.9983
[23] « *le docteur Crevaux n'a peut-être pas montré en cette circonstance toute la [...] circonspection qu'il aurait dû observer* », lit-on le 29 août 1882 dans *Le Petit Républicain de l'Est*.
[24] Laurent MARECHAUX *Ecrivains Voyageurs, ces vagabonds qui disent le monde*, Arthaud Poche, 2017.

a fait un doctorat d'histoire sur l'explorateur, n'en est pas convaincu : « *Le mystère demeure sur les circonstances de sa mort et l'identité des meurtriers et le témoignage des survivants peut être mis en doute* »[25] écrit-il dans un ouvrage à paraître. Dans l'article du Figaro déjà cité, Marc Cherki[26] relate également l'avis d'une anthropologue bolivienne, Isabelle Combès : « *A cette époque, c'était un peu le Far West dans cette région du monde. Les colonisateurs, qui n'avaient pas accès à la main d'œuvre indienne et les missionnaires franciscains, se détestaient* ». La chercheuse combat l'idée que les Tombas ont été incités à attaquer l'expédition. Elle souligne « *qu'ils n'ont jamais été cannibales* » et de plus que le témoignage de l'explorateur français Emile Arthur Thouar, qui rechercha les traces de l'expédition perdue, n'est pas fiable. Cependant ce dernier avait retrouvé la trace de l'expédition et rapporté les jumelles de Crevaux et sa trousse de chirurgien frappée de ses initiales J.C...

---

[25] Francis GRANDHOMME, *Jules Crevaux et l'exploration de l'Amérique du Sud (1847-1882* , Les Indes savantes. A paraître.
[26] Le Figaro, vendredi 11 août 2017.

Jules Crevaux, très célèbre durant son existence a été occulté après la guerre de 1914 et l'arrivée de nouveaux héros martyrs. De plus, la condamnation du colonialisme a été pour beaucoup dans l'oubli relatif où il se trouvait. Mais la fin du XXème siècle, avec le renouveau d'intérêt pour l'exploration et l'histoire individuelle, l'a fait redécouvrir. De nombreux ouvrages et articles ont été publiés à son sujet. L'écrivain Mathias Enard l'évoque lors d'un colloque au festival « Etonnants voyageurs » à Saint-Malo en 2005[27]. Des traces de son passage subsistent sur le Maroni (une bibliothèque dans le village d'Apatou). Une rue du XVIème arron-dissement de Paris, porte son nom, ainsi qu'une autre à Nancy. Un buste surmonte aujourd'hui un haut monument à la gloire de Jules Crevaux, dans le jardin botanique de la ville de Nancy (le jardin Alexandre Godron). Figurent sur les faces, la liste des explorations de ce personnage passionné.

* * *

---

[27] Mathias ENARD *Remonter l'Orénoque*, Acte Sud, 2005.

Elie FAURE (1873-1937) ou l'Art Médecin

Le docteur Elie Faure s'est fait connaître par l'importante somme que constitue son *Histoire de l'Art*, publiée entre 1909 et 1923. Pourtant il n'abandonna jamais son activité de médecin. Son destin est fascinant, tout inscrit depuis la fin de la Belle Epoque (aux environs de 1914) jusqu'à la guerre civile espagnole (1936). Cette période a traversé la première Guerre Mondiale, puis la grande dépression mettant fin aux Années folles et a découvert la montée des fascismes. Période cependant riche en développements artistiques, débuts également de l'ère cinématographique commerciale et marquée par des réalisations architecturales innovantes. Il s'empara en profane de l'art et se mit à en parler, à discourir, à faire des conférences ayant un but d'enseignement. Puis naturellement à écrire des livres. Tout son art est dans ce verbe, dans ce logos. Il triture les mots, utilise des métaphores et bâtit des analogies qui se moquent des repères historiques ou géographiques. Autodidacte de l'histoire de l'art, ce n'est pas un historien. Plutôt un critique d'art. Le premier ? Peut-être que non si l'on veut bien se souvenir qu'un Diderot, qu'un Baudelaire ont fait de même au travers de leurs « salons ». Il est d'autres rapprochements que l'on peut faire.

D'abord, dans cette démarche humaniste, dans ce souci pédagogique, c'est au personnage de l'américain Albert Barnes que l'on songe, son presque exact contemporain (Faure avait un an de moins). Celui-ci également se jouait du classement scientifique et chronologique des œuvres. Ce médecin autodidacte en art portait un regard d'ensemble depuis les œuvres préhistoriques jusqu'aux derniers contemporains, Faure et Barnes ont fait preuve de pédagogie en tentant de transmettre leur amour du Beau aux plus défavorisés, sans tenir compte des jugements des « professionnels de l'art ». Pour cela tous deux ont été critiqués. Mais on peut également évoquer André Malraux, qui suivra l'exemple de Faure en s'emparant de la matière artistique pour en faire une véritable œuvre littéraire, bien loin des ouvrages purement descriptifs et des recensements scientifiques des auteurs universitaires.

Elie Faure est né en 1873 sur la rive sud de la Dordogne, à Sainte-Foy la Grande, entre Bergerac et Libourne. A cinq lieues de là, sur la rive nord se trouve le domaine de Montaigne. Cette bastide fut fondée au XIIIème siècle par Alphonse de Poitiers, frère de Saint Louis, en partage avec l'abbaye Sainte-Foy de Conques. Les reliques de la petite martyre d'Agen, avaient fait l'objet d'une *translation furtive* au IXème siècle. Sainte-Foy la Grande faisait alors partie du diocèse d'Agen. Puis elle ne tarda pas à entrer dans le giron des anglais après le traité de Brétigny, signé près de Chartres en 1360 par Edouard III d'Angleterre, mettant fin à quatre années de captivité du roi Jean le Bon, contre rançon. Il fallut attendre la bataille de Castillon en 1453, non loin de Sainte-Foy la Grande, pour mettre fin à la domination anglaise. Dès lors et malgré ses origines très catholiques, Sainte-Foy se tourna vers la religion réformée et devint un fief de huguenots.

Cette petite ville de 3500 âmes au moment où vient au monde Elie Faure, a pourtant vu naître bon nombre de personnages célèbres : bien entendu la lignée des Reclus, avec surtout Elie et Elisée : des enragés, des protestataires opposés à toute forme d'autorité et en premier lieu à celle de la religion de leur père. Elie Faure conservera toujours l'esprit anarchiste de ses oncles Reclus et restera très attaché à eux.

Elie n'a pas connu ses grands-parents Faure, mais il va porter loin cette lignée, qui comporte déjà son frère Jean-Louis, le chirurgien. Lui-même, Elie, sera médecin, mais également embaumeur, humaniste engagé et critique d'art. Sa ville est également la ville natale du chirurgien Paul Broca (1824-1880), fils de chirurgien des armées impériales, comme Nerval. Broca a laissé son nom à une forme particulière d'atteinte cérébrale avec aphasie. Un hôpital du XIIIème arrondissement de Paris a porté son nom. Ceci sous l'influence du docteur Samuel Pozzi, autre chirurgien célèbre de l'ancien « hôpital de Lourcines », qui a intrigué pour donner le nom de son Maître *Broca* à ce lieu. Le successeur de Pozzi sera Robert Proust, plus célèbre à l'époque comme chirurgien que son grand frère Marcel, celui qui était maladif et qui ne travaillait pas, au grand désespoir de son père, le Professeur Adrien Proust...

Les Faure provenaient du hameau *Les Laurents*, proche de Sainte-Foy. Le père, Pierre Faure (1834-1910) avait été clerc de notaire, puis marchand de biens. Il avait acheté le vignoble de Bellefont-Belcier, à Saint-Emillion, aujourd'hui classé « Grand Cru ». Elie Faure adorait son père, qui était un homme bon et simple. *« Les deux pieds d'aplomb au sol mais l'âme d'un saint et d'un roi »* (Les Constructeurs).

C'est par sa mère Zéline (1836-1911) qu'il faisait partie des Reclus et cette famille, issue de cultivateurs, était ancrée depuis le XIIIème siècle au moins, dans le hameau du *Fleix* au nord de Sainte-Foy. Jacques le père de Zéline Reclus, après des études à Bordeaux, était devenu bibliothécaire du duc Decazes, cousin maternel par alliance, ministre de Louis XVIII et qui est à l'origine de l'exploitation minière de Decazeville en Aveyron. Jacques Reclus (1796-1882), étudie ensuite à Montauban, à la Faculté de théologie protestante, puis devient pasteur. Mais cet esprit intransigeant ne souffrait aucune aliénation. En 1831 après 10 ans de ministère il démissionna pour devenir pasteur dissident, refusant l'argent de l'église réformée. Il assurera désormais la responsabilité d'une communauté protestante libre à Castebarbe, près d'Orthez, en Béarn. Après les deux premiers frères Elie et Elisée, nés à Saint-Foy-la-Grande, Zéline naîtra à Orthez.

Le pasteur Jacques Reclus et son épouse Marguerite Zéline Trigant-Marquey eurent 14 enfants dont 3 moururent en bas-âge. Zéline Reclus, leur fille eut 5 sœurs. La famille était pauvre et malgré 17 grossesses, la frêle Marguerite donnait des cours à des pensionnaires protestantes venues d'Allemagne ou d'Autriche. Zéline elle-même a été confiée à une tante, Madame Chaucherie, sœur de sa mère Marguerite, qui l'adopta. Cette famille eut plusieurs enfants illustres : une nièce du pasteur Jacques, Pauline Reclus (1838-1925) mariée Kergomard, fut la première femme à s'occuper au gouvernement, des écoles maternelles.

Le premier garçon était Elie Reclus (1827-1904), qui fut également pasteur, mais brièvement. Il démissionna en effet pour devenir journaliste et militant socialiste. Il eut le Duc Decazes pour parrain. Il fut un temps directeur de la Bibliothèque Nationale pendant la Commune[1], puis dut s'enfuir à Zurich. On le retrouvera ensuite professeur d'ethnographie et d'histoire des religions à l'Université libre de Bruxelles. Il épousa sa cousine germaine Noémie Reclus (1828-1905) qui organisa pendant la Commune l'enseignement pour les filles.

« Dire qu'Elie Reclus est l'homme que j'ai le plus aimé est insuffisant. Je l'ai adoré. Et il a eu sur mon développement la plus décisive influence (...) L'intelligence et la bonté ruisselaient de lui comme deux sources égales, de même transparence et de même débit. Son pessimisme radical, en le débarrassant du souci

---

[1] La Commune de Paris est une période insurrectionnelle qui dura du 18 mai 1871 à la « semaine sanglante » du 21 au 28 mai 1871. Les révoltés issus des quartiers ouvriers parisiens étaient opposés aux conservateurs repliés à Versailles. Elle est en partie une réaction à la défaite de la guerre de 1870 dans laquelle les insurgés, appelés également « fédérés », considéraient qu'ils n'avaient pas démérité et n'acceptaient pas l'armistice.

toujours tyrannique et parfois impitoyable, d'établir immédiatement dans le monde la justice et la vérité, l'avait livré tout entier à sa véritable nature, qui était toute d'amour ».
(Elie Faure « *Le Phare et l'Astre* » 1927)

Puis il y avait Elisée (1830-1905), peut-être le plus célèbre des frères Reclus, mais dont Elie Faure redoutait un peu le caractère très dogmatique et idéaliste. Il était déterminé et très puritain, bien qu'ayant également abandonné la foi. Géographe mais également militant anarchiste. Les Versaillais l'avaient capturé et lui promettaient la déportation. Sa réputation déjà grande en 1871, lui valut d'être finalement banni pour 10 ans et il partit aussi pour la Suisse. Il enseigna ensuite la géographie comme son frère Elie, à Bruxelles.

Onésime (1837-1916) le suivant, était également géographe. Et Elie Faure l'aimait beaucoup. Onésime eut un fils, Maurice Reclus, qui fut journaliste et ami de Péguy, au journal *le Temps* et opposé aux idées de la famille. Il fut également Conseiller d'Etat et resta très proche de son oncle Elie Faure malgré son conservatisme.

Armand Reclus (1843-1927), était ingénieur et officier de marine. Il supervisa le chantier du canal à Panama. Il était peut-être plus distant que ses autres frères et moins anarchiste mais son l'intelligence séduisait Elie Faure.

Le dernier était Paul Reclus (1847-1914) qui est devenu un chirurgien parisien installé. Comme ses frères il avait participé à la Commune et s'était fait prendre avec son frère Elisée. Il a très directement aidé Jean Louis et Elie Faure dans leur carrière médicale, mais malgré cela, n'a jamais vraiment séduit ce dernier. C'était surtout un chef d'équipe plutôt qu'un grand opérateur et il est symptomatique qu'il travailla beaucoup sur des interventions brèves et superficielles[2], ce qui lui fit développer les possibilités de l'anesthésie locale à la cocaïne. Il fut tout de même élu à l'Académie de médecine en 1895 et Professeur à la Faculté en 1904. Paul Reclus restera attaché au Béarn et sera maire d'Orion (alors dans les Basses-Pyrénées), ainsi que Conseiller général pour le canton de Salies de Béarn de 1897 à sa mort.

---

[2] C'est-à-dire de la peau ou des tissus sous-jacents.

Elie Faure est le troisième fils du couple formé par Zéline Reclus et Pierre Faure. Pierre, fils de vigneron, était encore clerc de notaire de l'oncle Chaucherie. Elie Faure eut son oncle Elie Reclus comme parrain, tout comme ce dernier avait eu le duc Elie Decazes. Les familles protestantes aimaient choisir un nom biblique pour leurs enfants. Ses deux frères ainés Léonce et Jean Louis avaient respectivement 12 ans et 10 ans de plus que lui. Les parents d'Elie étaient toujours hébergés chez Madame Chaucherie, qui avait élevé durement sa nièce. Les deux premiers enfants étaient nés. Lorsqu'Elie vint au monde, une dispute provoqua le déménagement de Pierre et Zéline. Parlant de ses frères, Elie disait : « *ils étaient les enfants de la sécurité alors que moi de la révolte* ».
Léonce, le premier fils s'orienta vers l'agriculture, domaine qui intéressa Elie pendant quelques temps. Mais le deuxième s'orienta vers la médecine, et c'est cette orientation qui l'emporta également chez Elie. Léonce Faure (1861-1909) fut responsable de l'amélioration agricole en tant qu'Inspecteur

général et fonda en 1919 ce qui devait devenir le Génie Rural. Jean-Louis Faure (1863-1944) devint un brillant chirurgien qui domina son domaine pendant un demi-siècle. Il fit le lien au cours de sa carrière médicale entre le Professeur Broca et le Professeur Robert Proust, frère de l'écrivain Marcel Proust.

Au plan professionnel les deux frères Jean-Louis et Elie Faure doivent beaucoup dans leur orientation à l'oncle Paul Reclus. Mais leur installation à Paris se fait sous la protection d'un autre natif de la Sainte-Foy la Grande : Paul Broca. Il existe une quasi filiation entre Paul Broca, son successeur Samuel Pozzi, né à Bergerac, également en Dordogne, et Jean-Louis Faure.
Paul Broca (1824-1880) était avant tout un anatomiste. A cette époque les chirurgiens n'avaient à opposer à la maladie que leurs mains, mais avec la connaissance de plus en plus grande des mécanismes physiologiques du corps humain, que leur avaient apportées, après le siècle des lumières, la formidable révolution scientifique tout autant qu'industrielle du XIXème siècle. Les

médicaments n'existaient pratiquement pas, mais l'empirisme avait cédé le pas, sous l'influence de Claude Bernard, à l'étude systématique. Il faut lire le récit de l'ablation d'une tumeur du cou chez un jeune homme et sans aucune anesthésie, éprouvante autant pour le sujet, que pour le chirurgien[3] :

« Broca, ordinairement pâle, était rouge des efforts qu'il lui fallait faire, la sueur coulait de son front à larges gouttes qui lui roulaient sur le visage et de temps en temps, prenant par-dessous son tablier d'hôpital avec ses deux mains ensanglantées, il s'essuyait à pleine figure.

- va mon garçon, cela avance, faisait-il, essayant de soutenir par une parole encourageante les forces du petit malade... »

Paul Broca est né dans ce milieu protestant très proche de celui des familles Reclus et Faure. Fils d'un chirurgien des armées impériales, sa mère était elle-même fille d'un pasteur protestant, qui avait été maire de Bordeaux sous la Révolution. Paul Broca brûla les étapes et devint Chirurgien des hôpitaux

---

[3] La Chronique Médicale, 1895. In Jacques Borgé et Nicolas Viasnoff, *Une opération avant l'anesthésie*, Archives des médecins, Editions de Lodi, 2002, p.111.

de Paris et Professeur agrégé à 28 ans[4]. Il s'intéressa à des domaines très divers allant de l'hypnose à la neuroanatomie, laissant son nom à une forme particulière d'atteinte cérébrale avec aphasie. L'anthropologie était également son domaine, tant l'étude de l'être humain dans sa particularité intime, mais également dans son groupe social, était la passion de ces humanistes médecins. Sa courte carrière, il est mort d'une rupture d'anévrysme à 56 ans, lui permit malgré tout, de devenir brièvement député de la Dordogne.

Samuel Pozzi (1846-1918), était né à Bergerac en Dordogne. A cette époque les relations personnelles décidaient de tout. Mais la valeur du personnage lui permit d'aller loin. Également fils de pasteur, Pozzi fit ses études à Pau et à Bordeaux. Les ancêtres les plus lointains venaient d'Italie. Sa mère Inès Escot Meson, est décédée de la tuberculose alors qu'il avait dix ans. Son père se remaria avec une anglaise, Mary Anne

---

[4] Pendant quelques temps l'on vit le vieux chirurgien militaire accompagner son fils dans ses interventions à l'hôpital, comme le plus fidèle de ses élèves.

Kempe, ce qui lui permit d'apprendre cette langue et plus tard, d'étudier à Edimbourg, auprès du chirurgien Joseph Lister, promoteur de l'antisepsie[5] suite aux travaux de Pasteur. La langue anglaise lui ouvrit ensuite l'accès à une clientèle très étendue et cosmopolite. C'était un opérateur brillant, qui avait décidé de son orientation sur les champs de bataille de la guerre de 1870. Il fut l'élève préféré de Paul Broca à l'hôpital de la Pitié, alors situé rue Lacépède. Il s'intéressa à de nombreux domaines de la chirurgie de l'intestin, de la vessie, des voies biliaires. Il introduisit les travaux du lyonnais Alexis Carrel, pionnier de la chirurgie des vaisseaux et des transplantations d'organes, qui était né la même année qu'Elie Faure. Un riche mariage avec une héritière lyonnaise, Thérèse Loth Cazalis[6] lui permit d'allier sa pratique du matin à l'hôpital, avec une belle clientèle

---

[5] L'antisepsie consiste à détruire les microbes dans l'environnement opératoire. Introduite en France par Just Lucas-Championnière en 1874. L'asepsie vise à éviter la contamination avant qu'elle ne se produise.
[6] Parente du docteur Henri Cazalis (1840-1909) a été médecin et fit une carrière de poète. On le classe dans les symbolistes. La *Danse macabre* de Camille Saint-Saëns est basée sur l'un de ses poèmes.

privée. Ils s'installèrent dans l'hôtel de Latour-Maubourg, au numéro 10 Place Vendôme à Paris. Celle-ci était alors, avec la rue de La Paix dans son prolongement, le centre de la bourgeoisie chic et de l'élégance, avec notamment de nombreuses maisons de couture et de modistes.

Samuel Pozzi fut nommé à l'hôpital de Lourcine en 1883, situé rue Pascal dans le XIIIème arrondissement de Paris. Cet hôpital avait été inauguré en 1836 sur les ruines d'un ancien couvent, puis d'un refuge lors de l'épidémie de choléra en 1832. Destiné aux maladies vénériennes de la femme, Samuel Pozzi le transforma progressivement en un grand centre de gynécologie et sous son impulsion, l'hôpital prit le nom de Broca. Pozzi devint le premier titulaire d'une chaire de clinique gynécologique. A cette époque, cette spécialité était presque exclusivement chirurgicale. Ce site fut l'un des plus renommé dans cette pratique pendant un siècle avant son changement de destination. Il faut dire qu'il arrivait à un moment favorable dans l'histoire de la chirurgie. Le Professeur Antonin Gosset, dans un intéressant livre-souvenirs décrit ceci :

« A partir de 1889, année ou l'asepsie fut définitivement réalisée de façon mathématique, grâce à l'emploi de la vapeur sous pression pour stériliser le matériel chirurgical, on peut dire que tout fut permis à l'esprit d'invention des chirurgiens. Grâce à la nouvelle méthode il devenait possible de rendre bénignes des opérations qui n'avaient jamais cessé d'être pratiquées, comme les amputations par exemple, mais qui, malgré l'antisepsie avaient conservé une réelle gravité. Il fut également possible de reprendre un certain nombre d'opérations oubliées ou délaissées, parce que trop graves. Enfin les chirurgiens purent innover et inventer une série d'opérations nouvelles, plus satisfaisantes les unes que les autres »[7].

Chirurgien mondain, brillant en société, Samuel Pozzi connaissait le Tout-Paris des aristocrates et a opéré une bonne partie de l'Europe bourgeoise et couronnée. Il connaissait Robert de Montesquiou et était un familier du docteur Adrien Proust, spécialisé dans l'épidémiologie et père de Robert et de

---

[7] Professeur Gosset *Chirurgie, Chirurgiens,* Gallimard, 1941.

Marcel. C'est lui qui fournit à Marcel son certificat afin de ne pas être engagé au front en 1914. Ami des peintres et des musiciens, il était fier de son image et très coquet. Un Boni de Castellane[8] né vingt ans plus tard voudra lui ressembler. Le peintre John Singer-Sargent fit de Pozzi un portrait en pied, vêtu d'une flamboyante robe de chambre garance. Amateur d'art cultivé, il faisait décorer son service de tableaux des maîtres, car « *le Beau participe à la guérison* ». Ses conquêtes le surnommaient « *l'Amour médecin* » ou bien encore « *docteur Dieu* ». Il eut d'ailleurs Sarah Bernhardt comme maîtresse. Claude Bourdet son petit-fils raconte :

"Un jour, juste avant la Première Guerre mondiale, je sortais de l'immeuble où mon grand-père a vécu et où il avait ses salles de consultation, sur l'avenue d'Iéna. Il y avait une voiture qui descendait l'avenue et il me semblait être une voiture électrique car j'étais, je me souviens, frappé par le fait que je n'y avais pas vu un cheval. J'avais quatre ou cinq

---

[8] Boni de CASTELLANE (1867-1932), descendant par sa grand-mère des TALLEYRAND-PERIGORD, célèbre dandy parisien de la fin du XIXème siècle. Avait épousé la richissime américaine Anna GOULD, fille de Jay GOULD, magnat des chemins de fers américains.

ans (...) Mon grand-père, que nous n'avions pas trouvé à la maison, sauta hors de la voiture et me prit dans ses bras tendrement, comme il l'a toujours fait. Ma gouvernante restée sur le trottoir nous regardait. Puis mon grand-père m'a jeté, ni plus ni moins, dans la voiture où je disparus dans une montagne de soie et de plumes qui me couvrit de baisers.

Mes souvenirs de cet événement sont absolument agréables, mais il y avait plus à venir : mon grand-père me reprit dans ses bras et m'a redonné à ma gouvernante, en prononçant ces paroles que je n'ai jamais oubliées, probablement parce qu'on me les a répétées une centaine de fois depuis : "Tu viens d'embrasser Mme Sarah Bernhardt".

Mais la vie est cruelle et c'est lui qui dut l'opérer en 1898, lorsqu'elle souffrit d'un volumineux kyste de l'ovaire. En février 1915 c'est lui également qui supervisera l'amputation de Sarah Bernhardt, réalisée pour juguler la progression de la tuberculose ostéoarticulaire de son genou droit.

Grand voyageur, Pozzi a tenu à visiter bon nombre d'hôpitaux dans le monde, en Autriche, en Allemagne et même au Liban.

N'hésitant pas à traverser l'Atlantique plusieurs fois, notamment en 1904 pour aller à la Clinique Mayo à Rochester ou bien au John Hopkins de Baltimore, voir opérer de près le célèbre William Halsted (1852-1922)[9], qui avait étudié à Vienne[10] et son jeune collègue Howard Atwood Kelly (1858-1943), qui, marié à une allemande, connaissait également l'Europe. Ce dernier a fait reconnaître dans son pays, la gynécologie comme une véritable spécialité. En outre, il est le seul américain à avoir obtenu une dose de radium de Marie Curie, pour ses malades en 1904. Comme souvent pour les opérateurs de cette époque où tout était à inventer, il a également laissé son nom à une pince fort utilisée jusqu'à aujourd'hui, en chirurgie non coelioscopique : la *pince de Kelly*.

---

[9] Ira Rutkow, Seeking the cure, a History of Medicine in America, Scribner, 2010.
[10] Avec Howard Kelly, William Osler et William Welch il appartient au groupe des "Big Four" qui ont fondé le John Hopkins Hospital. Halsted a introduit l'anesthésie à la cocaïne, la stérilisation, les gants en latex et a mis au point la première opération efficace pour cancer du sein.

Samuel Pozzi est le père de la poétesse Catherine Pozzi (1882-1934), qui fut un temps l'inspiratrice de Paul Valéry. Née dans le Tout-Paris de la place Vendôme, elle regretta que son père ne lui permis pas de suivre la même voie que lui en médecine. A 25 ans elle se jette à la tête du célèbre Edouard Bourdet, auteur célèbre et directeur de théâtre. Ils auront un fils Claude[11], qui aura son destin. Malheureusement la tuberculose, alors très répandue et sans espoir, la guette. Avec l'énergie de ceux qui savent leurs jours comptés elle se met à étudier les mathématiques, les sciences, l'histoire des religions et de la philosophie et passe son baccalauréat à 37 ans. Elle divorce pendant la guerre de 1914 et entame une relation secrète qui durera 8 années avec Paul Valéry, qu'elle avait rencontré en 1920. Il est son « *Très haut amour* » et avant de devenir quelques années plus tard son « *Enfer* ». Chez les poètes, comme chez Dante, paradis et enfer se côtoient.

---

[11] Claude Bourdet (1909-1996) deviendra journaliste après avoir été résistant pendant la guerre de 1940, fondateur du PSU et du journal l'Observateur.

« Très haut amour, s'il se peut que je meure
Sans avoir su d'où je vous possédais,
En quel soleil était votre demeure
En quel passé votre temps, en quelle heure
Je vous aimais »...

(Catherine Pozzi, Ave).

Amateur d'art et collectionneur éclairé, s'intéressant à l'archéologie et l'anthropologie comme Broca, Samuel Pozzi fit comme ce dernier, une carrière politique en tant que sénateur de la Dordogne de 1898 à 1903. Pozzi également était un humaniste. Avec lui et les oncles Reclus, Elie Faure ne fit pas autre chose que de défendre chaque être humain partout où il était opprimé. Samuel Pozzi était également dreyfusard et soutint Zola aux côtés de Clémenceau. Il représenta le Sénat au second procès de Dreyfus qui eut lieu à Rennes en 1899 et en 1908, il eut l'occasion de s'interposer physiquement afin de protéger Dreyfus ce qui lui sauva certainement la vie. Lors du transfert du corps de Zola au panthéon, un fanatique avait ouvert le feu sur l'ancien prisonnier de l'Ile du Diable et l'avait blessé au bras. L'auteur de cet attentat, le journaliste antisémite Louis Gregori sera pourtant acquitté, la presse dans sa majorité, de même qu'un certain milieu judiciaire n'ayant toujours pas apprécié le verdict de la Cour de Cassation en 1906, rétablissant Dreyfus dans ses droits.

Samuel Pozzi malgré son âge (68 ans) demanda au début de la guerre de 1914 à reprendre du service[12]. Il supervisa les soins donnés aux blessés dans son service de Broca et d'autres centres à Paris. Il finira tragiquement. Malgré son amour de l'humanité, un individu particulièrement vindicatif, Maurice Machu lui a tiré quatre balles dans le ventre, place Vendôme le 13 juin 1918, avant de se suicider. Non pas un mari jaloux, ce qui aurait pu être le cas, mais un malade qui s'estimait mécontent d'une intervention. Machu, opéré d'une varicocèle, reprochait à Pozzi de ne pas vouloir le réopérer. Pozzi fut transporté à l'hôpital. Malgré l'intervention de l'un de ses élèves,

---

[12] A la même époque, Pierre Loti (1850-1923), voulut également à tout prix porter à nouveau l'uniforme. Voir *Les Soldats Bleus*, 1997, La Table Ronde. De même que Maurice Ravel (1875-1937).

Thierry de Martel[13], il ne survécut pas. Fièrement, comme il avait été constamment dans la vie, Pozzi avait refusé d'être endormi pour superviser l'intervention, mais il plongea progressivement dans le coma et ne se réveilla jamais. Lors de cette intervention, assistait un autre de ses élèves, le docteur Georges Clémenceau. Samuel Pozzi avait 71 ans. Revêtu de son uniforme de la guerre de 1914 il fut enterré à Bergerac après une cérémonie qui avait attirée des milliers de fidèles.

C'est à ce personnage brillant, omniprésent dans le monde, précédé d'une grande réputation, que succéda Jean-Louis Faure en 1918 à la chaire de Clinique Gynécologique à la Faculté de Médecine. Il releva le défi par son sérieux et la qualité de son travail. Après ses études au collège protestant de Sainte-Foy, fréquenté autrefois par ses oncles Reclus, il poursuivit celles-ci à Louis-Le-Grand à Paris à la rentrée de 1879.

---

[13] Thierry de Martel (1875-1940) devint un des pères de la neurochirurgie. Il préféra se suicider, devant l'avancée des troupes allemandes devant Paris, le 14 juin 1940. Il était l'arrière-petit-fils de Mirabeau.

Puis, après son service militaire à Tarbes, il s'inscrivit à la Faculté de Médecine en 1884. Externe à Laennec en 1886, puis interne à Bicêtre. Marié à Madeleine Bourgeois le 5 juillet 1888, ils auront quatre enfants. Docteur en Médecine en 1892, il choisira la chirurgie et deviendra l'assistant de son oncle Paul Reclus à l'hôpital de La Pitié. Chirurgien des Hôpitaux en 1895, Agrégé de Chirurgie en 1898. C'est lui qui pratiqua en France la première hystérectomie pour cancer par voie abdominale en 1896. Il fut nommé Professeur à la Faculté de Paris et directeur de *Médecine Opératoire* : ce terme désigne en fait l'organisation de l'enseignement médical par la dissection sur le cadavre. La Société Anatomique de Paris avait été fondée en 1903 par Laënnec et Dupuytren. Jean Louis Faure faisait des dissections à l'amphithéâtre d'anatomie de la Rue du Fer à Moulin qui avait été ouvert en 1832.

Il est amusant de lire la description que fait de Paul Reclus, le Professeur Antonin Gosset dans son livre de souvenirs[14] :

---

[14] Professeur Gosset *Chirurgie, Chirurgiens* op. cit. p.188.

« *Paul Reclus(...) était doué d'une intelligence supérieure, mais la vérité oblige à dire de lui ce qu'on a dit de Malgaigne : il n'avait pas l'adresse manuelle et il n'aimait pas fréquenter la salle d'opération. Pour ce qui est de l'intelligence et de l'esprit, la nature l'avait merveilleusement comblé. Il se plaisait à raconter avec beaucoup d'humour comment il était devenu chirurgien. Son père, pasteur à Orthez, était l'ami de Paul Broca. Celui-ci, fils de pasteur lui-même, vint un jour voir son ami qui lui présenta ses fils : Elisée qui devait devenir le grand géographe universellement connu, Onésime[15][sic] qui fut officier de marine et grand voyageur, et enfin Paul, le plus jeune, celui qui fut chirurgien. Paul Reclus précisait que son père, après avoir énuméré toutes les qualités des deux aînés, avait ajouté, en parlant du dernier : « quant à celui-ci, je ne sais trop qu'en faire. Vous le voyez, il a le crâne un peu en pain de sucre, les oreilles décollées, la lèvre inférieure qui a tendance à s'affaisser, il fera ma désolation. » Et Broca, palpant le crâne du candidat au crétinisme (je vous prie de croire que c'est Paul Reclus lui-même qui parle, et que*

---

[15] il s'agit d'Armand.

je ne permettrais pas de m'exprimer ainsi sur mon maître Reclus), Broca dit au père qu'il avait absolument tort, que son fils serait un homme éminent, et finalement proposé : « confiez-le moi, j'en ferai un chirurgien ». Mais le professeur Gosset insiste quelques lignes plus loin sur ses qualités pédagogiques : *« comme professeur il était inégalable »* et il ajoute : *« en outre, il y avait suprême avantage, comme premier assistant dans le service de Reclus, Jean-Louis Faure ! »*

Puis Jean Louis Faure se rapprocha de l'hôpital Broca où opérait Samuel Pozzi. Comme son prédécesseur il fut également un chirurgien brillant, cultivé et mondain. Parfois fantasque aussi, comme en témoignent ses voyages aventureux (il partit en expédition avec le commandant Charcot[16], lui-même également médecin). Elie Faure resta très proche de son frère Jean-Louis, malgré le côté conservateur de celui-ci. Il travailla toute sa vie à ses côtés et assurant le métier, alors débutant et peu codifié, d'anesthésiste. Jean-Louis Faure pratiquait beaucoup la gynécologie, dont il a codifié la

---

[16] Jean-Louis Faure, *Au Gröenland avec Charcot*, Flammarion, 1933.

modernisation de certaines pratiques. Rejetant le terme de *Chirurgie gynécologique*, il préférait celui de *Gynécologie opératoire*. Il avait un esprit innovant, mettant au point des instruments, comme son prédécesseur. La pince dite *« de Pozzi »*, tout comme celle *« de Jean-Louis Faure »*,[17] sont encore couramment utilisées pour certaines interventions de chirurgie viscérale ou gynécologique. Il avait dû racheter après le phylloxera, la propriété viticole de Bellefont à son père pour un franc symbolique et avait réussi en le replantant, à en faire un grand domaine. Et comme son frère, il aimait écrire. Il publia nombre d'articles médicaux, interventions diverses, préfaces ou ouvrages médicaux qui firent autorité. Mais également des ouvrages de réflexion sur l'activité de chirurgien, sur son expérience pendant la guerre (il fut Chirurgien consultant du Sous-Secrétariat d'état du Service de Santé à la IVe armée) ou ses voyages. Il fut membre de l'Académie de Médecine (1924) et de nombreuses sociétés

---

[17] Les « pinces de Jean-Louis Faure » sont présentes dans toutes les boites d'instruments conventionnels de chirurgie viscérale, utilisées jusqu'à la « révolution » de la chirurgie endoscopique dans les années 2000.

savantes. Président de la Société de Chirurgie l'année suivante. Commandeur de la Légion d'Honneur. Sa fille Adrienne a épousé en 1917 le fils du docteur Jean Adolphe Jalaguier, également Professeur à Paris et qui a laissé son nom à une incision, parfois utile pour les appendicectomies.

Robert Proust (1873-1935), est l'exact contemporain d'Elie Faure. Il est le frère cadet de 2 ans de Marcel et tous deux sont les enfants du professeur Adrien Proust, connu universellement pour ses travaux d'épidémiologiste[18]. Robert est né dans le 16ème arrondissement de Paris et n'a aucun lien avec la Dordogne. Ayant suivi comme son frère ses études au Lycée Condorcet, il s'inscrit à la Faculté de Médecine de Paris et deviendra Interne des hôpitaux à l'âge de 20 ans. Son premier maître en chirurgie sera Félix Guyon (1831-1920), fondateur de la chirurgie urologique en France et qui va créer un service pour cette spécialité à l'hôpital Necker. Après l'Externat, il fallait passer le

---

[18] Il avait notamment étudié le cheminement du choléra à travers l'Europe.

difficile concours de l'Internat. Retrouvons le Professeur Gosset[19]:

« le nombre de places d'internes n'était pas très élevé (soixante pour la promotion 1893-94), les candidats étaient nombreux et travailleurs. Comme pour l'externat, les épreuves n'étaient pas anonymes ; il y avait deux questions écrites. Le candidat avait une heure pour rédiger chaque question qu'il venait ensuite lire lui-même devant le jury ; il y avait en outre, deux questions orales(...) j'eus la chance d'être nommé premier de la promotion, le second étant mon grand ami Robert Proust. J'avais vingt et un an, c'était en 1893 ».

Agrégé en 1904 puis assistant à l'hôpital Broca, en même temps que Jean-Louis Faure, de 10 ans son aîné, Robert Proust va partager avec lui l'enseignement du professeur Pozzi. Il a également laissé une trace dans divers domaines de la chirurgie. Des livres de souvenirs nous le montrent à l'Hôpital Broca, faisant admirer à son externe René Küss en 1933, le tableau de Clairin : *« la santé rendue aux malades »*, représentant Sarah Bernhardt. Et expliquant que cette dernière était passée

---

[19] Professeur Gosset *Chirurgie, Chirurgiens* op. cit. p.119.

des bras de Pozzi à ceux de Clairin. D'ailleurs Clairin[20] est mort à Belle-Ile en Mer, où se trouve, on le sait, le fort de Sarah Bernhard à la *Pointe des Poulains.* Robert Proust fut nommé en 1919 à l'hôpital Tenon. Il disparut dix ans après son ainé et l'on s'interroge toujours sur les relations des deux frères[21], dont l'un était malade, l'autre médecin, comme le père. Marcel n'a jamais cité son frère dans la recherche. Il n'aimait d'ailleurs pas beaucoup les médecins, estimant en savoir autant qu'eux[22]. Il repoussait les conseils de bon sens pour le traitement de son asthme et, contre tout principe, il se confinait, abusait de fumigations et tapissait sa chambre de plaques de liège ! Se réfugiant dans la maladie après avoir vécu difficilement l'arrivée de ce petit frère qui le séparait de l'amour maternel exclusif. Et découvrant, tout en ne connaissant pas Freud, combien l'inconscient prend de place dans l'installation des pathologies. Cette notion était royalement ignorée des praticiens de

---

[20] Clairin (1843-1919)

[21] Cf. Diane de Margerie *A la recherche de Robert Proust,* Flammarion, 2017.

[22] Il faut lire la véritable caricature, sorte d'aliboron, que représente le portrait du Dr Cottard dans *La Recherche.*

l'époque. Marcel ne s'est pas laissé soigner par son frère dans ses derniers jours, pourtant ce dernier l'a ensuite toujours défendu, saluant *« sa douceur et sa bonté »* et s'est occupé très activement des publications et de la mise en forme de son œuvre.

* * *

Elie Faure naquit le dernier de la fratrie des Faure et fut un enfant solitaire, malgré l'affection de ses parents. Il découvre l'art plastique dans des revues que lui procure sa maman, le *Figaro-salon* ou le *Magasin pittoresque,* comme Cézanne ou à la même époque le Douanier Rousseau. Ce n'est pas un intellectuel, pas un théoricien accumulant les démonstrations, il se définit lui-même comme un autodidacte[23]. Comme tel il ose affirmer que ce qui ne peut être décrit doit être « imaginé », le dessin, l'art « plastique » occupe chez lui une place quasi charnelle :

« j'étais assez peu porté lors de mon départ vers la littérature et la musique. C'est la plastique qui m'a conduit à comprendre,

---

[23] Elie Faure, *Introduction to the new edition of volume one of the History of Art, Ancient Art* (1920)

presque sans préparation, les musiciens, les poètes, les moralistes, les philosophes, voire les hommes d'action ».

(*Memories of a selt-taught man,* août 1925).

Elève au collège protestant de Sainte-Foy, c'est là qu'il rencontrera sa future épouse, Suzanne Gilard et qui était la fille du pasteur d'Eynesse, village tout proche. Le pasteur était en outre, directeur de l'école.
Ses origines huguenotes lui sont un carcan, duquel il veut s'affranchir. Ni sa mère ni son épouse, toutes deux filles de pasteurs, l'ont déterminé et ancré dans la foi. Au contraire, il cessa de croire mais c'est pourtant dans l'art catholique, universellement répandu qu'il devra puiser ses plus grandes émotions artistiques.
C'est âgé de 14 ans, qu'il rejoint son frère Jean-Louis à Paris pour continuer ses études au lycée Henri IV au pied du Panthéon et tout proche du Musée du Luxembourg. Il va fréquenter également le Louvre avec avidité : Raphaël, Le Titien, le peintre des rois, Poussin, le père de la peinture française, Vélasquez. De tout cela découvert sans

méthode, résulte au début, un grand embrouillamini pictural :

« un ahurissement profond, une confusion immense, où les formes et les couleurs bataillaient dans un comique et irréductible chaos, me restaient de toutes mes visites, et ont manqué de me décourager ». (id.)

Mais bien vite il trouvera un sens à ses découvertes picturales. Son analyse sera véritablement personnelle, intuitive, proche des hommes et de leur histoire. Il sera toujours reproché à Elie Faure son manque de méthode et de connaissances académiques. Son œuvre critique reposant essentiellement sur une émotion, une description du ressenti, une mise en parallèle et non sur une analyse froide, scientifique ou purement historique des œuvres. A Henri IV où il se montre un élève plutôt discret, il va côtoyer Léon Blum, Alfred Jarry et aura pour professeur de philosophie le sévère Henri Bergson.

« (...) Bergson (philosophe) : très calé, futur professeur à Normale et à la Sorbonne, 34 ans, peu aimable. Cours très élevé et difficile

à suivre. Passe pour le premier professeur de philo des lycées de Paris ».

(conseils à Edouard Amanieux, ami candidat septembre 1891)[24]

Pour l'instant ses préoccupations ne sont pas toutes artistiques et il va réussir son baccalauréat ès-lettres le 17 juillet 1891. Mais l'exemple de son oncle Paul Reclus et celui de son frère Jean-Louis, l'impressionnent. Il a compris également qu'il doit gagner sa vie s'il souhaite assouvir sa passion pour l'art. Il passe le baccalauréat ès-sciences qu'il obtient deux ans plus tard. Il commence ses études supérieures à la Faculté de Médecine de Paris, puis est reçu au concours de l'externat, ce qui lui permet de bénéficier de l'enseignement pratique au lit du malade à l'hôpital pendant 4 ans, en plus de l'enseignement théorique de l'université. Ses débuts sont hésitants. La présence de son frère Jean-Louis, de 10 ans son aîné va le placer rapidement au contact des réalités :

---

[24] Martine Courtois et Jean Paul Morel, *Elie Faure*, Biographie, Séguier, 1989, p.38.

« *Ces jours-ci ma grande distraction est d'aller à l'amphithéâtre des hôpitaux*[25]*, où mon frère est grand manitou (...) j'imagine que tu ferais la grimace si tu me voyais muni d'un grand tablier et plongeant mes bras rougis, tels le cou d'un vautour, dans les flancs déchiquetés d'un particulier mort depuis plusieurs mois(...) C'est égal, je doute fort que je me lance dans la médecine. Les cadavres me sont indifférents à voir et à taillader, mais les opérations sur un monsieur vivant me font toujours un certain effet* »

(Lettre à Suzanne, 7 février 1892)

Il va cependant persévérer et en attendant, il doit partir pour son service militaire du 13 novembre 1894 au 24 septembre 1895 dans la région de Périgueux. Il se marie le 7 avril 1896 avec Suzanne Gilard (1870-1858), après une correspondance amoureuse débutée cinq ans plus tôt mais interrompue au bout de six mois[26]. Il avait été dans sa jeunesse, amoureux de sa sœur aînée et il restera toujours proche de sa cadette

---

[25] L'amphithéâtre des Hôpitaux (1833) existe toujours rue du Fer-à-Moulin à Paris dans le Vème arrondissement.
[26] Martine Courtois et Jean Paul Morel, op.cit. p.283.

Marie. Il connaissait la belle Suzanne depuis ses années de collège à Sainte-Foy, mais il semble que l'idylle n'ait été autorisée à naître que vers 1891, l'année du baccalauréat. Ceci malgré une différence d'âge qui inquiète les parents (Suzanne a trois ans de plus), et en dépit de la crainte du mariage, affichée par le clan des frères Reclus, qui préfèrent l'union libre. Et malgré surtout leur divergence vis-à-vis de la religion, exprimée par le fiancé :

« Tu as l'air de préférer le temple à moi. Moi, je ne déteste pas le Temple, j'y entends de la bonne littérature. Mais je voudrais te voir l'aimer un peu moins, toi (...) Je ne suis pas jaloux de Dieu mais il me gêne. Pourquoi faut-il qu'il soit toujours entre nous deux ? Il est la seule chose qui nous sépare et il n'est pas. Il est curieux de voir une chose qui n'a été inventée que pour soutenir et consoler la faiblesse humaine, mettre ainsi un obstacle entre deux êtres qui s'adorent »

(lettre à Suzanne, v. 1895)

Ils s'installent au n°20 rue Jacob[27]. Bientôt viennent les enfants. Au nombre de

---

[27] Cette adresse fut également celle de Le Corbusier en 1917 à son arrivée à Paris. Il y restera jusqu'à son emménagement rue

quatre et la préoccupation financière est au premier plan. Ses connaissances anatomiques et la fréquentation des salles de dissection lui permettront d'être assistant d'un embaumeur pour gagner un peu d'argent, le docteur Adolphe Gannal. Ce dernier exploitait une méthode mise au point par son père depuis 1837. Un appareil injectait un liquide dans le corps au moyen d'une aiguille placée dans une veine dénudée. Le corps était ensuite arrosé d'essences aromatiques et enveloppé de bandelettes. Cette pratique était alors en vogue au XIXème siècle[28] . En 1882, Gambetta l'un des tout premiers, avait été embaumé par une injection de formol[29]. Ceci a perduré de façon simplifiée jusqu'à nos jours, dans les soins réalisés en vue de la présentation du corps à la famille avant mise en bière.

Bénéficiaire d'une dispense, Elie Faure a été mis en disponibilité de l'armée en 1895 et a repris son externat à la Salpêtrière, en neurologie. Son patron Edouard Brissaud,

---

Nungesser et Coli en 1934. Son agence était n° 35 rue de Sèvres (*atelier 35 S*).

[28] Anne Carol, *L'embaumement : une passion romantique : France XIXe siècle*, Champ Vallon, 2015

[29] Michel Durigon, Michel Guénanten, *Pratique de la thanatopraxie*, Elsevier Masson, 2009, p. 134.

probablement l'élève préféré de Charcot, avait assuré la succession à la mort de ce dernier en 1893, avant d'être nommé dans un autre service. Elie Faure a certainement croisé Jean Baptiste Charcot, qui lui, revenait comme chef de Clinique dans l'ancien service de son père. Puis il soutient sa thèse avec succès le 3 mai 1899 avec mention « très satisfaisante ». Le sujet en est *« Essai sur le traitement du lupus par la nouvelle tuberculine (Tuberculine T.R.) de Koch »*.

« C'est chez le Dr Brissaud[30] que j'ai accompli ma première année d'externat (...) j'écoutais avec passion ses merveilleuses causeries au lit du malade et dès le premier jour j'étais conquis à la magie de cette parole étincelante (...) la grande admiration que m'inspire le maître ne saurait me faire oublier l'inaltérable attachement que je ressens pour l'ami, l'ami sûr des jours d'épreuves »

(introduction à sa thèse, 1899).

Dès lors va débuter pour le docteur Elie Faure une carrière médicale qu'il poursuivra

---

[30] En 1896. Edouard Brissaud était un élève de Charcot (sans doute le préféré) et grand ami de Paul Reclus.

toute sa vie, parallèlement à son activité lucrative d'embaumeur et de sa future carrière littéraire. Quelques mois après avoir soutenu sa thèse, il ouvre son premier cabinet le 10 novembre 1899 au n°17 rue des Filles du Calvaire, dans le quartier du Temple. Son épouse n'a pas une santé très forte et doit s'absenter fréquemment pour des cures en raison de son état pulmonaire. De plus, en 1903 sa fille Elisabeth, meurt de méningite dans la propriété de Bellefont, âgée de cinq ans.

« [nos enfants] sont plus loin que nous des origines, ils portent en leurs yeux errants le mystère de l'avenir »
(lettre à Francis Jourdain, 25 août 1903)

Après François et la petite Elisabeth disparue tôt, viendront Jean Pierre[31] puis un quatrième enfant 1904, Marie-Zeline, appelée également « Zizou »[32].

---

[31]François (1897-1982), Elisabeth (1898-1903) Jean-Pierre (1900-1991).Un petit fils d'Elie FAURE, nommé également Jean-Pierre FAURE est sculpteur. Une petite fille, Hélène, danseuse, a épousé Hugues AUFFRAY en 1951.
[32] Marie Zéline dite Zizou (1904-1997) a épousé un ingénieur, Pierre MATIGNON, puis Ary SADOU, le fils du Capitaine SADOUL,

Elie, courageusement, entame quotidiennement « ses ascensions », comme il
nomme ses visites en étage. Il va aider son
frère comme anesthésiste, soit à l'hôpital de la
Pitié, soit à partir de 1905, dans la clinique de
celui-ci au n°7 rue de la Chaise à Paris entre
Boulevard Raspail et rue de Grenelle[33].
Parallèlement à son exercice comme médecin
de quartier il va chercher d'autres revenus en
travaillant dans des organismes sociaux : en
1909 il prodigue ses soins dans un
dispensaire de la Compagnie des Chemins de
fer d'Orléans (il remerciera son maître
Brissaud qui est intervenu dans sa
nomination).

Il va s'installer à Sceaux en 1908, dans
une maison qui était près de chez la veuve de
Léonce, frère ainé d'Elie et qui se chargea de
transcrire à la machine toute l'œuvre du

---

qui avait rallié l'URSS en 1917. Un buste de Zizou, par Charles
DESPIAU (1874-1946) est au Musée d'art d'Honolulu.

[33] An n°7 rue de La Chaise à Paris, se trouvait l'hôtel de
VAUDREUIL, datant du XVIIIème siècle, qui avait appartenu à
Camille BORGHESE, prince italien, fils de l'illustre famille
romaine, qui s'éprit de la France, suivit Napoléon et épousa la
seconde sœur de ce dernier, Pauline. Le mariage eut lieu à
Mortefontaine en 1803 (cf le chapitre sur NERVAL). Une maison
de santé y avait été installée depuis 1903 par le chirurgien
renommé Charles BONNET et son collègue LOGEZ-DUC.

critique d'art jusqu'en 1933. Locataires du Château des Imbergères, qui fut un temps à mademoiselle Mars puis une faïencerie de la duchesse du Maine. Zizou raconte *« chaque matin Papa s'en allait à Paris reprendre sa vie de médecin de quartier »*[34]. Ils y resteront quatre années, le cabinet étant situé à Paris, rue Hershel. Les parents Faure resteront avec eux jusqu'à leur mort, puis le pasteur Gilard, son ancien directeur d'école, qui ne plaisantait pas sur l'éducation religieuse des petits enfants et dont Elie, pourtant adulte, avait toujours un peu peur. D'autres adresses suivront, dans le Marais ou rue Notre Dame des Champs, avant le n°147 boulevard Saint-Germain loué à partir de 1913 et qu'il occupera jusqu'à sa mort. A cette époque il n'est encore qu'un *« médecin curieux d'art »*, comme le définit Renoir, qui est son patient, tout comme Rodin. Il continue à endormir les patients opérés par son frère. Il a dédicacé son livre *l'Esprit des Formes*, cet essai de 1927 qui conclue son *Histoire de l'Art*, à son frère Jean-Louis : *« ce résumé d'une pensée qui lui*

---

[34] Marie-Zéline SADOUL *Souvenirs de Zizou* in : *Une collection Particulière*. Somogy Editions d'Art,2017. Celle-ci raconte qu'elle était camarade d'école d'Eve, fille de Marie CURIE.

doit, pour la plus grande part, son indépendance ». Il faut lire bien entendu son indépendance *financière,* élément indispensable pour sa vie littéraire.

En 1903 il achète ce curieux brevet d'embaumeur à son confrère Gannal, qu'il conservera toute sa vie et transmettra à son assistant le docteur Octave Béliard. Nombre de personnalités figurent sur son registre *« d'empaillés »* comme il les appelle. Parmi eux, les grands d'Espagne *(« profession : roi d'Espagne »),* Paul Doumer *(« adresse : Elysée, cause de la mort : révolver »).* Le Maréchal Joffre, Hortense Schneider ou Mary Pickford *(« Olive Thomas, cinémime »).* Figurent nombre d'écrivains, d'artistes, le sculpteur Bartholomé, le dessinateur Forain. La poétesse Anna de Noailles, mais non Zola *(« qu'il aime et admire trop »,* dit-il *« pour en faire une momie »...).* Quelques trublions comme le général Primo de Rivera *(« profession : ex-dictateur d'Espagne »)* ou M. François Coty *(« profession : industriel agité »).* Et même Médor *(« profession : chien »)*[35].

---

[35] Martine Courtois, Jean Paul Morel op. cit. P.47

Trois éléments fondamentaux vont gouverner l'existence d'Elie Faure. La littérature, l'humanité et la politique, qui sont étroitement imbriquées. Bien entendu l'étude de l'Art, qui le rendra célèbre, sera présente constamment dans ses préoccupations, de même que la Médecine.

« L'art, qui exprime la vie est mystérieux comme elle, il échappe, comme elle, à toute formule » (L'art antique, introduction, 1909).

Cette vallée de la Dordogne, proche de la Vézère son affluent, est une terre habitée depuis les premiers hommes. Nous avons vu que les médecins y furent nombreux, mais ce terroir est surtout un pays d'écrivains : Montaigne à portée de main à l'ouest, La Boétie à Sarlat, Pierre de Bourdeilles à Brantôme, Fénelon à la limite du Querçy vers l'est, Montesquieu au sud de Bordeaux. Nourri par sa formation protestante, les idées humanistes de ses oncles Reclus, et sa vocation médicale, il luttera toujours pour les exclus. De là viendront ses engagements politiques, qui se poursuivront toute sa vie : l'affaire Dreyfus sera son premier engagement public. Elle a *«fait du disciple un peu hirsute des oncles anarchistes un militant de gauche, impropre à la discipline mais disponible pour tous les combats[36] ».* La Grande Guerre lui donnera l'occasion d'un engagement héroïque qu'il transcrira dans son ouvrage « *La Sainte Face* » publié en 1918. Et la guerre d'Espagne lui provoquera, alors que ses forces l'abandonnaient, ses derniers tourments.

Dès 1897 il commence à écrire pour la maison Hachette. Puis il donne des articles de vulgarisation médicale à *Lectures pour tous*. Il se passionne pour Cézanne et pour Velasquez auquel il consacre son premier livre en 1903. L'art espagnol avait été présenté aux français par Louis-Philippe, qui avait inauguré une galerie spécifique au Louvre en 1838. Malheureusement la révolution de 1848 avait tout supprimé de cette présentation. Baudelaire avait été un grand soutien de cette peinture, notamment pour Zurbaran, de Ribera, le Greco et bien-sûr Goya, dont la grande fantaisie baroque avait frappé durablement le poète[37].

---

[36] Jean Lacouture, *La Rumeur d'Aquitaine*, Stock, 2004.
[37] Marie Christine Natta, Baudelaire, Perrin, 2017,p.139.

L'article de Zola « *J'accuse* » était paru dans *l'Aurore*, le 13 janvier 1898. L'étudiant en médecine qu'il était alors, se sentira investi d'une mission de soutien naturelle à cette cause. Après quelques travaux littéraires, il va convaincre par sa verve, le fondateur de ce journal, Ernest Vaughan[38] de lui confier au printemps 1902 une rubrique : il s'agira de la critique d'art. Il va mettre son engagement et sa langue imagée au service des artistes contemporains et des « indépendants », par rapport aux habitués des salons officiels, les stipendiés et les décorés qu'il considère comme des médiocres. Il devient familier du journaliste Gustave Geoffroy, de l'architecte de la Samaritaine et critique d'art Frantz Jourdain et de son fils le peintre (et activiste de gauche) Francis Jourdain. Il est ami avec Auguste Rodin et Antoine Bourdelle.

Puis il donne des causeries et ensuite de véritables conférences, qui deviennent peu à peu un véritable cours d'histoire de l'art

---

[38] Ernest Vaughan (1841-1929) Co-fondateur avec Clémenceau et Urbain Gohier de l'Aurore en 1897, ancien communard.
Quitte la presse en 1903 et sera ensuite directeur de l'Hospice des Quinze-Vingt pendant 16 ans.

jusqu'en 1908. Ces cours étaient attendus par des passionnés, qui ne sont pas les élèves officiels de l'Ecole des Beaux-Arts, mais les plus démunis des parisiens regroupés par certaines associations comme *« La Fraternelle »*, Université populaire, crée au n° 45 rue de Saintonge dans le IIIème arrondissement où il habite. Il en est le co-fondateur avec Carrière et il est bien conscient des limites de cet enseignement dans son ambition pédagogique, mais il y trouve une occasion pour lui de progresser :

« Pour enseigner, je me vis contraint d'apprendre, de fixer des idées flottantes, d'enfermer en formes arrêtées l'énorme chaos de mouvements et de couleurs sous lequel l'épopée de l'homme universel m'apparaissait. Mon Histoire de L'Art sort de ces entretiens avec le peuple de Paris, et plus spécialement avec une demi-douzaine de fidèles, et des voyages que je me contraignis à faire pour documenter mes leçons dans la mesure compatible avec les exigences de la profession dont je vivais ». *(Equivalences, 1951)*

Tant il est vrai qu'il n'y a pas mieux qu'enseigner pour apprendre.

Cette magistrale *Histoire de l'Art* va être publiée à partir de 1909 et se prolongera jusque 1923. C'est un ouvrage du cœur, de la sensibilité et non un ouvrage d'érudit. Les illustrations seront nombreuses, comme l'étaient les projections de photographies qu'il faisait à ses auditoires. Il peut ainsi procéder par comparaisons, par juxtapositions. La réflexion n'y est pas absente, mais le vocabulaire, les envolées lyriques, les comparaisons hardies font qu'il sera dénigré par les historiens officiels de l'art. La psychologie appliquée à l'art n'est pas considérée comme une approche scientifique. Encore aujourd'hui se méfie-t-on de cet auteur emporté et « seul ». Il se moque de la citation simplement chronologique. Autre fait remarquable, il ne pleure pas sur la destruction naturelle des monuments et des ruines, sensible avant tout à ce qui vit et palpite sous ses yeux. D'autres beautés, d'autres monuments viendront qui seront nourris de la poussière des ruines. Au passage il se moque de lui-même, l'embaumeur :

« il faut laisser mourir les ruines, les ruines grecques comme les autres (...) restaurer les ruines est aussi inutile que de maquiller les

vieillards, aussi inepte que de ratisser les forêts et que d'en relever les arbres morts(...) Vouloir perpétuer la mort est une insulte à la vie(...) D'autres statues et d'autres temples sortiront de la poussière fécondés »

(article du 17 août 1902)

Elie Faure est lié depuis longtemps avec Nadar[39], âgé de 80 ans, revenu récemment de Marseille pour l'Exposition Universelle de 1900. Le couple Nadar avait connu là, Marie Gilard la propre sœur de Suzanne, qui était professeur au lycée de jeunes filles et donc la belle-sœur d'Elie Faure. Celle-ci était une femme indépendante, ce qui était rare à la Belle Epoque, et était devenue l'associée de Nadar et une inséparable confidente pour le couple Tournachon (Nadar est un pseudonyme). Elie Faure devint ami également du peintre Eugène Carrière (1849-1906), qui fut le

---

[39] Félix Tournachon, dit Nadar (1820-1910) a été caricaturiste et écrivain autant que photographe. Né à Paris, d'origine lyonnaise il avait commencé des études de médecine. A côtoyé Nerval et Baudelaire. Vers 1870 il avait fait un portrait de groupe des frères Reclus.

professeur de Matisse, de Derain et eut une influence sur la naissance du fauvisme. Le début des relations fut tragique puisque le peintre était atteint d'un cancer de la gorge. C'est Jean-Louis Faure lui-même qui l'a opéré le 28 septembre 1902, l'année de leur rencontre. Elie tenait le masque de l'anesthésie. En 1904 il organise un banquet populaire en l'honneur de Carrière, présidé par Rodin. Cinq cents convives se réunissent au restaurant Vantier qui se trouvait au n°8 avenue de Clichy. Malheureusement, Elie Faure sera absent, retenu par le décès de sa belle-mère en Dordogne. Cette amitié ne durera pas car Elie Faure s'était trop intéressé à la fille du peintre. La même année il est témoin avec Rodin, au mariage d'Antoine Bourdelle. En 1910 il est contacté par le critique américain Walter Pach[40]. Celui-ci qui est un proche de Gertrude Stein et de ses frères, vivant à Paris[41]. Il avait écrit le premier article publié aux Etats-Unis sur Cézanne en 1908 et était tombé sous le charme de l'essai d'Elie Faure sur le Maître

---

[40] Walter Pach (1883-1958) Artiste et Historien d'art né à New York. En France dès 1907 et proche de Gertrude Stein.
[41] Au n°27 rue de Fleurus, près du Jardin du Luxembourg.

d'Aix. Il se précipite dans la salle d'attente du docteur, ne sachant pas s'il s'agit de la bonne personne et parvient à le rencontrer entre deux patients... C'est lui qui deviendra le traducteur de Faure pour les pays anglo-saxons et il sera également, proche de Duchamp. D'ailleurs Pach supervisera la sélection des peintres français à l'exposition new Yorkaise de l'Armory Show en 1913.

Soucieux d'exposer sa croyance, Elie Faure va publier à la veille de la guerre de 1914, un curieux ouvrage intitulé les *Constructeurs* où il parle de ceux qui sont pour lui les « grands hommes ». C'est en fait la réunion d'articles qu'il avait publié à partir de 1908. On y retrouve bien sûr Cézanne, qui à ses yeux est l'un des derniers maîtres que la peinture peut avoir, avec Renoir (dans le sens historique et non le plus récent). Il y a Nietzsche, Dostoïevski, Michelet. Mais on y retrouve également Lamarck[42] qui avec sa Philosophie zoologique a décrit un monde biologique en perpétuelle transformation et

---

[42] Jean Baptiste de Lamarck (1744-1829), naturaliste. A inventé le mot *biologie*.

continuelle évolution. Le caractère essentiellement dynamique de la vie se superposant parfaitement à l'évolution des arts plastiques. L'art étant le modelage de la vie et son expression temporaire dans une chaine vitale continue. Tout comme l'homme (les chromosomes ne sont connus que depuis les années 1880) détient sans toujours le savoir, sa part d'immortalité. Il est intéressant de mettre en parallèle cette admiration pour ces « grands hommes » avec le rejet d'un personnage universellement reconnu, déjà à l'époque : Louis Pasteur[43]. Dans une lettre à sa femme il décrit le monument élevé à la gloire du savant place Breteuil,

« ...digne de la gloire truquée de ce faux grand esprit que Monsieur Loubet -qui s'y connait- déclare le plus grand savant que la terre ait connu. Démocrite ne compte pas, ni Hippocrate, ni Archimède, ni Descartes, ni Lavoisier, ni Lamarck, ni Newton, ni Darwin, ni Claude Bernard. (...) Lamarck est mort de faim, aveugle, à 90 ans, tout seul. Et dire que tout est comme ça. Vois Rembrandt et Meissonnier. Et

---

[43] Louis PASTEUR (1822-1895)

Pasteur fut une sorte de Meissonnier de la Science ».

(Lettre à Suzanne 1904)

En août 1914 les deux volumes de *l'Art Moderne* sont achevés ; à 41 ans Elie Faure est affecté en tant que Médecin Aide-Major de 1ère classe, au service des ambulances de la 56ème division du 6ème corps d'armée, où il se découvre *« des aptitudes inconnues pour la chirurgie d'urgence »*. Mais le choc est dur, la souffrance des hommes terribles et il se donne sans compter à distribuer le sommeil morphinique. Un an plus tard il doit être évacué vers l'arrière car il souffre d'épuisement nerveux, de *« neurasthénie »*, comme il le diagnostique lui-même. Pendant ce temps-là sa famille s'est repliée près de Marseille où Elie va les rejoindre. Ils iront rendre visite à Renoir à Cagnes. Puis il reprend l'uniforme en mars 1916, participe brillamment à la bataille de la Somme. Nommé ensuite à Paris il séjourne au n°10 rue de Seine au domicile de son frère Jean-Louis. Son ouvrage *La Sainte Face*, publié en 1918 témoignera du caractère pour lui inévitable des guerres dans les différentes civilisations et de la possibilité de voir la vie renaître à nouveau avec de nouvelles réalisations plastiques. Cette attitude lui donnera une position très singulière au décours de la guerre où il se verra critiqué par des auteurs plus engagés vers le pacifisme tel Henri Barbusse[44], son exact contemporain, dont on murmure que Staline l'aurait fait empoisonner à Moscou. Il est parfois en désaccord avec son confrère en médecine et en littérature, Georges Duhamel (1884-1966) qui, de 10 ans son cadet a fait une guerre de chirurgien à peu près identique (*La vie des Martyrs, Civilisations*). Faure se bat, mais reste affaibli et *« dans un état affreux de dépression et de souffrance »*, comme bon nombre de ses camarades. Il obtient du fait de son courage, la croix de guerre avec étoile d'or. Et en 1919 sera fait chevalier de la légion d'honneur, ne l'ayant pas revendiqué :

« j'ai été décoré pendant la guerre et n'ai pu refuser de l'être, étant mobilisé... ». En 1919 la famille se retrouve Boulevard Saint-Germain. Ce sont les enfants qui lui feront découvrir le génial Charlie Chaplin, grâce à son film *Les*

---

[44] Henri Barbusse (1873-1935) est connu pour avoir écrit *Le Feu*, prix Goncourt 1916.

Mystères de New York, alors que lui-même au début n'était pas enthousiaste. Il va être maintenu dans les cadres en tant que membre puis président d'une commission de réception du matériel de santé et ne sera rayé des listes définitivement qu'en janvier 1923. A cette époque Elie Faure continue à donner l'anesthésie aux opérés de son frère Jean-Louis, deux fois par semaine dans sa clinique de la Rue de La Chaise.

Elie Faure a entretenu plusieurs liaisons féminines à partir de 1902 en la personne de Marguerite Carrière, la fille de son ami peintre Eugène Carrière. L'une des dernières fut Juliette Gaubry, la mère de Juliette Gréco et de Charlotte Aillaud, Elise, de son nom de plume[45]. Zizou raconte : « *à peu près tous les quatre ans, je vois mon pauvre père se transformer en adolescent avec l'ardeur, les illusions et l'innocence de cet âge. Les objets de ses flammes sont belles et « statuesques » : « la vénus de Milo »(...) et au bout de deux ou trois ans, lui aussi cela l'ennuie(...) Puis vient la rupture et le pauvre, tout guilleret de la liberté*

---

[45] Marie Zéline Sadoul, op. cit.

retrouvée, retombe au bout de quelques mois sous le charme d'une autre statue ».

Avec *la Sainte Face* puis avec son *Napoléon*, qui est une *« apologie esthétique et non morale »*, il prend ses distances avec ses détracteurs de droite comme de gauche et reste un anarchiste prêt à se battre seul, bien que ne dénigrant pas un certain ordre social. Il va connaître quelques combats idéologiques pour la révolution russe (octobre 1919), et pour d'autres causes isolées. Il bataille par journal interposé avec Jacques Emile Blanche[46], le peintre de la bonne société de l'entre-deux guerres et qu'il ne se résout pas à considérer comme un artiste. Fin 1920 parait *l'Art Moderne,* qu'il remaniera dans ses rééditions de 1921 et 1924, n'étant jamais satisfait de lui-même.

Dans les années 1920 il organise des expositions de soutien, souvent dans la galerie de son éditeur Georges Crès, qui siège rue Hautefeuille[47], tout proche de l'école de

---

[46] Cf. NERVAL. Jacques Emile BLANCHE (1861-1942) est le fils du docteur Emile Blanche.
[47] Cf. Jean-Martin CHARCOT

Médecine et à deux pas de chez lui. Il se liera d'amitié pendant quelques années avec Chaïm Soutine, qu'il admire sans réserve, tout comme à la même époque exactement, le docteur Barnes, qui vient spécialement de Philadelphie pour lui acheter ses toiles par dizaines. Faure avait accueilli Chaïm Soutine, désargenté et l'avait logé au n° 26 passage d'Enfer, à Montparnasse, devenu le haut-lieu des peintres contemporains. Mais le peintre, qui espérait enlever Zizou, la fille d'Elie, se fâcha lorsque celle-ci se maria en 1930 et ne revit plus la famille Faure. En 1921 au départ de Diego Rivera de retour au Mexique, Elie Faure avait accepté de prendre en charge la fille de celui-ci, Marika, que le peintre mexicain abandonnait avec sa mère Marievna et une autre femme, Angelina. Soulignant son immaturité affective Faure désignait Rivera de « *bébé monstrueux* »[48]. En 1922 Picasso a portraituré le docteur-historien d'art, à la mine de plomb dans l'attitude d'un homme *arrivé*, mais non sans une trace d'inquiétude. Van Dongen l'avait peint en 1912, figure taillée à la serpe, comme un Greco et Diego

---

[48] Thierry léger, *Le Clézio, passeur des arts et des cultures*, Presses Universitaires de Rennes, 2010.

Rivera en 1918 l'avait représenté en uniforme, assis dans une tranchée. En 1923 les revenus de la version anglaise de l'*Histoire de l'Art* lui permettent d'acheter une Renault décapotable, intérieur de cuir bleu marine ainsi qu'une maison dans le village de Prats, au bord de la Dordogne, lui qui avait toujours critiqué les résidences secondaires. Parallèlement l'appartement du Boulevard Saint-Germain s'enrichit de tableaux, de figurines chinoises, de terres cuites. Toutes ces collections qui ont été dispersées ensuite[49]. Une tête de Bouddha en marbre blanc est actuellement au musée du Louvre d'Abu-Dhabi.

Mais le temps passe, les arts plastiques évoluent. Le cinéma le hante. Il y voit l'art nouveau qui va succéder à ce qu'il considère comme « l'agonie de la peinture ». Dès 1920 il est l'un des premiers (avec Louis Delluc[50]) à écrire sur Charlie Chaplin:

« *J'ai beaucoup fréquenté Charlot, celui de l'écran lumineux. Et je prie de croire que je ne*

---

[49] Juliette Hollenberg *Une collection particulière* Catalogue de l'Exposition à Paris mairie du 6ème du 22 mars au 6 avril 2017. Somogy Editions d'Art.

[50] Louis Delluc (1890-1924) réalisateur, scénariste et critique de cinéma. Originaire de la Dordogne comme Faure.

plaisante pas le moins du monde si j'affirme que depuis Montaigne, Cervantes et Dostoïevski, c'est l'homme qui m'a le plus appris ». D'autres articles suivront, en attendant un livre posthume préfacé par Charlot lui-même.

Il se rapproche d'Abel Gance, qui puise dans l'ouvrage de Faure sa principale inspiration pour son film *Napoléon.* Elie Faure va assister à plusieurs séances de tournage au Point du Jour à Boulogne-Billancourt, studios fondés en 1922 dans des anciens ateliers d'aviation. En 1925 *Le Chanteur de jazz* d'Alan Crosland (1894-1936), avec Al Jolson est considéré comme le premier film parlant. La révolution artistique est en marche. Elie Faure a vu dans cette révolution technique, le signe d'une diminution de l'influence des arts plastiques conventionnels. En 1934, un an avant sa mort il défendra Jean Vigo pour son film *l'Atalante.* Le cinéma le lui rendra en plaçant la très célèbre scène d'ouverture du film de Godard, où l'on voit Jean Paul Belmondo, allongé dans sa baignoire et lisant à sa fille, en guise de transmission à la jeune génération, ces mots de *l'Histoire de l'Art*[51]

« *Vélasquez, après cinquante ans, ne peignait plus jamais une chose définie. Il errait autour des objets avec l'air et le crépuscule... il ne saisissait plus dans le monde que les échanges mystérieux qui font pénétrer les uns dans les autres les formes et les tons, par un progrès secret et continu ...* »

Le cinéma ? La recherche effrénée de ce qui peut être actuel ? Sans doute ! Mais avant tout, Elie Faure est un visionnaire, un être qui englobe de son œil de « *vieux hibou* » comme il se nomme, la totalité de l'activité humaine. « *Elie Faure avait pris la place d'un clairvoyant* », dira Le Corbusier[52] . Il va célébrer la danse dans plusieurs articles, expression qu'il trouve indissociable de la musique. Cette construction collective tendant vers l'harmonie. Très tôt Elie Faure pense que la peinture est en déclin et que le cubisme (Picasso et Braque mais aussi le « tubiste » Fernand Léger) et des

---

[51] *Pierrot le Fou*, 1965.
[52] Le CORBUSIER, « *Elie Faure* » dans Europe, n°180, 15 déc. 1937.

mouvements comme le futurisme, surtout représenté en Italie, auront l'architecture comme forme d'expression. Il écrit à Walter Pach qu'il ne peut inclure Marcel Duchamp dans son ouvrage. Peut-être a-t-il aussi l'intuition d'une évolution purement mercantile de l'art (celle que nous avons sous les yeux...). Ainsi il va établir des ponts avec l'architecte Le Corbusier et dès 1924, il l'introduit en illustration des projets d'urbanisme dans son chapitre de conclusion de *l'Art Moderne*. Car il considérait en médecin soucieux de l'hygiène publique, que l'architecture est bien *« l'art social par excellence »*. François, le fils aîné d'Elie Faure, également architecte, travaillera comme décorateur pendant un temps, dans l'atelier 35S de Le Corbusier[53]. Son frère Jean Pierre Faure, diplômé en agronomie est parti en Algérie en avril 1923. Il retrouvera Le Corbusier et son frère François, pour un projet (non abouti) de reconstruction d'Alger

---

[53] François FAURE participera à la seconde guerre mondiale en tant que lieutenant-colonel de chars. Fait prisonnier, évadé en novembre 1940, il regagne la France Libre aux côtés de Passy et de Pierre Brossolette. Repris en 1942, déporté au Struthof et à Dachau. Libéré en 1945. Compagnon de la Libération.

envisagé ces mêmes années[54]. Le Corbusier écrira au sujet d'Elie:

« Sans être liés nous sommes fort bien ensemble (...) Je ne crois pas que mes idées l'aient influencé (...) C'est plutôt moi qui aurais subi son action, du moins en un certain sens, plus littéraire qu'architectural »... (Lettre de Le Corbusier à Jean Pierre Faure le 30 mai 1931)

Avec Louis Ferdinand Céline[55] l'admiration est semblable et Elie Faure tombera sous le charme du style de ce confrère à double titre. L'estime sera au début réciproque. En 1932 lors de la parution du *Voyage au bout de la nuit*, Céline avoue son admiration pour Elie Faure et son *Histoire de l'Art*. Mais Faure ne parviendra jamais à faire adhérer le docteur Destouches à l'A.E.A.R. (Association des Ecrivains et Artistes révolutionnaires) dont lui-même faisait partie depuis 1932. Céline veut rester indépendant :

---

[54] Un petit groupe d'anciens de l'atelier 35S formera *l'école corbuséenne d'Alger*. Ils seront proches avec les architectes Pierre-André EMERY, Louis MIQUEL et Jean de MAISONSEUL mais aussi d'Albert CAMUS.
[55] Louis Ferdinand DESTOUCHES, dit CELINE (1894-1961).

«Je me refuse absolument, tout à fait, à me ranger ici ou là. Je suis anarchiste, jusqu'aux poils. Je l'ai toujours été et je ne serai jamais rien d'autre »

(Lettre à Élie Faure, dans «Lettres», 18 mars 1934)

De plus le prénom Elie ajoute encore à la méprise, Céline le croyant juif. *« Vous appartenez à un autre monde[56] »* lui écrit-il en 1933, rompant ainsi définitivement les ponts avec le critique d'art.

En juillet 1931, tournant le dos à *l'Exposition Coloniale*, Elie Faure part pour un voyage de huit mois autour du monde. Certes il connaissait déjà quelques villes de musées qui nous sont proches, mais avec la maturité, (il a 58 ans) il veut voir par lui-même les innombrables réalisations humaines qui témoignent de l'art en marche. Aidé par l'initiative d'amis artistes mexicains, il s'embarque pour un tour du monde de visites et de conférences. Il est également missionné par le Ministère de l'Instruction Publique pour un rapport sur l'art précolombien, ainsi

---

[56] Cité par Philippe ALMERAS : La *Nouvelle Revue d'Histoire* n°55, juillet-août 2011

que pour une série d'articles pour le *Petit Parisien*. Il va découvrir New York (*« spectacle inouï »*), puis Mexico où il rencontrera le réalisateur Eisenstein[57]. Puis le Japon après la Californie. La Chine où il retrouve un neveu Jacques Reclus. L'Indochine encore docile à la France, les ruines d'Angkor puis l'Inde. Il reviendra par l'Egypte puis Marseille. Partout il va prendre la parole et surtout il va rencontrer des humains, toujours en quête de l'autre.

De retour en France Elie Faure va participer dans les années 1930-1936 à toutes les luttes syndicales et ouvrières. Il parle à Radio-Paris en 1933 sur l'art, le machinisme, l'urbanisme. Il s'engage contre le fascisme en 1934 et signe l'appel lancé à l'instigation d'André Breton. Il va saluer l'arrivée au pouvoir du Front Populaire, défile le 14 juillet aux côtés d'André Malraux et en 1937 devant le « Mur des Fédérés » au Père Lachaise. Mais il gardera toujours ses

---

[57] Serge EISENSTEIN (1898-1948) avait tourné *le Cuirassé Potemkine* en 1925. Etait au Mexique pour tourner un documentaire *Que Viva Mexico* à la demande de l'écrivain américain Upton SINCLAIR, promoteur du socialisme aux Etats-Unis.

distances vis-à-vis des communistes et du journal l'Humanité :

« On peut se demander si, à toute époque, le plus isolé des écrivains lui-même, - et peut-être surtout celui qui croit être le plus libre-, n'est pas précisément le même qui touche aux profondeurs de la multitude par le plus grand nombre de points de contact ».

(réponse de janvier 1934 à l'enquête du journal *Commune* : *« pour qui écrivez-vous »* ?)

Et dans le même temps c'est son dernier combat dans la guerre d'Espagne. Dès novembre 1934 il fonde le groupe des amis de l'Espagne. Il écrit, prend la parole. Se rend en 1936 à Barcelone, puis à Madrid et va sur le front de Guadarrama. Il rencontre Malraux. Il poursuit ses activités début 1937.

De 1913 à sa mort il vécut au dernier étage du 147 Boulevard Saint-Germain au cœur de Saint-Germain des Prés. La même année, Guillaume Apollinaire emménageait au n° 202, qu'il avait choisi pour sa proximité avec le Café de Flore. Plus tard l'écrivain américain Henri Miller tombera sous le charme d'Elie Faure, en lisant un article de son *Histoire de l'Art*, traduite par Walter Pach.

Leur amour de l'art était le même. Sans théorie ni classification. Fait uniquement d'embrasements du cœur et d'une émotion exprimée magnifiquement. Malheureusement pour ce new yorkais de Brooklyn, en juillet 1931, Elie Faure était à New York lorsque celui-là faisait les cent pas devant l'immeuble parisien, n'osant pas monter et frapper à sa porte[58].

Elie Faure bénéficiera d'un accueil favorable de son grand ouvrage *l'Histoire de l'Art* car il n'avait pas une démarche scientifique. On a beaucoup par la suite, comparé les ouvrages d'art d'André Malraux au « grand-œuvre » d'Elie Faure. Pourtant bien des choses les opposent : pour Faure l'art est le produit d'une ascension verticale, d'un « filum » (Teilhard n'est pas loin), qui mène des générations d'hommes, par une sorte de sublimation, à l'Absolu artistique. Pour Malraux, qui n'a pas copié servilement cette somme, ce serait plutôt une analyse comparative, un *« dialogue entre les*

---

[58] Alain LEDUC *Henri Miller lecteur d'Elie Faure* : les cahiers de Sainte-Foy et sa région. N°1, 1993.

artistes[59] » qui relèverait d'une organisation plutôt horizontale. Certainement ! Mais l'analogie demeure : superpositions visionnaires, lyrisme qui emporte le lecteur. Fulgurance du regard et de la culture sont bien présentes chez tous les deux.

Parlant de Cézanne, Elie Faure dit que l'artiste n'est pas obligatoirement conscient des relations de son art avec ce qui l'entoure et de la place qu'il tient dans l'évolution de la société. Mais celui qui va l'étudier dans l'avenir a le droit de découvrir dans son œuvre des « *correspondances sociales et métaphysiques* » qui y figuraient, souvent même à son insu[60]. Cette approche rend compte du grand intérêt que l'on porte de nos jours à l'œuvre d'Elie Faure, après une période d'oubli relatif[61].

Le combat n'était pas tout à fait fini pour Elie Faure. Il prépare le Congrès international des écrivains et bataille pour qu'il ait lieu non pas à Valence, mais à Madrid, par solidarité à cette ville « *symbole du*

---

[59] Cf. Jean LACOUTURE *La Rumeur d'Aquitaine* op. cit p. 199
[60] Élie FAURE, « *Cézanne* », *Les Constructeurs*, Paris : Crès, 1914, p. 52 et suiv.
[61] Juliette HOLLENBERG, op. cit.

sacrifice ». Mais une première crise d'angine de poitrine l'atteint à 64 ans dans la nuit du 14 au 15 mars 1937 et il ne pourra être présent. Il survit, convalescent, en Dordogne, tout en continuant d'écrire et de signer des appels en faveur des populations espagnoles bombardées par les nationalistes de Franco. Sa fille raconte : « *Après un repos de quatre mois, terrassé par des crises d'étouffement fréquentes, il lui faut revenir au dispensaire où il a soigné pendant trente ans les cheminots de la gare d'Orléans. En octobre après une crise d'angine de poitrine plus épuisante que les autres, il doit s'aliter. Recevant une lettre de ses éditeurs américains demandant son accord pour une édition bon marché de l'Histoire de l'Art, il a soupiré, posé sa tête sur l'oreiller, a fermé les yeux et m'a dit : ta mère aura de quoi vivre pendant quatre ans* [62] ».

Mais il meurt le 29 octobre 1937. Il sera inhumé aux *Laurents*.

* * *

---

[62] Marie-Zéline SADOUL, op. cit.

Joachim CARVALLO, (1869-1936) et Anne COLEMAN (1875-1940), réanimateurs de Demeures Historiques.

Quelle raison a poussé Joachim, cet espagnol né dans le village de Don Benito, au centre de l'Espagne, à devenir l'exemple même des mécènes restaurateurs de châteaux historiques ? Probablement aucune sinon l'amour. Ce dernier étant comme chacun sait le fruit d'un mouvement dans lequel tout intervient mais en aucune façon la raison.

Joachim est issu d'une famille bourgeoise, dans *L'Extremadura, « sans doute la province la plus austère de son noble pays [1]».* *L'Extremadura* occupe le quart sud-ouest de l'Espagne, à l'ouest de *la Mancha* dont sera issue l'histoire de Don Quichotte au début du XVIIème siècle. Le village de Don Benito n'a pas d'histoire si ce n'est celle de la perte de milliers d'hommes le 28 mars 1809, lorsque Napoléon lança ses troupes à la conquête de l'Espagne, quelque part entre Medellin et Don Benito. On est au sud de la rivière Guadiana,

---

[1] Robert CARVALLO ; *Joachim Carvallo et Villandry, écrits et témoignages*, éd. privée, Impr.Paul, Joué-les-Tours, mars 1990. p.7.

qui va se jeter en bas dans le Golfe de Cadix après avoir sinué en Portugal.

C'est une région de conquistadors. Des fils de l'Estrémadure sont Francisco Pizarro, et son frère Hernando. L'aîné, Francisco né en 1475 dans le village de Trujillo, un peu au nord de Don Benito, sera celui qui capturera l'Inca Atahualpa. Son cousin, fils d'hidalgo, Hernan Cortez va naître vers 1485 à Medellin, village proche, ainsi que son compagnon plus jeune d'une dizaine d'années Alonso Hernández Puertocarrero. Leurs regards les porteront vers l'empire aztèque et Mexico.

Mais en attendant des conquêtes futures pour lui-même, Joachim poursuit ses études. Pourtant les débuts auraient pu être plus faciles. La famille, bien que portant un patronyme portugais, est de souche espagnole. Le père de Joachim, Francisco, eut cinq enfants d'un premier mariage avec Isabel Sanchez Montero. Joachim était le dernier et il perdit sa mère alors qu'il n'avait que trois ans. Son père Francisco dut s'exiler à Madrid, n'ayant pas fait de bonnes affaires à Don Benito, en abandonnant ses cinq petits. La famille avait possédé plusieurs affaires : une minoterie, une distillerie d'anis et une menuiserie. Il se remaria et eut trois autres enfants. Une pension venant de sa mère permit cependant aux premiers enfants de venir à Madrid et Joachim bénéficia de l'attention dévouée de sa sœur aînée avec laquelle il restera très proche. Malgré ces obstacles, Joachim fut un brillant élève et se dirigea vers la médecine. Il entreprit des travaux auprès du maître espagnol Laureano Calderon y Arana (1847-1894), chimiste renommé.

Calderon y Arana était né à Madrid d'une famille qui eut plusieurs enfants célèbres : Laureano était le frère du scientifique Salvador Calderon et du journaliste Alfredo Calderon. Laureano était pharmacien de par sa formation, et devint professeur de chimie organique à l'Université de Santiago. Dans la mouvance du Darwinisme, des oppositions politiques le chassèrent de la Faculté et il dut s'exiler à Paris où il trouva refuge auprès du chimiste Marcellin Berthelot afin de poursuivre ses recherches en thermodynamique. Puis il partit en Allemagne chez le Professeur Paul Von Groth et se retrouva à Strasbourg, devenue allemande après 1870, où il s'intéressa à la minéralogie et la cristallographie, inventant même un instrument de mesure pour cette recherche. Il fut universellement connu grâce à ses recherches en chimie organique et fut un temps collaborateur du français Charles Richet en 1879 dans le laboratoire de Marcellin Berthelot. C'est Calderon qui recommanda Joachim auprès de son Maître Richet. Il finit cependant par recouvrir sa chaire de Professeur en 1881 et mourut à Madrid à quarante-sept ans, universellement reconnu comme promoteur en Espagne de la biochimie, à la tête de la Chaire de Chimie Biologique de la Faculté de Madrid.

Charles Richet (1850-1935) était un physiologiste. C'est-à-dire un médecin qui s'intéresse au fonctionnement des êtres vivants, dans lignée de Claude Bernard. Il était le fils d'un éminent chirurgien de la Faculté de Médecine de Paris, Alfred Richet et apparenté au ministre Joseph Caillaux (1863-1944). A vingt-huit ans il était Professeur Agrégé de Physiologie. Humaniste et dreyfusard (il sera proche de Zola en 1898), il s'intéressa en biologiste à la psychologie et devint secrétaire de la société de Psychologie Physiologique, présidée par Jean Martin Charcot depuis 1886, avec comme vice-président celui qui a isolé la psychologie comme science autonome, en France, Théodule Ribot. Il défendait l'idée (évidente aujourd'hui, mais nouvelle pour l'époque) que l'étude du fonctionnement du corps humain devait conduire à la compréhension des mécanismes de la maladie. Il reçut le prix Nobel de Médecine en 1914 pour ses travaux sur l'anaphylaxie et les mécanismes de l'allergie. Durant la première guerre mondiale, ce pacifiste va militer pour la création d'une instance supérieure d'arbitrage (la Société des Nations, ancêtre de l'O.N.U. ne verra le jour qu'après le traité de Versailles en 1919). Mais ce grand savant est aujourd'hui contesté en raison de ses prises de position sur l'eugénisme. A l'époque, les travaux sur la génétique laissaient entrevoir des possibilités d'amélioration du genre humain, par différentes sélections. Le progrès des sciences semblait universel. L'esprit humain devait venir à bout de tout, y compris des maladies. Les réflexions de ce franc-maçon vont bientôt dévier vers des prises de position réellement racistes, dont cet esprit pourtant éclairé du XIXème siècle, n'a pas prévu la dérive avec l'arrivée d'Hitler au pouvoir, seulement deux ans avant sa mort en 1935. Au point qu'un hôpital portant son nom a été débaptisé à Villiers-le Bel en 2015.

Joachim Carvallo va travailler avec Charles Richet à Paris, à partir de 1889. A l'époque ce laboratoire jouit d'une impressionnante notoriété. Et le grand professeur fut séduit par la compétence de ce brillant élève, considéré comme l'un des meilleurs. Joachim arrive en France à la suite d'un échec contre un concurrent pour un poste de physiologie à Madrid. Il n'a pas terminé ses études et décide de les reprendre en France. Très travailleur et déterminé, il parlait déjà bien le français mais avec un fort accent *« que trente ans de séjour en France [n'avait] pas atténué [2] ».* Joachim nous l'avons vu était dépourvu de ressources. Il se lia d'amitié avec Victor Pachon, qui fut célèbre plus tard pour l'invention du brassard à

---

[2] Robert CARVALLO op. cit. p.20

tension, universellement utilisé par tous les médecins. En attendant ils opèrent des chats pour étudier la digestion avec ou sans sécrétion gastrique. Richet fit nommer trois de ses élèves dont Carvallo et Pachon, comme Directeurs de l'Institut Marey, du nom d'Etienne Jules Marey (1830-1904).

Ce médecin physiologiste était l'inventeur entre autres de la chronophotographie[3], ancêtre de l'analyse cinématographique du mouvement, mais dont l'intérêt décrut après le dépôt des brevets des frères Lumière en 1895. L'Institut, crée en 1903, et dernière œuvre du célèbre physiologiste spécialiste de l'étude de la physiologie en action, fut imaginé pour standardiser et contrôler les instruments de mesures destinés à l'étude du vivant. Marey voulait en effet faire de la physiologie une science exacte en s'appuyant sur l'anatomie, mais en l'observant sur le corps en mouvement.

« J'ai consacré une plus grande partie au mouvement dans les fonctions de la vie et je pense, avec Cl. Bernard, que le mouvement est

---

[3] Voir à ce sujet l'œuvre de Marcel Duchamp : *Nu descendant un escalier*, 1912.

l'acte le plus important, la mesure où toutes les fonctions empruntent son concours pour s'accomplir[4]».

Joachim Carvallo dut se battre pour défendre cet institut dont le but n'était pas toujours compris de ses confrères médecins. Les locaux du Bois de Boulogne étaient précaires et les subventions rediscutées chaque année. En 1907 lors d'un congrès de physiologie à Heidelberg, Joachim Carvallo dans un long rapport, devait encore exposer l'organisation de l'Institut, son état financier et ses contributions scientifiques. Il était aussi précisé que l'Institut dédiait « *certaines salles de notre Laboratoire pour organiser une exposition internationale et permanente d'appareils physiologiques, devenant ainsi, en même temps qu'un centre de recherches techniques, un musée expérimental [5]».* Le collectionneur était déjà là. Charles Richet reprendra la présidence de l'Institut en 1911

---

[4] E.J.MAREY, *Du mouvement dans les fonctions de la vie-* Leçons faites au Collège de France. Paris, New-York, Germer Baillière, 1868, p.VI.

[5] J.CARVALLO, *Rapport présenté au VIIème e Congrès de Physiologie, au nom de l'association internationale de l'Institut Marey.* Archives Internationales de Physiologie. Liège-Paris,VII, 1907, p.33-40.

jusqu'en 1935. Mais l'influence de l'institut Marey déclina et il passa ensuite sous la coupe du CNRS en 1947. En 1977 à l'échéance de la concession la municipalité parisienne accorda le terrain à la fédération Française de Tennis pour construire le stade Roland Garros. Citons un article de l'italien L.Dibattista, historien des sciences de l'université de Bari[6] :

« Il est difficile d'imaginer un legs scientifique plus fertile. Constat encore plus important : quand chaque médecin, aujourd'hui, dans le monde, lit un électrocardiogramme, interprète une spirométrie ou enregistre une série de potentiels évoqués, ce médecin profite, même s'il n'en est pas toujours conscient, de l'espéranto physiologique qu'avait voulu Marey. Si le nom de l'éminent physiologiste français a disparu de la mémoire de bien des utilisateurs, l'exigence de son Institut, constitue le critérium d'observation retrouvé dans la pratique quotidienne de tout médecin. »

---

[6] Liborio DIBATTISTA *L' Institut Marey: naissance et destin d'un rêve scientifique*, Vesalius, X I, 1, 4-1 0, 2005

C'est dans le laboratoire de Charles Richet que Joachim Carvallo allait rencontrer Ann Coleman. Elle était l'héritière de grands sidérurgistes américains. Cédons la parole à Charles Richet [7]:

« *Elle vint me voir très simplement, très hardiment, avec ses grands yeux candides et loyaux, pour me dire qu'elle désirait étudier la physiologie à Paris. Elle n'avait que dix-neuf ans[8] et ne savait pas grand-chose... Ce fut à cette époque qu'éclata la guerre entre l'Espagne et les Etats-Unis. Naturellement, A.Coleman et J.Carvallo prirent chacun parti pour leurs compatriotes, et, chaque fois que j'entrais dans la grande salle de mon laboratoire, j'entendais les éclats passionnés de cette discussion*».

Mais bientôt Ann Coleman regagna Baltimore et malgré ses réticences initiales entretint une correspondance avec Joachim. Au bout de quelques années elle revint même à Paris pour tenter de rompre définitivement cette relation épistolaire. Charles Richet ajoute :

---

[7] Robert CARVALLO op. cit. p.22
[8] En réalité 22 ans. Elle est née en 1875.

« Toutes ces précautions furent vaines. Quelques mois après elle était devenue madame Carvallo. Mon pauvre ami était dans la joie et l'émotion. Je lui rendis alors un petit service d'argent et c'est fort amusant, car il n'avait rien, absolument rien, et il possède maintenant un des plus beaux châteaux de France ».

Joachim et Ann se sont mariés aux Etats-Unis à Lebanon en 1899. Ann Coleman (1875-1940) était la dernière d'une famille de 13 enfants, originaire de la petite ville de Lebanon en Pennsylvanie. Toute cette région est fortement marquée par le passage des colonisateurs allemands depuis 1720. Et Nous sommes à deux pas de Lancaster, le pays des Amish. Robert Coleman, l'arrière-grand-père d'Ann avait émigré d'Irlande et s'était fait une solide réputation dans le travail de la forge. Il fit fortune en forgeant des boulets de canon. A 28 ans la ville de Philadelphie lui confia la fabrication d'une énorme chaine destinée à interdire la rivière Delaware à la marine britannique[9]. Sa forge deviendra l'une des

---

[9] Robert CARVALLO op. cit. p.96

plus importantes du pays et ses descendants seront à la fois cultivés et marqués par le goût des voyages. Robert Coleman poursuivit une carrière politique et demeurait à Lancaster, Pennsylvanie. L'une de ses filles fut un temps fiancée au futur président James Buchanan. Celle-ci, nommée Anne Caroline, brisa ce lien car elle soupçonnait Buchanan d'infidélité et mourut le lendemain, probablement d'une overdose de laudanum. Le président Buchanan en fut très affecté et ne se maria jamais, devenant le premier et le seul président célibataire à la Maison Blanche.

Comme Joachim, Ann perdit sa mère alors qu'elle avait trois ans. Très cultivée, elle hérita d'une importante fortune et décida, après des études de chimie et de biologie au collège féminin de Bryn Mawr situé à une dizaine de km à l'ouest de Philadelphie, de poursuivre ses études en Europe.

Joachim à l'occasion de son mariage avec Ann fut touché doublement par la Grâce : il abandonna son attitude de libre-penseur radical et socialiste pour devenir monarchiste et catholique ultra-pratiquant. D'ailleurs Ann s'était convertie du protestantisme au catholicisme pour se marier. D'autre part tous deux abandonnèrent leurs travaux médicaux, dans lesquels pourtant ils s'étaient investis pleinement, pour acheter avec la fortune américaine, le château de Villandry, dont ils étaient tous deux tombés amoureux.

Le fils de Charles Richet, prénommé également Charles (1882-1966, qui deviendra également un médecin des hôpitaux de Paris, spécialiste en nutrition) raconte ce souvenir :

« Je voyais souvent M. Carvallo à la table paternelle dont il était un hôte familier quand j'étais tout enfant. Un souvenir fait disparaître en quelque sorte tous les autres, celui où M. Carvallo a raconté qu'une découverte extraordinaire venait d'être faite par lui. On lui avait montré que le château de Villandry, alors dans un état lamentable, avait été au XVIe siècle le centre d'un domaine étendu, avec terrasses, jardins, bassins, etc. Tout cela avait subi l'épreuve du temps et celle de la révolution de 1789. Mais il avait des plans et gravures de l'époque ; on ne pouvait se douter aujourd'hui de ce qu'avait été la propriété. La reconstituer, ce serait vraiment une résurrection. Il fallait

l'entreprendre. Oui, il était décidé à y consacrer tous ses efforts.[10] »

Le couple Joachim et Ann Carvallo achètent Villandry le 10 décembre 1906 à un pharmacien âgé qui ne parvenait pas à le valoriser, après avoir envisagé d'en faire une manufacture. Ce dernier ne profita pas longtemps de la vente puisqu'il mourut deux jours après.

« Le château était tout en fenêtres, en balcons, en ouvertures à trompe-l'œil. Le parc était constitué à l'anglaise, en vallonnements et mamelonnements [...], planté de maintes espèces exotiques récemment importées: cèdres, pins, thuyas, magnolias, massés sur les revers de monticules artificiels. Le château lui-même disparaissait au milieu d'une forêt d'arbres et de verdure. [...] L'ensemble cependant me plut. Le prix ne me parut pas

---

[10] Retranscrits par le Professeur Gabriel Richet, petit fils de Charles Richet, patron de Joachim Carvallo. Gabriel Richet (1916-2014) a fait partie de la 2ème DB. A travaillé avec Jean Hamburger à l'hôpital Necker, avant de diriger son propre service de néphrologie à Tenon de 1966 à 1985.

exagéré. L'acte de vente fut signé sur l'heure. [11]»

Ces scientifiques, axés sur la connaissance et la découverte de l'inconnu, ne se préoccupaient que de l'avenir. La fréquentation des vieilles pierres et de l'Histoire va leur permettre de développer un goût immodéré pour le passé. A partir de cette époque les liens avec Richet resteront chaleureux malgré l'abandon de cette carrière scientifique prometteuse et aussi malgré les divergences philosophiques, politiques et religieuses entre les deux hommes.

Armé de son seul courage et de quelques outils, le docteur Carvallo se mit à piocher les enduits et les décorations du XVIIIème siècle, faisant disparaître des cloisons et des fausses fenêtres, qui nuisaient à l'harmonie initiale et authentique. L'effet fut spectaculaire puisqu'il est rapporté qu'en une semaine, « Villandry reprit le caractère qu'il avait à la Renaissance[12] », à tel point que les membres de la Société archéologique de Touraine avaient du mal à croire qu'il ne

---

[11] P. Le NOACH, *Histoire de Villandry et de son château*, Tours, impr. Mariotton, 1949. p.31.
[12] Robert CARVALLO op. cit. p.30.

s'agissait pas d'un nouveau château, venu remplacer l'ancien. Ann, plus réservée que son mari, était très imprégnée de culture classique et passait son temps dans les livres. Elle fut très certainement l'inspiratrice de ces travaux et celle qui apporta la caution historique à ces modifications.

C'est sous l'impulsion de François 1er que le Val de Loire (plus que d'autres régions) se couvrit de châteaux d'inspiration italienne à la Renaissance. A la même époque, certains bâtisseurs érigeaient encore des châteaux-forts d'inspiration médiévale. Nous en voyons l'exemple en Quercy, bien loin de la Loire, où l'on termine en 1510 le château de Bonaguil, près de Cahors, muni de tous les systèmes de défense du temps de la guerre de cent ans (et qui n'a jamais été attaqué), tandis que le grand maître de l'artillerie de François 1er et qui fit merveille à Marignan, Galiot de Genouillac, va construire à Assier, près de Figeac, un château d'inspiration purement Renaissance. C'est le cas également du château de Montal, tout proche et qui est de la même époque. Car François Ier voulait concurrencer l'art italien, sa finesse et son élégance. Faisant reconstruire Blois, Amboise, mais aussi Chambord. Ainsi que Saint-Germain en Laye et bien-sûr Fontainebleau, qui devint sa demeure favorite, avec Villers-Cotterêts.

C'est Jean Le Breton, un très proche Secrétaire d'Etat de François 1er et gouverneur de Chambord, qui reprit le domaine et transforma un ancien château féodal vers 1530. Il ne conserva que le donjon carré d'une forteresse qui avait été le témoin de la reddition de Henri II Plantagenêt dans les mains de Philippe Auguste en 1189 et la signature de la *Paix du Colombier,* qui devait aboutir quelques jours plus tard au *traité d'Azay-le-Rideau* par lequel le roi d'Angleterre, malade, abandonnait ses domaines au roi de France et reconnaissait son fils Richard (qui deviendra *Cœur de Lion*) comme seul héritier. Henri II devait mourir quelques jours plus tard[13].

Jérôme Bonaparte, plus jeune frère de Napoléon acquit le domaine au début du XIXème siècle, cependant il y vint peu. Il avait

---

[13] Il est enterré avec sa femme Aliénor d'Aquitaine et Richard Cœur de Lion à Fontevrault, qui devient la nécropole des Plantagenets.

été marié à Baltimore aux Etats-Unis en 1803 et eut un fils, Jérôme Napoléon et deux petits-fils l'un proche de napoléon III et l'autre de Théodore Roosevelt. Ce mariage fut cassé par la décision de Napoléon, qui lui fit épouser la princesse Catherine de Wurtemberg. Nommé roi de Westphalie de 1807 à 1813 il échangea bientôt son domaine contre une propriété en Italie.

A Villandry l'influence italianisante est cependant moins marquée que chez son voisin Azay-le-Rideau, bâti à la même époque. Préfigurant ainsi Anet, Fontainebleau et ce qui allait devenir ensuite le *Style Henri IV*, plus simple et plus pur. L'ordonnance classique et l'environnement d'une ceinture de douves dans lequel le château se reflétait, avaient été supprimés par le Marquis de Castellane au XVIIIème siècle[14], sans doute pour le mettre en harmonie avec des dépendances de cette époque, qui sacrifiaient au goût alors en vogue pour le retour à l'Antiquité.

Joachim Carvallo et son épouse, bien que tous les deux issus de l'étranger, vont

---

[14] Miquel-Ange de Castellane, issu d'une illustre famille provençale, avait acquis le château en 1754.

travailler toute leur existence pour remettre ce style français en vigueur, dirigés par un esprit profondément religieux. Très inspiré par la doctrine de Saint-François de Sales, il considérait que la religion, avant de nous parler du ciel, nous enseigne l'amour et le respect de la nature. L'architecture est faite d'équilibre :

« Hâtons-nous donc de rétablir l'ordre dans l'architecture française, si nous voulons mettre l'harmonie et la paix dans les esprits. Saint-Augustin disait que la paix est la tranquillité de l'ordre [15]*».*

Pendant la guerre de 1914, Joachim, qui était devenu français, prit l'uniforme de médecin militaire. Il dirigea dans les dépendances du château un hôpital qui accueillait les blessés venant du front. En 1924 il fonda l'association *« Demeures historiques »*, premier organisme du patrimoine historique privé. Il défendait la possibilité pour ces demeures d'être ouvertes au public. Villandry sera ouvert dès 1920. Cet organisme sera une des grandes préoccupations de sa vie entière, visant à regrouper et représenter les propriétaires de châteaux

---

[15] Robert CARVALLO op. cit. p.36.

historiques et de vieilles demeures de France.
Ceci afin de les aider à les mettre en valeur,
les conserver et si possible les transmettre
sans morcellement, ce que ne permettait pas
le Code Civil. Il va utiliser dès lors toutes ses
qualités de persuasion pour fédérer les
énergies, regrouper les propriétaires et
convaincre les pouvoirs publics. La présence à
ses côtés du comte Boniface de Castellane[16] a
été une aide précieuse. Le célèbre dandy,
même ruiné depuis son divorce l'année même
où Les Carvallo achetèrent Villandry, n'a
aucun mal à se faire ouvrir toutes les portes
d'un monde encore très fermé et suspicieux.
De son côté Ann Coleman était plus discrète,
apportant un soutien constant dans les
recherches historiques. Des travaux sont
aidés par cet organisme pour la restauration
du beffroi d'Amboise, d'un hôtel renaissance à
Loches, de la salle capitulaire de l'abbaye
Saint-Julien de Tours. Également pour le

---

[16] Eric MENSION-RIGAULT, Boni de Castellane, Editions Perrin,
2008 : Boniface de Castellane (dit Boni,1867-1932) avait
épousée une riche héritière américaine, Anna Gould, et dépensa
l'immense fortune de celle-ci, jusqu'à ce qu'elle demande le
divorce en 1906. Ce qui lui imposa de quitter l'admirable *Palais
Rose*, construit Avenue du Bois (aujourd'hui Avenue Foch). Boni
se fit ensuite courtier en objets d'arts.

rachat du château de Plessis-Lès-Tours, aussi bien que pour le renforcement de la petite église romane d'Antogny-le-Tillac, ou encore, pour la restauration des portes de la ville de Richelieu.

Mais une autre grande affaire pour ce château est l'embellissement que constitue le rétablissement des jardins à la française. Le XVIIIème siècle puis le XIXème, dans leur souci d'uniformisation issu des *Lumières*, ont fait disparaître non seulement les différents espaces marquant les catégories sociales des habitants du château, mais également mettant sur un même plan les différents espaces cultivés. Dans la tradition classique en effet l'on pouvait trouver un *jardin potager ou un verger*, un *jardin d'ornement* et un *jardin d'eau.*

Les ordonnateurs de jardins s'étaient tous plus ou moins inspirés de l'œuvre du moine Francesco Colonna. A sa sortie à Venise en 1499, *l'Hypnerotomachia Poliphilii* ou *Discours du Songe de Poliphile*[17], était pourtant

---

[17] Parcours de « *celui qui aime Polia* », plutôt que (par assimilation avec le préfixe poly)« *qui aime plusieurs choses* ». Il

passé pratiquement inaperçu. Colonna était fils d'une illustre famille romaine, liée aux Orsini et aux Farnèse. Il avait restauré la demeure familiale de Praeneste, actuelle Palestrina, qui avait été dévastée en 1436 par les troupes pontificales. Colonna, au travers de l'art de distribuer un jardin, cherche une réponse philosophique sous la forme d'un parcours initiatique jusqu'à la connaissance suprême. On y a retrouvé également une dimension hermétique et alchimique. Cette connaissance aboutissant à l'assouvissement de tous les désirs, aussi bien physiques que spirituels, on comprend pourquoi l'auteur fut bientôt considéré comme hérétique par l'Eglise, alors enfermée sur le principe de l'Inquisition. Découragé et ruiné malgré la parution de son ouvrage, il rentra dans le rang des dominicains et finit sa vie dans un couvent de Venise en 1527[18]. De nombreux jardins des environs de Florence sous l'influence de Cosme 1er, de Lucques (Castello, puis Pratolino, Collodi) ou de Rome (Tivoli,

---

ne s'agit pas, naturellement de celui « *qui aime la cité ou la ville* » (préfixe poli).
[18] Michel SAUDAN et Sylvia SAUDAN-SKIRA *de Folies en Folies. La découverte du monde des jardins*. B.Taschen-Verlag.1997.p.3.

Bagnaia, Caprarola, puis Frascati), se couvriront de successions de terrasses dont l'agencement ne doit rien au hasard, mais au contraire témoignent d'un itinéraire préconçu. L'apogée en Italie sera le jardin d'Isola Bella sur le lac Majeur. François 1er fit réimprimer l'ouvrage de Colonna en 1546 et tous les princes le réclamèrent. François Rabelais en sera un lecteur attentif et l'on en retrouve la trace dans *Gargantua* ou le *Quart-Livre*.

De terrasse en terrasse, de chambre en chambre, doivent se succéder différents jardins. Il y a d'abord la traversée d'un monde inconnu : forêt de branchages, jonchée de débris antiques. Passage de l'ignorance à la connaissance. Déchiffrer les symboles permettra au héros de retrouver Polia et la connaissance suprême. La forêt au fil des ans, se transformera en labyrinthe, comme un jeu, une énigme à résoudre. Puis on traverse le « *jardin de verre* », c'est-à-dire de la transparence, de la connaissance : ce sont les ordonnancements de simples (chers aux abbayes), le jardin botanique, le jardin d'utilités, les potagers, les vergers. Les jardins pour le plaisir (fleurs), viendront après les jardins d'utilité (légumes, fruits), devenant de véritables jardins d'agrément. Ensuite vient *« le jardin de la soie »* : ou jardin des sens : on y entend la musique de l'eau, on y voit des grottes fraîches, recouvertes de coquillages, habitées par des nymphes. L'influence du Songe de Poliphile va se perpétuer jusqu'à nous si l'on songe à certains éléments retrouvés chez Gérard de Nerval, familier de cette culture merveilleuse, ou chez Georges Pérec, amateur de jeux littéraires.

A Villandry les plantes et les légumes sont cloisonnés en figures géométriques que l'on appelait carreaux, ce terme sera peu à peu remplacé par celui de parquet. Il s'agit d'un véritable jardin d'ornement...potager, ce qui est exceptionnel. Le plan général n'a cependant pas retenu l'ensemble des principes du Songe de Poliphile et l'on ne retrouve ni débris antiques de colonnes ou de temples, ni grottes à coquillages. L'inspiration vint également du livre de Jacques Androuet du Cerceau : *les plus excellents bâtiments de France et le Monasticum Gallicanum,* publié en 1694 pour l'ordonnancement des jardins d'abbayes, et dont Carvallo possédait une édition du XIXème siècle. A Villandry la présence de l'eau y est très importante avec une cascade et un cours d'eau qui agrémente le jardin et permet un arrosage régulier et tempéré. Joachim Carvallo et son épouse Ann aimaient passionnément les jardins à la française et détestaient les parcs à l'anglaise. Ils considéraient comme l'avait souligné un illustre anglais devant son roi que pour dessiner un tel jardin il suffisait de « *saouler le jardinier et de le suivre*[19] ». Ils avaient fait de nombreuses recherches, notamment à Solesmes et à Ligugé[20]. A Villandry l'effet esthétique est privilégié sur l'idée de conservation. Nous ne sommes pas à La Bourdaisière[21]. Ainsi tomates, choux, poivrons sont associés pour marier les couleurs et les formes, ainsi que les fleurs. Les carrés du *jardin de l'Amour* ont été dessinés par le peintre sévillan Antonio Lozano, selon les règles du dessin hispano-mauresque (*mudejar*). Les buis sont taillés en topiaires ou en bordures, dessinant des cœurs, des

---

[19] Robert CARVALLO op. cit. p.46.

[20] Eric MENSION-RIGAULT, Boni de Castellane, Editions Perrin, 2008 , op. cit. p.259.

[21] A Montlouis-sur-Loire. Conservatoire de la tomate avec plus de 300 variétés. Château Renaissance acquis par les descendants des princes de Broglie.

papillons ou des poignards, évoquant les amours tendres, volages ou tragiques... D'ailleurs, pour Carvallo, le jardin de Villandry exprimait une idée plus vivante, par ses couleurs, ses associations, que le simple jardin classique à la française.

Le troisième élément constitutif de l'œuvre des Carvallo, après le château et *Demeures historiques* et après les jardins, est sans conteste la collection de peintures. L'art ibérique classique fut la prédilection de Joachim, qui devint bientôt un des plus grands spécialistes de cet art. Il organisa en 1924 la première grande exposition privée à Paris à la Galerie Charpentier[22]. Cet art était reconnu et par exemple un critique d'art comme Elie Faure avait déjà publié une étude sur Velasquez dès 1903. Joachim soulignait les liens intellectuels et artistiques qui unissaient nos deux pays et le fait que des peintres comme Ribera ou Murillo étaient aussi célèbres en Espagne qu'en France. Goya fit une partie de sa carrière à Bordeaux et y

---

[22] Nous avons vu que Louis-Philippe avait ouvert dès 1838 une galerie d'art Espagnol au Louvre, malheureusement fermée lors de la révolution de 1848 (cf. Elie Faure).

peignit ses meilleurs chefs-d'œuvre. La peinture espagnole peut être définie selon Carvallo comme relevant d'un *réalisme spirituel*. Il possédait environ 300 œuvres qui ont été dispersées à sa mort. Certaines sont au Louvre ou au Prado. Par contre l'on ne retrouve aucune trace d'un rapprochement entre Carvallo et un contemporain comme Picasso (né en 1881).

Joachim Carvallo a consacré toute sa vie à son château, ses jardins et à sa collection. Très attaché à son pays natal il retourna cependant peu en Espagne. Ann son épouse se consacrait à ses livres et à la religion. Ils eurent six enfants, dont quatre filles. Ann apprit le russe et même l'hébreu afin de pouvoir lire la Bible dans cette langue plutôt qu'en grec. Ils ont été les ambassadeurs infatigables et les défenseurs de notre patrimoine historique. Vers la fin de sa vie Joachim continuait à se dépenser sans compter. Il est mort en 1936 des suites d'une intervention chirurgicale. Très fidèle au dogme de la résurrection des corps, Joachim obtint à se faire enterrer dans l'église de Villandry, rejetant le cimetière et disant : *« je ne veux pas ressusciter à côté d'un radical socialiste »*...Pendant la dernière guerre, Ann refusa de quitter le domaine, malgré les menaces et s'éteignit pieusement le 24 novembre 1940, « *en laissant dans le village le souvenir de beaucoup de charité assortie de la plus grande discrétion[23]* ». Le domaine est toujours dans les mains de ses héritiers qui perpétuent l'esprit initial. Les jardins sont fidèlement entretenus et dessinés chaque année avec l'aide d'une dizaine de jardiniers sur les cinq hectares du parc, dominant le Cher. La *Demeure Historique* après sa mort passa dans les mains du Duc de Noailles jusqu'en 1952, le duc de Luynes jusqu'en 1972, le prince de Beauvau-Craon jusqu'en 1982, le marquis de Breteuil jusqu'en 2001, le marquis Jean de Lambertye jusqu'en 2019 [24] ; Olivier de Lorgeril depuis cette date.

* * *

---

[23] Robert CARVALLO op. cit. p.97.
[24] Eric MENSION-RIGAU, *Singulière Noblesse*, Fayard,2015.

Le Dr. Henri de ROTHSCHILD, entrepreneur de l'humanitaire.

Sur l'arbre généalogique de la famille Rothschild, un rameau particulier a poussé. Henri de Rothschild (1872-1947), a été administrateur, entrepreneur, philanthrope et auteur dramatique, mais aussi médecin. Il a délaissé non pas la fortune, ni la soif d'entreprendre mais l'attirance évidente et facile pour la profession de banquier, pour venir en aide à ses contemporains[1]. Après la mort de leur père en 1881, Henri et sa sœur Jeanne ont eu une jeunesse confinée avec leur mère qui avait un grand sens du devoir envers les autres. Ils étaient familiers de l'hôpital crée par leur père James Edouard et d'autres établissements crées à Berk-sur-Mer.

Pourtant il n'y a pas plus pur descendant de la race. Ses ancêtres sont des juifs allemands, comme en témoigne leur patronyme « Zum roten Schild », c'est-à-dire « à l'enseigne rouge ». Celle-ci figurait sur la maison d'une modeste ruelle du ghetto de

---

[1] Nadège FORESTIER, *Henri de Rothschild: un humanitaire avant l'heure* (Ed. Cherche midi)

Frankfurt am Main (Francfort). Celui-ci a regroupé la plus grande communauté juive d'Europe du XIIè au XXè siècle et la Judengasse (la rue aux juifs), quartier du ghetto, lui a été attribué en 1462.

Cette ville de Francfort a toujours été une place financière importante et elle l'est restée jusqu'à nos jours. Son nom qui signifie « le gué des Francs sur le Main», est déjà usité sous Charlemagne. Ses successeurs sont nommés dans cette ville avant d'être couronnées à Aix la Chapelle.

C'est Mayer Amschel Bauer (1744-1812) modeste héritier d'un prêteur sur gages, qui le premier se revêtit du nom de Rothschild. Destiné à devenir rabbin, la mort prématurée de ses parents l'oblige à gagner sa vie très tôt. A 13 ans il devient saute-ruisseau dans une banque de Hanovre. Bientôt il comprend tellement bien les bases du métier qu'il s'installe à son compte. Il négocie également du textile, s'intéresse à l'art et recherchera la protection d'un puissant. Il développa le commerce de l'argent au point de devenir le banquier de l'électeur Guillaume Ier de Hesse. Mayer Amschel Rothschild, ainsi qu'il se fera nommer, aidera ce prince à préserver son immense fortune après l'invasion du Land par les armées de Napoléon en 1806 (Iéna).

A cette époque seuls les héritiers mâles étaient destinés aux affaires. Sur les dix enfants qu'il a eu avec Gudule Schnapper, cinq fils furent envoyés à Londres, Paris, Vienne et Naples en plus de Frankfort. Leur fille ainée, par son mariage les rapprocha de la dynastie bancaire des Worms. Un véritable pacte familial assure la solidarité des enfants entre eux. Leur emblème commun marque cinq flèches réunies par un ruban. Avec pour devise, *Concordia, Integritas, Industria.* Gudule survivra 37 ans à son mari sans jamais quitter sa maison de la Judengasse.

La branche française est créée par James de Rothschild (1792-1868). Sa banque sera domiciliée en 1815 à Paris, rue Lafitte[2] au n°19, l'ancien hôtel de Fouché, duc d'Otrante. L'hôtel fut également celui de la reine Hortense, dans lequel était né, en 1808,

---

[2] Dans les jardins de l'ancien hôtel du financier Jean Joseph de Laborde, XVIIIème siècle, qui fit construire le château de La Ferté Vidame (Eure-et-Loir). Le nom de Lafitte vient de l'homme politique et Jacques Lafitte, banquier sous louis-Philippe.

Louis-Napoléon Bonaparte, le futur Napoléon III. Ce bâtiment est situé à quelques numéros du domicile de Jacques Offenbach (1819-1880) et du lieu de naissance de Claude Monet (1840) et plus tard...d'André Citroën (1878). James achète les immeubles alentour. Cet hôtel sera le lieu de réceptions magnifiques. Dans les salons se pressaient Honoré de Balzac ou Heinrich Heine, Puccini ou Meyerbeer, l'éditeur musical Maurice Schlesinger pour lequel Rossini composa. Ainsi que le peintre Ingres, qui exécuta ici le portrait de Betty[3].

Sa fortune en fait un des proches de Louis-Philippe, dont il va bientôt gérer le patrimoine. Il obtient la concession des Chemins de Fer du Nord, devenant, sous la Monarchie de Juillet, l'homme le plus riche de France.

Plusieurs propriétés sont acquises par le baron James : le château Rothschild à Boulogne (acquis en 1817 et reconstruit en 1855 en style néo-classique), l'hôtel Saint Florentin en 1838, près de la Place de la Concorde, ancienne demeure de Talleyrand.

---

[3] Pierre ASSOULINE, Le Portrait, Gallimard, 2007.

Le château des Fontaines à Gouvieux (Oise) ou celui de Ferrières (Seine et Marne) en 1829, reconstruit au XIXème siècle. C'est lui également qui va acquérir en 1868 le domaine viticole de Pauillac (Médoc) du Château Lafite, du nom d'un ancien propriétaire, et sans relation avec le nom de la rue parisienne.

La branche anglaise est issue de Nathan Mayer Rothschild, fondateur de la banque londonienne, créée la première, dès 1798. Celle-ci deviendra l'une de plus puissantes banques de l'empire britannique au XIXè siècle. C'est Nathaniel de Rothschild (1812-1870), le troisième fils de Nathan Mayer, qui émigrera à Paris pour travailler avec son oncle James (et dont il épousera la fille Charlotte, devenant ainsi gendre en plus de neveu). C'est lui qui va acquérir en 1853 le domaine viticole Brane-Mouton qui sera baptisé ensuite Mouton-Rothschild.

En ce qui concerne les autres frères, Salomon s'installe à Vienne et Karl à Naples. Amschel Mayer, leur frère aîné, restera à Francfort. Ils développent rapidement un réseau de courriers et de relations dans toute l'Europe et au-delà, qui leur permettent de consolider leur fortune en quelques années.

Henri de Rothschild est le petit-fils de Nathaniel. Quand il nait, seulement 60 ans ont passé depuis la disparition de l'ancêtre fondateur de la fortune familiale. Son père James Edouard (1844-1881) avait épousé sa cousine Laura Thérèse (1847-1931), née à Francfort et petite-fille de Karl et que tous appellent Thérèse. James Edouard avait demandé la nationalité française à 21 ans. Il décède brutalement d'une attaque cardiaque lorsque le jeune Henri a 9 ans. Alarmé par une rumeur (avérée fausse) de faillite en bourse il est pris d'un malaise qui lui sera fatal. Cet érudit, collectionneur passionné de livres avait 36 ans.

Henri est donc issu de la branche anglaise (Nathan) par son grand-père Nathaniel, Il est l'arrière-petit-fils de Karl (Naples) par sa mère. Il est l'arrière-arrière-petit-fils de Salomon (Vienne) par son arrière-grand-mère et l'arrière-petit-fils de James Edouard (Paris) par sa grand-mère Betty

Henri va passer une partie de son enfance et son adolescence dans l'atmosphère austère et pesante régnant dans l'hôtel particulier de l'avenue de Friedland, autour de sa mère Thérèse, très croyante et qui ne s'était jamais départie de l'accent de Francfort, sa ville natale. Contrairement à son mari James Edouard, brillant, érudit, collectionneur, Thérèse reste cloîtrée et destinée à une vie de dévotion, débutée avant son mariage, auprès de sa sœur Clémentine, malade et de leur mère. Une douloureuse affection va bientôt obliger Thérèse à garder la chambre pendant des années, se consacrant aux œuvres de charité. Henri, gardé par son précepteur français, sa gouvernante anglaise et son institutrice allemande, ne manque de rien, si ce n'est d'affection. Les vacances se déroulent avec sa sœur Jeanne, chez sa grand-mère la baronne Nathaniel, à l'abbaye des Vaux-de-Cernay dans la forêt de Rambouillet, en Vallée de Chevreuse et dont il héritera plus tard, en 1899. Ou bien encore, l'été, à Berk-sur-Mer près de l'hôpital qu'avait fondé James Edouard en 1872, pour les patients atteints de tuberculose osseuse, pour laquelle on ne disposait pas encore d'antibiotiques. Ces vacances étaient son espace de liberté. Il écrira plus tard : *« j'ai passé mon enfance dans une véritable captivité »*[4]. En juillet 1886, le directeur de l'hôpital de Berk fut très étonné de recevoir la demande de stage de ce garçon de 14 ans. Sa distraction était de suivre les soins quotidiens aux malades : *« je trouvais fort amusant de suivre médecins et infirmières à travers l'hôpital... Les pansements mais également les opérations. Tout cela « me divertissait infiniment plus que mes promenades sur la plage déserte, en compagnie d'une institutrice revêche »*[5].

Henri est très lié à sa famille et à la tradition de solidarité, d'honnêteté et de travail, qui constitue la devise de la famille. Par ses liens familiaux souvent consanguins, dont la famille se moque[6], il descend de 4 des cinq frères issus de Mayer Amshel. Pourtant il va se consacrer à améliorer le sort de son

---

[4] H.de ROTHSCHILD, Croisière autour de mes souvenirs, Ed.Emile-Paul Frères, 1932.
[5] Ibid.
[6] « Quitte à donner une dot à sa fille, il semblait moins douloureux de la remettre à son frère et associé, qu'à un étranger ». in Anka MUHLSTEIN, James de Rothschild, Gallimard, 1981.

prochain, selon les principes moraux rigoureux hérités de sa mère. Il ajoute à la devise familiale« *Union Honnêteté, Travail* », ces mots : « *altruisme et charité doivent être la rançon de tout homme que la fortune a favorisé* ».

Henri a été initié par son père au contact des beaux livres. Vers l'âge de 10 ans il entreprend de collectionner une sorte de cabinet de curiosités en réunissant des objets d'histoire naturelle, coquillages, insectes ou animaux empaillés, souvent achetés rue du Bac chez le grand naturaliste Emile Deyrolles. Ensuite il se prendra de passion pour les autographes, collection déjà initiée par son père. Sous les conseils d'Emile Picot le plus proche collaborateur de son père, il fréquente la librairie Charavay, la plus réputée dans ce domaine. En juin 1884 il fait son premier achat en salle des ventes : une lettre de Malherbe à son ami le poète Racan, qui date du 13 mai 1628, pour 355 francs. Ensuite ce seront d'autres acquisitions : lettre de Condorcet à Voltaire, lettre de La Fontaine, des autographes de Mme de Sévigné, de Boileau... A 14 ans, Henri possède déjà près de 200 autographes.

Son désir de venir en aide à son prochain se traduit dès l'âge de 16 ans, en 1888 par la création d'une bibliothèque populaire dans la commune de Gouvieux (proche de Chantilly) où se trouve leur château des Fontaines. Dans ce village vint à plusieurs reprises, Camille Corot (entre 1850 et 1865). C'est sa mère Thérèse qui lui laisse la libre initiative de l'organiser. Il fait un premier don de 137 ouvrages de vulgarisation scientifique. Puis la bibliothèque atteindra 3771 ouvrages en 1895. Elle voisinera avec un musée d'histoire naturelle montrant des animaux et des oiseaux naturalisés, des papillons.

Il fait sa seconde au lycée Janson de Sailly et l'année suivante il est inscrit à Louis-Le-Grand, où il aura comme camarades Edouard Herriot, Léon Blum ou Marcel Proust.

Après son baccalauréat, il choisit délibérément de se consacrer à la médecine. La famille depuis le début s'était beaucoup manifestée dans la création d'hôpitaux et de fondations médicales. Très intéressée par les liens qui existaient entre la Médecine et la Loi,

James Edouard avait dès 1867 participé à la création de la Société française de médecine légale, en soumettant l'idée au professeur Albert Fournier, un proche de la famille.

Les Rothschild figurent parmi les grands mécènes du monde médical. La branche française, contrairement aux autres branches européennes, s'est peu investie dans l'école et l'éducation, ceci sans doute en raison du conflit entre l'église et l'Etat qui était à son maximum à cette époque. James avait fait construire en 1852 l'Hôpital Rothschild au n°76 rue de Picpus destiné, à l'origine, aux israélites. Il comportait 52 lits. D'autres bâtiments furent construits ensuite à proximité, pour passer à plus de 140 sous l'impulsion de son fils Edmond dans les années d'avant la première Guerre Mondiale.

La Médecine et les premières institutions charitables.

Pour Henri, l'exemple des fondations médicales et le modèle de sa mère, qui ne vit que pour des actions charitables, le déterminent à tourner le dos à la tradition familiale de la banque. Mais c'est la médecine qui lui fournira l'occasion de ses premières actions caritatives. Pour sa mère, cependant, la médecine est avant tout un apostolat plutôt qu'une profession. Mais la décision d'Henri étant prise, elle va convoquer les plus grands médecins de son époque et qui naturellement figurent dans son entourage, pour veiller sur son fils.

Le baron James Edouard était en relation avec les principales figures de la médecine de cette époque. Le jeune Henri a pu les voir se pencher sur le chevet de Nathaniel, son grand-père : Charles Richet, agrégé de physiologie, de réputation mondiale (cf. J.de Carvallo). Jean-Alfred Fournier, alors attaché à l'hôpital de Lourcine avant de poursuivre à Saint-Louis ses recherches en syphiligraphie. Ou bien Jean-Martin Charcot, le célèbre neurologue de la Salpêtrière.

Cette présence médicale autour du grand-père ou bien de la mère, qui ne quitta pratiquement pas son lit et sa chambre de 1884 à 1895, l'orientèrent vers cette activité. Rédigeant ses mémoires dans les années 1930 il relate combien le contact des petits malades de Berk l'avait marqué, au point qu'il y pensait toujours[7]. Ce contact très certainement a été le fait déterminant de sa vocation médicale, surtout l'idée que sa famille par son action avait été déterminante dans le développement de ce centre médical de Berk.

Thérèse, sa mère interroge le doyen de la faculté de médecine, le Pr Brouardel, puis le Dr Perrier, un ami de la famille, pour leur faire part de sa crainte qu'il ne tombe dans l'inconduite et dans le vice. Ce dernier va répondre :
« *l'hôpital pas plus que l'école de médecine, n'est un lieu de dévergondage. Se distraire de temps à autre, s'amuser, c'est de l'âge des étudiants...* »
La baronne réplique : « *se distraire soit, mais s'amuser, à aucun prix !* »

Le docteur Charles Perrier le prend sous son aile en 1891 en tant que stagiaire bénévole au début de ses études, avec la mission secrète de renseigner Thérèse. Ce

---

[7] Harry W. PAUL, Henri de Rothschild (1872-1947) Medicine and theater, Ashgate ed. 2011.

praticien est Chirurgien à Lariboisière, et il deviendra le médecin chef de la Compagnie des Chemins de fer du Nord, crée en 1845 par son père James Edouard, compagnie à laquelle Henri restera attaché. Ce dernier en deviendra administrateur en1904, seul mandat lié aux affaires, qu'il accepta de remplir. Dans ce service sont soignés les mécanos, chauffeurs, ouvriers des dépôts de La Chapelle, de Saint-Denis ou de la grande banlieue. Mais aussi les blessés éventuels lors des accidents de train. Dans cette *« école admirable de la médecine d'urgence »*, ainsi que nomme Henri ce service, il va apprendre les bases de la pathologie traumatique lourde. Et ceci avant même la diffusion de la radiographie, les rayons X n'ayant été inventés par Röntgen qu'en 1895.

Il entre à la Faculté de Médecine de Paris en novembre 1891, dans l'espoir de concourir au poste d'Officier de Santé (ce grade fut supprimé en 1892). Cette période coïncide avec la révolution antiseptique apportée par Lister à Edimbourg dans la pratique de la chirurgie et des accouchements. Ceci dans la foulée des travaux de Pasteur sur les bactéries.

Henri fut reçu au concours de l'externat en 1892, et son drame fut de manquer trois fois de suite, l'Internat. Mais il ne se décourage pas : la même année il fonde le Dispensaire H. de Rothschild à Berk-sur-Mer (Pas de Calais), ville où se trouvaient déjà plusieurs hôpitaux. Des soins de chirurgie et de dentisterie sont prodigués. Un dispensaire est créé pour les soins périnataux, la spécialité d'Henri. En 1904 c'est près de 200 000 litres de lait pasteurisé qui seront distribués. Ces travaux le font connaître dans le domaine médical. Un an avant sa thèse il reçoit la Médaille d'Argent de l'Académie de Médecine. Puis en 1898 la Médaille d'Or (pour l'allaitement mixte et l'allaitement artificiel).

A l'hôpital, Charles Perrier confie Henri à son interne Marie Wilbouchewitch, d'origine polonaise, l'une des deux premières femmes interne en médecine et la première à avoir terminé cet internat[8]. Marie se maria

---

[8] La première ayant réussi le concours est une américaine, Augusta Klumpke ayant démissionné l'année suivante. Elle s'est mariée à Jules Déjerine, autre célèbre neurologue de cette époque et poursuivra ses recherches avec son mari.

avec Jean Nageotte, célèbre neurologue et psychiatre. Petite et peu séduisante, un peu revêche, l'on devait s'adresser à elle en disant « Monsieur l'Interne » ! Les femmes devaient souvent à cette époque pour être pleinement naturalisées, et être reconnues dans leur profession, être mariées à des hommes connus[9].

Henri entre dans le service de Paul-Jules Tillaux, anatomiste et chirurgien exerçant à l'Hôtel-Dieu. Puis dans celui du professeur Georges Dieulafoy, à Necker puis à l'Hôtel-Dieu.

Il deviendra plus tard l'élève du docteur Paul Poirier, célèbre chirurgien qui était passé chez Jules Péan et Louis-Hubert Faraboeuf. Poirier était chirurgien à l'hôpital d'Ivry, puis à Tenon. Chacun de ces noms nous évoquent des instruments quotidiens ou des interventions...

Le mariage avec Mathilde Weisweiler

Thérèse s'évertuera à détourner son fils de liaisons éphémères allant jusqu'à lui

---

[9] C'est le cas de Marie Curie née Sklodowska en Pologne (1867-1934).

organiser un long voyage aux Etats-Unis pour l'éloigner d'une conquête d'étudiant.

C'est sans compter sur un véritable coup de foudre mutuel. Henri rencontre Mathilde Weisweiler (1874-1926) qui est une amie de sa sœur. Ils se marient séance tenante en 1895 et deviennent le couple glamour de la société parisienne de la Belle Epoque, dans laquelle Mathilde était particulièrement à l'aise.

Elle a 22 ans et elle est juive. Elle ne plait pas trop à Thérèse, mais par contre elle est très bien accueillie par la baronne Charlotte, épouse de Nathaniel et grand-mère de Henri. Ils se marient à la synagogue de la Rue de la Victoire. Puis, le Tout-Paris est reçu Rue du Faubourg-Saint-Honoré chez la baronne Charlotte. Cette demeure, ancien Hôtel Perrinet de Jars (bâti en 1741) avait été acquise en 1856[10].

Charlotte, la seule fille de James et épouse de Nathaniel était à l'opposé du caractère de Thérèse. C'était une artiste qui

---

[10] Loué à l'ambassade de Russie jusqu'en 1864, puis entièrement transformé en résidence par Nathaniel et Charlotte pour devenir leur domicile. Le baron Henri qui en hérita, le vendit au Cercle Interallié en 1920.

avait été élevée dans les salons de sa mère, Betty [11] où se pressaient Ingres, Rossini, Eugène Sue, le Prince de Sagan, héritier des Talleyrand-Périgord, qui inspira Marcel Proust pour le baron Charlus[12]. La nuit de noces se déroula à l'Abbaye des Vaux-de-Cernay, dans la vallée de Chevreuse. Ruines acquises en 1873 par la baronne Charlotte, veuve de Nathaniel depuis 3 ans. Elle s'efforça de restituer l'esprit des lieux et de réaliser une évocation architecturale de caractère anglican.

Le couple de Henri et Mathilde eut trois enfants, James, Nadine et Philippe. Ils auront une vie mondaine très active, malgré les différentes activités qui les accaparaient. Au décès de la baronne Charlotte en 1899 leur revient en héritage l'immeuble de la Rue du Faubourg-Saint-Honoré. Puis en 1903, ils héritent de l'Abbaye des Vaux-de-Cernay, au décès d'Arthur, le frère de son père, sans descendance, qui lui-même l'avait reçu de sa mère. Ce domaine sera le site d'une visite

---

[11] Pierre ASSOULINE, ibid.
[12] Et plus tard Françoise Qoirez(1935-2004) pour son nom de plume Françoise Sagan.

mémorable du Roi du Portugal Don Carlos de Bragance le 7 décembre 1905. Au préalable des travaux d'aménagement gigantesques avaient été réalisés. Des œufs de faisan, commandés en Angleterre et en Bohême avaient été mis à couver par milliers pour pouvoir compter sur un tableau de chasse véritablement royal. Pendant les trois jours de la chasse, ce sont plus de 400 personnes qui seront hébergées au domaine.

Henri va travailler à l'hôpital de la Charité chez le pédiatre et obstétricien Pierre Budin, pionnier des soins aux nourrissons et de l'allaitement. Il fut l'élève de Stéphane Tarnier, célèbre obstétricien et celui qui le convertit aux travaux de Lister. Ce professeur est le créateur de la puériculture. Henri devient moniteur d'accouchement à la Charité en 1896. Budin se méfiait de lui au début car il s'appelait Rothschild et le prenait pour un dilettante. Ce dernier travaillera quinze ans à ses côtés ! Trois ans avant son doctorat Henri créé déjà des institutions pour fournir aux nourrissons issus des familles les plus pauvres, du lait pasteurisé ou stérilisé :

« Encore étudiant nous nous sommes attachés à l'étude des questions d'assistance, et tout en nous intéressant dès lors à diverses œuvres, nous avons, à l'instigation du Professeur P. Budin, pris une part active au mouvement qu'il a créé en vue de lutter contre la mortalité infantile : nos recherches sur le lait stérilisé et son emploi dans le traitement des gastro-entérites des nourrissons ont été faites à la « Consultation de nourrissons » que nous avions organisée à la Polyclinique de la rue de Picpus dès 1896 ».

Il travaille ensuite à Saint-Louis chez Alfred Fournier où il peut étudier les maladies dermatologiques (à l'époque dominées par la syphilis et les maladies parasitaires exotiques). Il restera attaché toute sa vie à ce maître et ce dernier le poussera à s'intéresser aux premières découvertes sur les effets thérapeutiques du radium sur les tumeurs.

Il soutient sa thèse et devient Docteur en Médecine en 1898. Il devait intituler cette thèse *« Allaitement mixte et allaitement artificiel »*, mais la date (mars 1898) a dû être reportée en raison de l'agitation autour de l'affaire Dreyfus (démarrée en 1894). Il reprendra son texte et sera reçu huit mois plus tard sous le titre « *les troubles gastro-intestinaux chez les enfants du premier âge* ». A 26 ans, il prend la charge de Médecin en chef de la Polyclinique Henri de Rothschild de la rue de Picpus[13], qu'il avait ouverte deux ans auparavant.

Cette période est celle d'une activité médicale intense, peu commune pour un jeune praticien, à peine diplômé. Il n'hésite pas à multiplier les articles scientifiques, publiés dans les revues médicales. Une quinzaine d'articles sur l'allaitement. Neuf sur les soins périnataux et la médecine infantile (coqueluche, luxation congénitale de la hanche, dyspepsie, soins aux femmes en couches). Une quarantaine sur l'endocrinologie, la thyroïde, l'hypophyse.

On peut affirmer que très jeune, Henri de Rothschild a joué un rôle majeur dans la baisse de la mortalité infantile dûe à la malnutrition. Très vite il devient membre de la Société d'obstétrique de Paris, Rédacteur au journal « *le Progrès Médical* ». Il multiplie les cours et les conférences sur le sujet des

---

[13] qui sera transférée en 1902 rue Marcadet

soins aux nourrissons, aux femmes en couches, l'allaitement. Ceci autant à Paris qu'en province : Bordeaux, Monaco, Montpellier[14]. Cette activité n'est pas sans déclencher des réactions antisémites. Les journalistes Edouard Drumond et Raphaël Viau, lancent plusieurs campagnes contre lui, mais sans pouvoir l'abattre.

Louis Pasteur avait déposé un brevet pour la conservation du vin par chauffage en 1865. L'allemand Franz von Soxhlet avait ensuite adapté la pasteurisation au lait, responsable à l'époque de gastro-entérites infantiles souvent fatales.
En 1899 le baron fonde « L'œuvre philanthropique du lait » à Paris. Il avait créé sur les propriétés familiales de Chantilly une ferme et une laiterie. Puis un centre de ramassage du lait à la Ferté-Bernard (Sarthe), mais aussi en Eure et Loir (La Loupe), dans l'Orne et dans l'Eure, disposant des appareils les plus perfectionnés pour stériliser et

---

[14] ROTHSCHILD, Henri James de. Exposé des travaux scientifiques du Dr Henri de Rothschild, avec 6 planches et 1 figure. *Paris, O. Doin et fils, 1909.*

pasteuriser. Il créa aussi des laiteries philanthropiques, dans lesquelles les familles pouvaient trouver du lait stérilisé pour les nouveau-nés : *la Goutte de lait*. 4 dépôts furent créés en 1899 ; ils furent 14 en 1902. Il devient en 1899 Lauréat de la Faculté de Médecine de Paris. Puis Officier d'Académie et Chevalier du Mérite Agricole. En 1900 il est Grand Prix, Médaille d'Or et Médaille de Bronze à l'Exposition Universelle de Paris...

A la suite d'un voyage en Algérie effectué en 1902 trois infirmeries furent construites à Béni-Ounif, Colomb-Béchar et Aïn-Sefra (Sud-oranais). Un restaurant populaire 61 rue Damrémont à Paris (1904), et *« l'œuvre philanthropique du vin »* en 1905. Un dépôt de de vin du Midi au 39, rue de Suresnes à Paris qui alimentait 65 lieux de vente de vin au détail, sans intermédiaire, capsulé, de manière à éviter toute fraude.

Fin 1902 sont terminés les travaux de son nouvel hôpital 199 rue Marcadet dans le 18ème arrondissement de Paris. Les locaux permettent d'agrandir les services qui se trouvaient rue de Picpus. A cette époque les trois médecins du centre donnaient environ

120 consultations quotidiennes. Cet établissement sera dénommé Polyclinique Henri de Rothschild et comprend un dispensaire, des laboratoires et des salles de consultation, un bloc opératoire. Il prend en charge bien-sûr les enfants mais est étendu aux affections des adultes. Il y a même une salle de conférence de 300 places. Cet hôpital ne cessera de s'étendre[15].

En 1904 il est Chevalier de la légion d'Honneur. Ses publications lui valent également cette année-là la Médaille d'Or à l'exposition Universelle de Saint-Louis (Etats-Unis).

En 1906 il finance les deux premiers prix décernés par la Société scientifique d'hygiène alimentaire et de l'alimentation rationnelle de l'homme (5000 et 3000 francs).

A la Belle Epoque on vit également la construction par Henri de Rothschild de cinq complexes immobiliers disséminés dans Paris fournirent 1125 logements sociaux. Un hôpital de 23 lits à Casablanca au Maroc pour venir en aide à la population civile et indigène

---

[15] Polyclinique H.deR. Jusqu'en 1945, puis Fondation Mathilde-Henri de Rothschild (1945-1959) et Association Hôpital Mathilde-Henri de Rothschild (1959-1975).

(1907). Des immeubles d'habitation ouvrière au n°2 rue de Nanterre et 25 rue de Neuilly à Suresnes (1908).

Le baron Henri est un homme très occupé. Une caricature de Mich[16] le représente en blouse de médecin, sur une scène de théâtre, son éternelle gauloise aux lèvres. Sur son oreille une plume d'écrivain. Autour du cou un biberon. Dans ses mains un masque de théâtre et un bocal contenant un fœtus. Il est certain qu'il se dévouait sans compter, revenant à l'hôpital Marcadet si un patient réclamait ses soins. Consacrant ses rares heures de liberté à écrire des articles ou des pièces de théâtre, rêvant d'automobile autant que de bateau à voile. Ayant toujours un projet architectural en tête. Ou d'autres projets bien plus extravagants. Les titres et les décorations s'accumulent : Officier du mérite Agricole (1905). Grand prix à l'Exposition Internationale de Liège, la même année. Commandeur de l'Ordre de Saint-Jacques du Portugal (1906). Officier de l'instruction publique (1907)...

---

[16] Harry W.PAUL, œuvre déjà citée.

D'autres membres de la famille n'étaient pas en reste en ce qui concerne les œuvres caritatives : un logement social, la Fondation Rothschild, a été créée par Alphonse, Gustave et Edmond de Rothschild en 1904. A peu près dans le même temps (inauguré en 1905) fut fondé rue Manin (19ème arrondissement de paris) l'Hôpital Adolphe de Rothschild, par Julie Caroline, la veuve d'Adolphe de Rothschild, selon les dernières volontés de ce dernier et destiné aux pathologies de la vue. Adolphe avait été guéri d'un éclat de métal dans l'œil par un chirurgien de Genève en 1886.

L'aventure automobile :

Lorsque vers les années 1884-85 sont apparues en France puis en Allemagne les premières voitures automobiles, le jeune baron Henri fut l'un des premiers à s'y intéresser. Il acquit un tricycle de Dion-Bouton, puis une première automobile, la Panhard 6 chevaux, avec laquelle il pouvait rouler dans Paris ou les avenues du Bois, jusqu'à 50 km/h ! (plus que nos 30 km/h autorisés de nos jours...). Le nombre de plus en plus élevé de véhicules à moteur et les risques encourus dans la circulation où cohabitaient encore beaucoup d'attelages à chevaux, imposaient un règlement. Léon Serpolet obtient en 1891 la première autorisation de circuler à moteur. Le certificat de capacité à conduire une automobile est institué en 1893 par une ordonnance du préfet Lépine et Henri de Rothschild possèdera l'attestation qui porte le numéro 5.

C'est la course automobile qui le passionne initialement : Peu après 1900 il participe aux courses Paris-Berlin, puis Paris-Vienne, Paris-Monte-Carlo, où il cède la première place de peu à son cousin anglais, Lionel de Rothschild, autre passionné d'automobiles. Il se fait appeler sur les circuits le « *docteur Pascal* ». Il crée à Nice la Coupe Rothschild où se disputent les pilotes sur une distance de 1km départ lancé (1901-1903). Léon Serpolet atteint le record mondial de 120,8Km/h sur son véhicule « *l'œuf de Pâques* ». Une plaque commémore cette course sur le Building Michelin à Londres.

Mais la course ne lui apportait pas la satisfaction de venir en aide aux autres. Dès 1901 il engage ingénieur et mécaniciens pour fabriquer ses propres voitures. Puis en 1906 il crée avec l'ingénieur Georges Richard, la Société anonyme des automobiles UNIC à Puteaux. De petits véhicules simples et solides, aux pièces facilement changées sont destinées au plus grand nombre. On verra ainsi des taxis jaune et bleu (les couleurs des Rothschild) à Paris mais également à Londres, Monaco ou au Portugal. Puis ce furent de petits engins pour l'armée, des ambulances, des camions. André Citroën est un ami proche, mais celui-ci ne parviendra jamais à convaincre Henri d'importer dans son atelier le travail à la chaîne qu'il avait découvert chez Henri Ford à Detroit. Avec les pionniers, Jules-Albert de Dion et Georges Bouton, Léon Serpolet, René Panhard, mais aussi les ingénieurs tels Louis Renault et André Citroën, ils se retrouvaient place de l'Opéra à l'Automobile Club de France, fondée par le marquis de Dion en 1896.

En 1952 après la disparition d'Henri, la marque sera absorbée par Simca, puis par Fiat, avant de disparaître complètement en 1985.

Le radium et l'Institut Curie.

A la suite des travaux de Wilhelm Röntgen sur les rayons X puis ceux de Becquerel sur la radioactivité en 1896, Marie Curie (1867-1934) s'intéressa à l'origine de ce rayonnement, ce qui conduisit à la découverte du radium en 1898. Elle obtint en 1903 le prix Nobel de Physique, conjointement à son mari Pierre Curie et Henri Becquerel. Mais les applications restaient inconnues ou à-peu-près, surtout les applications médicales. Le Professeur Albert Fournier, ami proche de la famille, était convaincu de l'intérêt du radium et avait installé un laboratoire dans son service de l'hôpital Saint-Louis. Notamment il avait remarqué, en tant que dermatologue, que les sels de radium permettaient de traiter certaines tumeurs cutanées. Le lyonnais Claudius Regaud menait des études parallèles sur les tumeurs du col utérin. Fournier demanda à Henri de s'impliquer dans cette recherche.

Dès lors le baron entrepreneur voit les choses en grand. Il fonde en 1910 un laboratoire dans la petite commune de L'Île-Saint-Denis (Seine Saint-Denis), la Société anonyme des traitements Chimiques. Il entreprend là l'extraction du radium, destiné au monde médical. Mais les quantités produites sont infimes : 80 wagons de 10 tonnes de minerai sont nécessaires pour un seul gramme de radium qu'il offre à Marie Curie. Grace à l'entremise de la Comtesse Greffulhe, une célébrité du Paris de la Belle Epoque[17], l'Institut Pasteur consent à financer un centre de recherche, qui deviendra l'Institut du Radium, situé près du Panthéon. Marie Curie se consacre à la recherche fondamentale tandis que Claudius Regaud est recruté pour s'occuper des applications médicales. Le centre pourra ouvrir juste avant la Première Guerre Mondiale.

Henri qui constate que cette activité est en fait primordiale pour le domaine médical, va reporter sur elle les fonds d'autres actions : *« il serait d'un intérêt supérieur d'employer tous nos efforts et toutes nos ressources à l'utilisation du radium sous la forme d'émanations, dans le traitement de cette maladie si répandue et si grave qu'est le*

---

[17] Et inspiratrice de Marcel Proust. Laure HILLERIN, la Comtesse Greffulhe, l'ombre des Guermantes, Flammarion, 2014.

cancer [18]». Il va reverser à Mme Curie les 4 millions que lui rapportent la cession de ses parts dans l'œuvre philanthropique du vin. La Fondation Curie initiée par Henri de Rothschild deviendra au fil des années l'hôpital Curie (1936), puis l'Institut Curie (1970). Aujourd'hui l'un des principaux Centres de traitement des cancers en France.

La guerre de 1914 et l'Ambrine

Lorsque la guerre de 1914 éclate, le docteur Henri de Rothschild a 42 ans. Il parvient à se faire incorporer comme médecin aide-major militaire à Dinard. Il a pour mission d'organiser à l'arrière, un hôpital pour les premiers blessés. Il sera rejoint par sa mère Thérèse et sa sœur Jeanne, pour l'aider dans sa tâche. Tandis que ses plus jeunes enfants Nadine et Philippe sont réfugiés à Londres avec son épouse Mathilde. Son fils ainé James, lui, a échappé à la sécurité de Monaco, pour s'engager dans l'aviation.

---

[18] Rapporté in Nadège FORESTIER. Ibid.

Bientôt, Henri va recevoir une mission en Méditerranée. Son bateau l'Eros est mis à disposition du commandement de Salonique.
Il est affecté ensuite à paris à l'hôpital du Val-de-Grâce pour des tâches subalternes.
Sa femme Mathilde l'ayant rejoint, ils entendent parler au cours d'un dîner d'une sorte de pommade utilisée à Issy-les-Moulineaux.

L'ancien Lycée d'Issy, a été transformé en un hôpital militaire de 700 lits pour les grands brûlés de la guerre. Le docteur Barthe de Sanfort, ancien médecin de marine avait inventé une substance calmante et cicatrisante, remplaçant la boue utilisée à Dax pour calmer les rhumatisants. A base de paraffine et d'ambre, cette pommade obtenue après mille tâtonnements, faisait merveille sur les plaies et les brûlures. Au point que les autorités, le ministre Millerand après son ancien camarade Galliéni, lui avaient permis, à 60 ans passés, de reprendre du service.
Henri de Rothschild au vu des résultats sur les blessés, comprit tout de suite l'intérêt de cette Ambrine. Il permit par son financement, d'approvisionner cet hôpital en Ambrine, mais aussi tous les hôpitaux d'évacuation.

Une unité de production fut créée, qui fonctionnera pendant toute la durée de la guerre. Bien plus, Henri va sillonner le front et visiter les ambulances d'évacuation et tous les hôpitaux afin de parler de ce produit et d'en enseigner les techniques d'utilisation.

De son côté, Mathilde se bat, en compagnie d'Esther van Cleef, la femme du joaillier. Allant même jusqu'à rencontrer le ministre Justin Godart afin qu'il ouvre à Compiègne un hôpital qui sera doté de 50 puis bientôt de 200 lits dans l'Orangerie du château. Elle a relaté ces instants dans son journal[19]. En 1917 elle monte un service d'ambulances qui vont au plus près du front pour chercher les blessés. Mais fin juillet 1917 l'hôpital est détruit par un obus allemand. Le centre doit être évacué. Par train, puis par camions, les blessés parviennent à Meaux puis à Senlis hébergés par le mécène Moïse de Camondo, avant de regagner enfin Paris. Faut-il voir dans ce contact avec la médecine, son goût particulier pour les objets insolites qu'elle a collectionné : têtes de mort, memento mori et

---

[19] Mathilde de ROTHSCHILD, Les Ailes blanches sur la Croix-Rouge, Calmann-Lévy, 1925.

autres squelettes ? Ou bien l'effet d'un esprit « carabin » ou d'auto-dérision envers le monde de l'argent qui l'entourait ?

Le rez-de-chaussée de l'hôtel particulier du 33 rue du Faubourg Saint Honoré avait été mis dès 1915 à la disposition des autorités militaires pour accueillir les officiers étrangers. Juste après la guerre, le maréchal Foch demande au baron Henri de lui céder cet hôtel pour y installer le Cercle de l'Union Interalliée, fondée en 1917 à l'entrée en guerre des Etats-Unis. Il permettait aux officiers des Etats-Unis et de la Triple Entente (France, Royaume-Uni et Russie), de bénéficier de ressources morales et matérielles. Qui plus est, à deux pas de l'Elysée.

En 1919 a lieu le mariage de leur fille Nadine avec Adrien Thierry. L'union d'une juive et d'un catholique n'a pas été sans créer des remous dans la famille Rothschild. Thérèse était très attachée aux principes et aux préceptes de sa religion. Henri lui, les respecte mais sans y attacher trop d'importance. D'ailleurs, contrairement à bon nombre de ses cousins, il ne joue aucun rôle dans le Consistoire, si ce n'est celui de généreux mécène. Le mariage a lieu en juillet avec une bénédiction juive et une catholique. Nadine cependant, s'est engagée à se convertir au catholicisme. La grande réception de l'hôtel particulier a été la dernière fête donnée rue du Faubourg Saint-Honoré.

Henri et Mathilde projetaient depuis longtemps d'abandonner cette adresse devenue trop bruyante en raison du trafic automobile. Ils feront bâtir près de Passy, sur le domaine de la Muette un vaste château de style XVIIIème qui va devenir leur résidence principale. Les travaux ne se terminent qu'en 1922. La maison est fastueuse et le tout Paris s'y précipite.

Mais le baron Henri reste avant tout préoccupé par ses activités médicales, mécaniques ou maritimes.

Le baron yachtman.

Henri possédait à Deauville une demeure, la Ferme du Coteau qui dominait le champ de courses. En 1908 il est invité par le prince Albert de Monaco à une chasse à la baleine au large de la Corse. L'idée fait son chemin et il finit par acheter en 1911 un yacht anglais à vapeur de 60m de long avec lequel il sillonne en Méditerranée, puis la Scandinavie. Mais Mathilde a le mal de mer et ne l'accompagne pas. Il fait construire un nouveau yacht, plus grand, qui sera baptiser *Eros*. 10 invités peuvent se retrouver à bord. La baronne Mathilde va décéder en 1926 et ne verra pas ce nouveau bateau.

Mouton-Rothschild.

Le domaine viticole de Mouton-Rothschild en Médoc, est situé sur la commune de Pauillac. C'est le baron Nathaniel de Rothschild, grand-père de Henri, qui achète aux enchères cette vigne en 1853, le Château Brane-Mouton et le rebaptise Mouton-Rothschild. 90 hectares au Nord-Ouest de Bordeaux. L'oncle de Nathaniel, le baron James, fit l'acquisition en 1868 des 74 hectares de Château Lafite, situé juste à côté.

Aucun bâtiment n'existait sur le domaine Mouton. C'est Thérèse, qui fait construire en

1870 une maison à un étage, flanquée de tourelles et au confort moyen : *« Petit-Mouton »*, en brique et pierre de style Louis XIII, sera son domaine.

Henri ne s'est jamais réellement intéressé au travail de la vigne, même si nous l'avons vu il s'était employé à distribuer du vin de qualité par son œuvre philanthropique du vin. Il se rendra peu à *« Petit Mouton »*. D'ailleurs Thérèse, de culture germanique et très rigide moralement se méfiera toujours de cette boisson « corruptrice ». Le domaine a donc été laissé presque sans soins, exploité par des métayers, jusqu'en 1922. Cette année-là, le baron Henri le confie à son fils Philippe, âgé tout juste de 20 ans. Celui-ci saura le mettre magnifiquement en valeur et décrocher même le Premier Cru Classé, en 1973.

Au décès du baron Henri en 1947, le domaine du Château Mouton Rothschild fut attribué au seul baron Philippe par rachat de leurs parts aux autres enfants James et Nadine.

En 1926 une leucémie emporte la baronne Mathilde à l'âge de 52 ans. L'enterrement a lieu à Auffargis[20], près des Vaux-de-Cernay. Henri avait été maire de ce village de 1908 à 1924 (il le sera de nouveau de 1934 à 1935). En son hommage, Henri va bâtir une nouvelle aile à son hôpital de la rue Marcadet et le rebaptise Fondation Mathilde-Henri-de-Rothschild, qui sera dédié à la chirurgie.

A côté de la littérature qui va maintenant être son nouveau centre d'intérêt, le baron Henri entreprend de grands voyages sur son bateau. En 1928 ce sera l'Ethiopie. Voyage truffé de péripéties mais au cours duquel il pourra rencontrer le Négus, Haïlé Sélassié. Ce dernier voulait lui confier un lion de 2 ans destiné à Aristide Briand. *« Pour le nourrir il suffit d'un demi mouton par jour »*, lui dit-on. Heureusement un beau jour, le lion s'échappe, mettant un terme à ce projet peu réaliste. Puis il met le cap vers l'Asie pour un tour du monde : Séoul, puis le Japon, Kobé, Bali, enfin la Californie où il pourra rencontrer Charlie Chaplin. Henri ne se laisse

---

[20] La tombe a été transférée à Pauillac par le baron Philippe.

pas apprivoiser par le monde du cinéma, fut-il parlant[21].

Le Théâtre

Dans les années qui ont suivi la mort de Mathilde, il a un nouveau projet, construire de toutes pièces un théâtre. Henri aimait le spectacle vivant. Il avait joué des pièces à l'école. Les matinées classiques du Théâtre Français (la Comédie Française), étaient pour lui une récompense. Il avait pu approcher chez sa grand-mère, la grande Sarah Bernhardt et plus tard à Monaco, le directeur du théâtre Raoul Gunzbourg, homme truculent et peu conventionnel qui le séduisit aussitôt. Un premier essai s'était produit lorsqu'il avait été sollicité (il y était en permanence), par Gabriel Astruc pour la création du Théâtre des Champs Elysées, avenue Montaigne. Henri va se mettre à écrire des pièces, 39 au total et il voulut que ses pièces qui eurent du succès pour la plupart, ne soient pas montées dans son théâtre. Il choisira le pseudonyme Charles des Fontaines, puis celui d'André Pascal pour

---

[21] Le premier film parlant *Jazz Singer*, date de 1927.

écrire. Toute sa vie en réalité fut celle d'un écrivain prolixe. Que ce soit pour la Médecine, pour le théâtre, pour les nombreuses correspondances ou bien, au fil du temps, pour ses mémoires. Il écrivit aussi des poèmes. Il eut une correspondance amoureuse avec une jeune et belle danseuse et écrivit pour elle, sous le pseudonyme de R. Maugars, le livret du ballet *Espada*, qu'elle créa à Monte-Carlo en 1908, sur une musique de Massenet.

Enhardi par le succès du Théâtre des Champs-Elysées, il n'hésite pas à reprendre la direction vacante du Théâtre Antoine. Il monte une comédie d'Edouard Bourdet, l'époux de Catherine Pozzi[22], « *L'Heure du Berger* ». Dans le rôle féminin, est distribuée la comédienne Marthe Régnier, qui sera proche de lui jusqu'à ses derniers jours. Dans les quatre années suivantes, plus de 15 pièces seront montées. Le baron s'investit dans son rôle de directeur, sans s'affranchir de ses autres activités, notamment médicales. Il rêve d'avoir son propre établissement.

---

[22] Catherine Pozzi (1882-1934), fille du célèbre chirurgien et gynécologue Samuel Pozzi (cf Elie Faure).Poétesse, elle deviendra proche et muse de Paul Valéry.

En 1924 débute la construction du théâtre dans le 9ème arrondissement de Paris, au n°10, rue Pigalle, près de l'église de la Trinité. La coordination de la construction est confiée à son fils Philippe. Le terrain est en partie à l'emplacement de l'ancien hôtel d'Eugène Scribe (1791-1861). Ce quartier proche des cabarets et fréquenté par les touristes, paraît propice. La salle de 100 places, sera inaugurée le 18 juin 1929. L'écrivain Colette fait partie des invités de prestige. Il faut en hâte rajouter des chaises. Ce théâtre sera doté des moyens techniques les plus modernes et d'une puissance électrique forte pour assurer l'éclairage, le chauffage et les installations mobiles de scénographie, qui seront importées de Berlin. Le coût des travaux est très lourd mais encore une fois le baron dépense sans compter. Le théâtre est l'un des plus modernes du monde. Le succès est immense. Figurent dans les salles voisines des expositions de peinture : Chardin, Cézanne ou l'Ecole de Paris : Chagall, Picasso, Soutine... Il existe même un restaurant et un cabaret, baptisé « *Les Enfants Terribles* », selon le roman à la mode de Jean Cocteau. A la direction, André Antoine. Plus tard viendront Gaston Baty ou Louis Jouvet. Henri a fait appel à Sacha Guitry pour l'ouverture et ce dernier lui a promis une nouvelle pièce : « *Histoires de France* ». Mais celle-ci est bien trop longue et Guitry exige des cachets exorbitants ainsi qu'un dédit pour un autre engagement au Théâtre de la Madeleine.

L'exploitation de ce théâtre sera toujours déficitaire, malgré des succès de Jules Romains ou Giraudoux. Le théâtre devra fermer ses portes en 1948 (après le décès d'Henri). Il sera détruit en 1959.

Le baron Henri était constamment sollicité pour des financements les plus divers. Parfois extravagants, ainsi par exemple, pour lancer la station balnéaire de Deauville avec Eugène Cornuché ou pour instaurer, avec André Citroën, le montage d'automobiles à la chaine. Deux projets qu'il refusera. Par contre il va se lancer dans la distribution de jus de fruits en bouteille et pour cela, ouvrir un bar au début des années 1930 sur les Champs Elysées avec l'américain Parker, le *Pam*. La marque de chocolat Elesca va bénéficier de son aide pour transformer une petite laiterie normande à laquelle il s'intéressait depuis 1906. Il fait breveter un appareil qui compose une boisson lactée chocolatée et qui aura un grand succès. Elle existe toujours et appartient maintenant à Pernod-Ricard. Sacha Guitry avait trouvé son slogan : *L.S.K. C. S.Ki* (*Elesca c'est exquis*). Le produit sera largement mis à disposition des enfants pauvres de la Polyclinique de la rue Marcadet.

Puis ce sera en 1924 un magasin de parfum rue de la Paix. Il crée *« Isabey »,* un parfum et le décline en plusieurs versions, avec un flacon original du célèbre verrier Julien Viard et un coffret prestigieux en cuir. La marque connait un grand succès, devient l'élue d'Yvonne Printemps et s'exporte aux Etats-Unis.

En 1925, Henri de Rothschild reprend une savonnerie, qui était née à Marseille : Monsavon. Son inventeur ajoutait du lait pour obtenir un savon de Marseille plus doux. C'est alors qu'il rencontre un jeune préparateur en pharmacie, bouillonnant d'idées et qui a mis au point, avant-guerre, une teinture pour cheveux baptisée l'Auréale. Schueller a poursuivi ses recherches, lançant la peinture

Valentine ou encore le shampoing Dop. Une nouvelle société est créée qui fera son chemin : l'Oréal. Mais Henri va s'en désintéresser trop tôt, et revend ses actions à Eugène Schueller en 1928... On connait la suite et le succès de la famille Bettencourt, issue des Schueller.

Parallèlement il reprend la marque de moutarde Maille. Elle avait été créée dans le sud de la France en 1720 par un vinaigrier, qui diffusait une sorte de panacée appelée « *Vinaigre des quatre voleurs* »[23]. Ce serait encore le grand Sacha Guitry qui aurait trouvé la célèbre formule, répondant à un maître d'hôtel lui demandant sa préférence : « *il n'y a que Maille qui m'aille* »...

Aux Vaux -de-Cernay il développa une ferme de 1000 hectares destinées à l'amélioration des conditions d'élevage et de l'exploitation des animaux. Des installations de traite mécanique des vaches sont importées des Etats-Unis pour la première

---

[23] On peut trouver encore de nos jours du « *Vinaigre des quatre voleurs* », à Marseille dans l'antique herboristerie-pharmacie du Père Blaize, rue Méolan.

fois. Pour ces actions, le baron Henri est promu au grade de Commandeur de la Légion d'Honneur par le Ministère de l'Agriculture. Ce modèle sera reproduit dans le Var en 1926. La Bastide de Baudouvin comportera des vergers, des potagers, des fleurs pour bouquets. Des formations sont créées pour les exploitants des environs, une coopérative collecte et achemine la production vers les Halles de Paris.

Thérèse disparaît.

Quatre ans après son épouse, en 1931, disparait la baronne Thérèse, sa mère. Henri est un être sensible et désormais seul, il va devoir affronter les diverses péripéties et les innombrables chantiers qu'il a déclenchés. Thérèse, baronne James Edouard, était puritaine et avait conservé de son éducation allemande stricte, un caractère simple et naïf. Elle ne concevait la vie que pour le dévouement, la fortune pour aider son prochain. Elle fut, sans doute beaucoup plus que leur propres parents Henri et Mathilde, très proche de ses petits-enfants, James, Nadine et Philippe.

Les collections d'art du baron Henri s'enrichissent d'un certain nombre d'œuvres, dont beaucoup proviennent de la succession de ses grands-parents Nathaniel et Charlotte. Des œuvres de Boucher, Tiepolo, Van Dyck et de nombreux Chardin. A cela viennent s'ajouter les successions de son oncle Arthur, sans descendance et celles de sa sœur Jeanne, disparue également sans enfants en 1929. La succession de Thérèse fournit l'importante bibliothèque régulièrement enrichie depuis la mort de James Edouard. La collection d'orfèvrerie Renaissance, issue du baron Karl ainsi que de nombreux objets précieux d'origine germanique. A la Muette chaque pièce du château est dédiée à une collection : le salon des Chardin, celui des bleus de Chine... Henri cependant, cherche à faire connaître sa collection, au plus grand nombre d'amateurs. Il expose un certain nombre de tableaux au Théâtre Pigalle.

Avec son épouse son intérêt se portait sur des sujets très singuliers. Comme en témoigne cette collection de plus de 180 têtes de morts, léguée au Musée des Arts Décoratifs, ainsi que de nombreux objets orientaux (une vingtaine de netsuke, attaches pour kimonos, okimonos, tous figurant des têtes de mort)[24]. Ou bien la collection d'autographes léguée à la Bibliothèque Nationale de France : environ 5000 pièces léguées en 1933.

Toute sa vie le baron Henri a dépensé sans compter. Et l'on peut affirmer que ses plus grosses dépenses concernaient les œuvres de bienfaisance. Bon nombre d'entre-elles étant plus du mécénat qu'une œuvre d'investisseur. Dans chacune de ses diverses activités il cherchait la manière d'en faire profiter les plus démunis. Que ce soit dans ses nombreux travaux sur l'allaitement du nouveau-né, le chocolat, les jus de fruit, l'Ambrine, l'œuvre philanthropique du lait ou celle du vin en 1910 pour venir en aide aux agriculteurs du Midi. Y compris dans l'automobile ou le théâtre. Sans compter les dons innombrables à des fondations charitables.

---

[24] On ne sait où était conservée cette collection. Les plans du château de la Muette, figurant les collections de peintures dûment répertoriées dans chaque salle, ne la mentionnent pas. Peut-être aux Vaux-de-Cernay, décorée par la baronne elle-même. Les abbayes cisterciennes étaient souvent ornées de symboles de mort.

Le théâtre Pigalle est déficitaire. Son bateau Eros lui coûte très cher, de même que le personnel, le chauffage et l'entretien de ses châteaux. Par ailleurs sa générosité est sans limites. Les sollicitations proviennent de toutes part. Il se préoccupe du devenir de ses employés devenus vieux, ceci bien avant la création de la sécurité Sociale et des régimes de retraite. Ces dépenses somptuaires, finirent par devenir excessives.

Son état de santé se dégrade. En 1935, victime de fièvres au retour d'un voyage en Chine, il doit garder la chambre pendant trois mois. L'année suivante, en partie également suite aux évènements politiques et l'arrivée du Front Populaire, il préfère gagner la Suisse et sa propriété des Beaux-Cèdres, près de Lausanne.

Pendant la guerre ses biens sont mis sous séquestre et il doit se réfugier au Portugal. Il y mène une vie simple et anonyme, confiant ses intérêts à son cousin de Londres, Anthony. Ses propriétés sont réquisitionnées par les allemands et même la bastide de Baudouvin dans le Var, devient pour quelques temps la résidence de l'amiral Darlan. Ses documents et ses collections d'autographes déposés au Louvre transitent un temps dans le Lot... Certains tableaux sont envoyés en Angleterre à Bath. Malheureusement un bombardement en 1943, détruira 27 Chardin et 1 Goya... Résigné il doit vendre, des pièces de collection en Angleterre, ou, à regret, des tableaux au financier arménien Calouste Gulbenkian.

A la fin de sa vie il passait la plupart de son temps à Lisbonne où il rédigea ses mémoires. Le ton est apaisé, ses préoccupations dérisoires :
« *Je vais avoir 71 ans dans un mois, après tant de chagrins et d'angoisses, le calme est à peu près venu et je suis parvenu à m'adapter à un isolement complet. Je ne vois ici que très peu de personnes, trois ou quatre qui me font de rares visites. Je travaille à la rédaction de mes souvenirs et me distrait en faisant une collection de timbres-poste Croisières autour de mes souvenirs* »[25]. Il guette des nouvelles de ses enfants réfugiés à Marseille, puis en Suisse ou bien à Londres après bien des péripéties. Des drames surviennent encore comme la

---

[25] Juin 1943. In Nadège FORESTIER .Op.cit.

mort en déportation de la sœur de la baronne Mathilde et celle de Elisabeth (Lilly), la femme de Philippe.

Il est mort en solitaire à Lausanne dans sa propriété des Beaux-Cèdres en 1947. Il confie dans ses mémoires que sa plus grande fierté était d'être médecin.

* * *

Le curieux docteur BARNES (1872-1951) et l'entourage du marchand d'art Paul GUILLAUME (1891-1934).

Un récit concernant certains personnages devenus célèbres « En passant par la Médecine », ne saurait laisser de côté l'américain Albert Barnes (1872-1951). Cet homme était en effet curieux, dans tous les sens du terme. La médecine ne fut pas sa principale préoccupation, encore que celle-ci soit à l'origine de sa fortune. Curieux d'une part en raison de sa grande soif à découvrir des œuvres d'art parmi les artistes qui étaient ses contemporains. Mais également en raison de son excentricité et de son caractère paranoïaque. Collectionner toujours plus de tableaux est en soit banal pour quelqu'un de fortuné. Mais ce personnage a bâti par lui-même, une véritable théorie sur l'art par des rapprochements et une analyse qui ne reposaient plus, comme traditionnellement sur un classement chronologique des œuvres. Il était curieux de tout ; naturellement d'art moderne, tableaux et tapisseries mais il connaissait parfaitement l'art ancien. Il s'intéressa à l'art primitif, aux indiens d'Amérique, aux poteries, aux tapis et objets divers, mais également aux meubles et même aux pièces de ferronnerie : serrures, gonds de porte, éléments décoratifs en fer forgé. De plus, il s'y connaissait parfaitement en vins et alcools divers dont les vieux whiskies.

Mais surtout son caractère l'a conduit à accumuler des œuvres d'art. Il en est venu à théoriser dans de nombreux articles et publications sur l'art. Ceci afin de démontrer que ses choix étaient les plus judicieux (mais quel collectionneur ne cherche pas à convaincre de cela ?). Également afin d'expliquer la genèse d'une œuvre et la nature de sa beauté, par des juxtapositions et des rapprochements, que l'on ne trouvait dans aucun musée. Il voulait à tout prix rationaliser l'idée du beau. Son but principal était de faire une « fondation pédagogique » et non pas un musée. L'idée étant « d'élever » spirituellement les plus défavorisés de la société américaine. Il en vint à confiner jalousement sa collection que pratiquement personne ne pouvait visiter. Aucune reproduction en couleurs n'était autorisée et certaines œuvres, d'auteurs célèbres, ont été gardées pratiquement inconnues jusqu'à la mort de

Barnes. Ajoutons à cela une grande méfiance envers la bourgeoisie locale, sans doute en raison de l'ostracisme dont sa propre famille avait souffert alors qu'il était enfant. Il méprisait les institutions, les administrations des différents musées conventionnels et la société traditionnelle en général. Cette société dans laquelle naturellement il ne parvint jamais à s'intégrer.

Albert Cooms Barnes est né le 2 janvier 1872 à Philadelphie en Pennsylvanie. Cette ville, située à mi-chemin de Washington D.C. et New York, a été fondée sur un territoire Algonquin, par William Penn (1644-1718) quaker anglais fuyant les persécutions religieuses. Notons au passage que ce William Penn, issu d'une famille anglaise prestigieuse (son père, amiral avait été anobli), a vécu quelques temps à Saumur, auprès du théologien protestant Moyse Amyraut[1]. Il choisit le nom « d'amitié fraternelle » pour sa ville (Philadelphia), en référence à l'accueil de

---

[1] Moyse Amyraut (1596-1664) dont la famille serait originaire d'Orléans. Il fit ses études à Saumur où le parti protestant avait une académie florissante. Le cardinal de Richelieu le consulta au sujet de la réunion des deux églises.

tous les persécutés pour leurs croyances. Sous l'impulsion de Benjamin Franklin (1706-1790) et par référence aux Encyclopédistes et aux idéaux de la révolution française, Philadelphie est devenue une capitale des « lumières » sur le sol américain, avec une ambition de tolérance et de culture. Son rôle politique s'avéra majeur au XVIIIème siècle, avec notamment la ratification des articles fondant la Confédération en 1777. Puis elle devra s'effacer progressivement devant la puissance politique de Whashington (District of Columbia), devenue capitale fédérale et la puissance économique du port de New York. Dès lors Philadelphie a poursuivi son destin en cherchant à devenir une capitale culturelle. L'influence française y sera toujours marquée

Albert Barnes est issu d'une famille modeste. Il est le 3ème enfant de John Barnes, descendant d'Irlandais et Lydia Schafer, méthodiste pieuse d'origine germano-Pennsylvanienne. Tous deux issus de familles implantées en Pennsylvanie depuis longtemps. John Barnes, le père d'Albert, était garçon-boucher aux abattoirs municipaux. Engagé volontaire en 1864, du côté d'Abraham Lincoln, il perdra son bras droit lors d'une bataille de la guerre de Sécession[2]. Malgré cela, John se démène courageusement et accepte différents emplois dans la typographie ou dans l'édition de journaux. John et Lydia se marient en 1867. L'existence est difficile, la famille doit s'installer en périphérie de la ville à proximité des ghettos noirs. Albert, de par ses origines modestes se sentira toujours plus proche de cette communauté que des blancs plus favorisés. La bourgeoisie de Philadelphie était basée essentiellement sur l'ancienneté des relations entre les familles. Albert veut s'en sortir et travaille fort. Il apprend la boxe qui l'aide à se défendre des voyous du coin. Il soulignera ses expériences de jeunesse si inhabituelles dans le milieu blanc de l'époque : *« j'ai commencé à connaître les nègres à huit ans. C'était à un camp de plein air confessionnel dans le New Jersey et j'ai été si profondément marqué que cela a influencé toute ma vie, en me poussant*

[2] « Civil War » pour les américains, elle dura de 1861 à 1865 et s'acheva par la victoire des armées du Nord (L'Union), opposées à l'esclavage, contre les Confédérés. Mais la bataille de Cold Harbor où John a été blessé fut une cuisante défaite pour l'Union et le général Ulysses S. Grant.

non seulement à apprendre beaucoup de choses sur les nègres, mais aussi à prolonger l'aspect esthétique de cette révélation par une étude approfondie de l'art sous tous ses aspects, en particulier l'art de la peinture... Je suis devenu un fanatique des camps religieux nègres, des séances de baptême, des cérémonies revivalistes et je me suis mis à rechercher la compagnie des nègres ».

Les résultats scolaires d'Albert sont excellents et grâces aux bourses il parvient à sortir brillamment de la « Central High School » de Philadelphie, l'un des lycées publics les plus réputés du pays. Puis il entreprend en 1889, sur l'incitation de sa mère, des études de Médecine à l'Université d'Etat de Pennsylvanie. Le jeune Barnes est grand de taille, il est un sportif accompli, notamment pour le base-ball. C'est au collège et par le sport qu'il est devenu ami de William J. Glackens (1870-1938) qui jouera un rôle important dans sa vie de collectionneur. Albert Barnes est décrit cependant par ses camarades comme austère, peu souriant, voire volontiers agressif. Il s'intéresse à l'art et cherchera toute sa vie à comprendre, en parfait rationaliste, pourquoi tel tableau est-il meilleur que tel autre. Ayant empoché son diplôme de médecin en 1892 (à cette époque 3 années suffisaient !), il décide de poursuivre avec un stage d'un an en psychiatrie.

Décidément cet homme est complexe, très brillant en sciences fondamentales et spécifiquement en chimie mais s'intéressant toujours à la philosophie et à la psychiatrie. Ces deux domaines étant en quelque sorte aux opposés de la médecine et rarement étudiées par les mêmes personnes. Il étudie la psychopathologie à l'asile d'aliénés de Warren en Pennsylvanie. Puis il effectue des stages hospitaliers à Philadelphie ainsi qu'au Mercy Hospital de Pittsburg, juste le temps de comprendre que la science fondamentale le passionne plus que la clinique. C'est pourquoi il se fait un pécule en donnant des cours de chimie. Également il n'hésitait pas à chanter avec les groupes de negro spirituals. Puis en 1896 il part pour quelques mois à Berlin, dans un service de médecine clinique et de physiologie expérimentale dans le but d'approfondir ses connaissances en travaillant dans des laboratoires pharmacologiques. Il y retournera un peu plus tard, ainsi qu'à Heidelberg pour le compte d'une firme pharmaceutique américaine dont il est devenu responsable de la publicité et des ventes. C'est en Allemagne qu'il va recruter pour ses employeurs, le chimiste Hermann Hille[3].

La fortune d'Albert Barnes provient de la mise au point et la commercialisation en 1902, avec Hille d'un désinfectant oculaire très efficace pour les nouveau-nés, à base de Nitrate d'Argent : l'Argyrol®. Ce qui leur permet la même année de fonder la société Barnes & Hille. En ce temps-là, la conjonctivite gonococcique du nouveau-né[4] était répandue et en l'absence de médicaments ayant une véritable action, ce traitement fut bientôt devenu indispensable à titre préventif après tout accouchement. L'Argyrol fut également un médicament très utilisé en marge des champs de bataille, à une

---

[3] (1871-1962) Né à Mölln dans le nord de l'Allemagne, ville de Till l'Espiègle. Il se rapprocha en 1904 de la Théosophie. Ecarté par Barnes en 1908, il se maria et fonda sa propre entreprise près de Chicago.
[4] Par contamination lors de l'accouchement par les voies naturelles.

époque où les antibiotiques étaient inconnus. A cette époque les sels de mercure étaient employés sous diverses formes dans le traitement des infections des muqueuses, mais avec de nombreux effets toxiques. La formule de Hille s'est montrée sans danger et utile. Le sens de la commercialisation de Barnes a fait merveille. Bientôt ce dernier parviendra à écarter le chimiste allemand et à bénéficier seul de l'invention. L'Argyrol lui a permis de faire fortune dès 1908, alors qu'il n'a que 36 ans. Plus tard viendra également un fortifiant à base de sels ferreux : l'Ovoferrine.

Entre temps en 1901 il s'était marié à Laura Legett (1875-1966), originaire de Broocklyn, dont le père avait également servi pendant la guerre de Sécession et qui avait prospéré dans le négoce. Ce détail a certainement rapproché les deux pères et le profil prometteur d'Albert sut convaincre, en face de la modestie de son extraction. Ils n'auront pas d'enfant. Les préoccupations artistiques deviendront de plus en plus importantes pour Barnes, qui en 1908 racheta les parts de son associé et fonda sa propre firme la A.C.Barnes Company. Laura quant à elle se tourna vers l'horticulture. Aussi bien dans leur première résidence à Merion : *Lauraston*, que plus tard à La Fondation où elle travailla au développement de l'Arboretum.

Outre ses talents de chimiste, Albert excelle dans la commercialisation. Il a également de solides bases en psychologie et s'intéresse aux travaux de Freud, n'hésitant pas à donner son avis pour des personnes de son entourage souffrant de névroses[5]. Il connait bien l'œuvre de William James (1842-1910), le fondateur de la psychologie en Amérique, avec notamment les notions de « pragmatisme » et de « *philosophie analytique* » et sera proche toute sa vie du philosophe John Dewey (1859-1952), qui développera une recherche dans la pédagogie sociale. Dewey déclarait que « *dans toute sa vie passée parmi les hommes de culture il n'avait jamais rencontré l'égal de Barnes du point de vue des pures capacités cérébrales* »[6].

---

[5] Terme connu depuis William Cullen, médecin écossais, en 1776.

[6] De Cézanne à Matisse. Chefs d'œuvre de la Fondation Barnes. Gallimard/Electa. RMN Exposition présentée au Musée d'Orsay à Paris du 6 septembre 1993 au 2 janvier 1994.

Barnes s'intéresse à l'Art mais plus particulièrement dans ses rapports avec l'éducation. En la matière il va chercher à appliquer une méthode scientifique à la résolution de questions esthétiques. Il va organiser dans sa firme, des expositions de peinture, des débats sur l'art et la littérature, mettre une bibliothèque à la disposition des ouvriers, et pour profiter de cela, réduit la durée quotidienne de travail à 6h.

Il renoue vers 1911 avec son condisciple le peintre William James Glackens de deux ans son aîné. Et demande bientôt à celui-ci de se rendre à Paris pour lui acheter des toiles contemporaines. Puis Barnes vient à Paris lui-même, sans doute impatient et voulant juger par lui-même. Il investit des sommes de plus en plus importantes, tout en marchandant sans arrêt les prix. Le 9 décembre 1912, Ambroise Vollard, le marchand parisien déjà célèbre, qui passe pour avoir découvert Cézanne, note dans son carnet : *« vendu à M. Barnes et livré à lui un portrait de Mme Cézanne par Cézanne du prix de quarante mille francs n°3809, reçu chèque ».* D'autres tableaux, de nombreux autres, suivront. Vollard (1866-1939) qui avait débuté en 1893 rue Lafitte, expliquait qu'il voulait, étant jeune, devenir médecin. Il avait vu, dans l'ile de la Réunion où il était né, des officiers de santé de la Marine et avait été subjugué par leur uniforme et leurs passementeries, choisissant la médecine militaire plutôt que la pharmacie en raison de l'effet du doré sur le velours rouge du col, qui lui paraissait de meilleur effet que sur le velours vert[7].

Le début du XXème siècle est marqué par une diffusion du marché de l'art sur le plan international. Pissaro né en 1830 est mort en 1903. Cézanne né en 1839 est mort en 1906. Claude Monet est né en 1840, Auguste Renoir en 1841. Matisse en 1869. En 1905 Matisse, avec Derain, Vlaminck, Braque et d'autres, avaient fait scandale au salon d'Automne à Paris en raison de leur audace chromatique[8]. En 1912 les amateurs de Renoir et de Cézanne ne sont pas nombreux,

---

[7] Ambroise Vollard. *Souvenirs d'un marchand de tableaux*. 1937.
[8] Le critique d'art Louis Vauxcelles dans Gil Blas, décrivant un petit marbre posé au milieu de ces tons vifs, avait parlé de « Donatello chez les fauves ». L'expression était lancée.

bien que de nombreux collectionneurs privés existent, comme par exemple le russe Serge Chtchoukine, son contemporain Ivan Morozov ou le « roi du sucre » H.O. Havemeyer. Paul Rosenberg ouvre sa luxueuse galerie au n° 21 rue de La Boétie en 1911. Les marchands comme Ambroise Vollard, Paul Durant-Ruel peinent à imposer le style nouveau de Cézanne ou Matisse dans leur propre pays. Vollard avait vu les premiers « Cézanne » en 1893, à la vitrine du Père Tanguy, marchand de couleurs rue Clauzel à Paris. En 1898 il exposait Gauguin. Ils multiplient les expositions à l'étranger, y compris aux Etats-Unis. Durant-Ruel est présent à New York depuis 1886. Cela ne pouvait pas échapper aux yeux de collectionneurs tels que Barnes et Glackens. C'est ce dernier qui le mettra en contact avec la famille Stein, installée à Paris.

Fin 1912, Albert Barnes se considère comme l'un des « amateurs les plus avancés » d'art français contemporain. Pourtant il ne prêtera aucun œuvre à la célèbre exposition de *l'Armory Show*, qui a eu lieu à New York sur Lexington Avenue. Cette exposition, consacrée à l'ensemble de la peinture contemporaine de l'époque, eut lieu dans une ancienne armurerie de la Garde Nationale, du 17 février au 15 mars 1913, puis à Chicago et à Boston. Glackens était à la tête du comité de sélection pour les peintres américains. Gertrude Vanderbilt Whitney[9] était une des donatrices, de même que le photographe Alfred Stieglitz[10]. Cette exposition présentait, entre autres, un vaste panorama historique de la peinture française, dont le responsable de la sélection était le critique Walter Pach. Dans les deux premières villes, Marcel Duchamp exposa le *« Nu descendant les escaliers #2 »*, influencé par la chrono-photographie et qui fit scandale sur le moment. Cette œuvre, qui signa le début de l'art moderne de ce côté de l'Atlantique est maintenant exposée au Musée d'art de Philadelphie. Cependant de nombreux autres peintres postimpressionnistes et contemporains étaient représentés. Barnes n'achètera qu'une œuvre à cette exposition, un Vlaminck (1876-1958), peintre qui commen-

---

[9] Gertrude Vanderbilt Whitney (1875-1942). Collectionneuse et artiste elle-même elle est à l'origine du Whitney Museum à New York, fondé en 1931.
[10] Alfred Stieglitz (1864-1946). Marchand d'art et photographe américain. S'est marié en 1924 à Georgia O'Keeffe.

çait à s'imposer grâce au soutien de Vollard et de Kahnweiler.

Notons que cette période est déjà relativement tardive. Picasso, après sa période bleue (1901-1904) et sa période rose (1904-1906) est à Paris à partir de 1905 et est déjà très proche des Stein. Il réside à Montmartre au « Bateau-lavoir » place Ravignan[11] depuis 1904. Le nom de cet atelier d'artistes semble avoir été trouvé par le poète Max Jacob. Pablo Picasso est en plein cubisme (1907-1914) et a peint en 1907 les *Demoiselles d'Avignon*. Né en 1881, il a déjà 31 ans lorsque Glackens arrive à Paris, mandataire de Barnes, en 1912.

La famille Stein à Paris[12] se compose de Gertrude et deux frères Léo et Michael. Leur fortune provient de la concession des tramways de Californie. Gertrude (1874-1946) tout comme Barnes à la même époque a débuté des études médicales. Ses brillantes qualités intellectuelles avaient poussé son

---

[11] Actuellement Place Emile Goudeau.
[12] Gertrude STEIN. *Autobiographie d'Alice Toklas*. Gallimard 1934

entourage à la diriger dans ce sens. Elle a étudié au célèbre John Hopkins Hospital de Baltimore à partir de 1897[13], mais, comme Barnes, ne manifestait pas véritablement d'intérêt pour la pratique de la médecine. Petit à petit elle s'en détacha et ne dépassa pas la quatrième année. Féministe et sentant attirée par les femmes, elle ne se trouvait pas considérée dans ce monde très masculin à l'époque. La culture très paternaliste du milieu médical ne lui permettait pas de développer sa vraie personnalité.

Dès 1904, elle sera à Paris avec son frère Leo déjà présent depuis deux ans et entend parler de Picasso. Michel Stein et son épouse Sarah habitaient depuis peu avec leur fils Allan au n° 58 rue Madame, juste à côté. Le domicile de Gertrude et de Léo, au n°27 rue de Fleurus, jouxtant le jardin du Luxembourg sera bientôt le rendez-vous des américains de Paris, au premier rang desquels figurent Hemingway, Fitzgerald, Sinclair Lewis mais également des marchands (Kahnweiler, Vollard) et des peintres

---

[13] Le grand chirurgien William Halsteadt avait rejoint cet hôpital depuis 1892.

(Matisse, Picasso, Marie Laurencin Braque, Derain, Picabia, Rousseau, Juan Gris) ou des poètes (Apollinaire, Max Jacob). Le Luxembourg était à l'époque l'endroit où s'exposait « l'art vivant », c'est-à-dire contemporain. Il était le pâle précurseur de l'actuel Musée d'Art Moderne, qui occupe l'est du Palais de Tokyo à Paris, construit pour l'Exposition de 1937. C'est Gertrude Stein qui incitera en 1931 l'américain Paul Bowles[14], à se rendre à Tanger, qu'elle affectionnait avec sa compagne Alice Toklas. Gertrude et Alice, ancienne secrétaire de Léo, rencontrée en 1907, filent en effet le parfait amour.

Ces deux-là, Albert Barnes et Gertrude Stein ne se sont pas entendus : elle trouvait qu'il *« brandissait à tous moments son carnet de chèques »*. Lui, n'aimait pas son style de vie qui choquait son côté puritain. Leo sert d'intermédiaire et « explique » Cézanne à Barnes et lui fait découvrir Matisse. Mais Léo repartira pour Florence en 1913. C'est grâce aux Stein que Matisse deviendra célèbre. Le portrait de *« la Femme au chapeau »* (Madame

---

[14] Paul Bowles (1910-1999)   écrivain et compositeur américain.

Matisse était modiste) et qui avait fait scandale en 1905, sera l'un des tout premiers achats de Léo, d'ailleurs pour une fois non marchandé tant il plaisait aux Stein. Picasso avait peint en 1905-1906 le célèbre portrait de Gertrude, figurant en bonne place dans son salon[15]. Dans la pseudo-autobiographie d'Alice Toklas (c'est bien-sûr Gertrude qui l'a écrite), elle raconte que personne n'aimait ce tableau excepté le peintre et son modèle. A ceux qui s'inquiétaient du manque de ressemblance avec le modèle, Picasso répondait : « *Vous verrez, elle finira par lui ressembler !* » Tout proche d'eux, la danseuse Isadora Duncan et son mari Robert assureront la liaison avec Londres et le groupe de Bloomsbury[16] qui diffusera à cette époque un modèle d'art nouveau intéressant tous les aspects de la vie.

---

[15] Et qui se trouve maintenant au MET à New York depuis le décès de Gertrude Stein en 1946.
[16] Nom d'un quartier central de Londres. Groupe d'intellectuels et d'amis tels Virginia Woolf, l'économiste John Maynard Keynes, des peintres, des critiques d'art, qui eut une certaine influence entre les années 1910 et 1930.

Marcel Proust[17], contemporain de Barnes mais disparu dès 1922, restera au moins pour son époque, étranger à cet art moderne, aux antipodes des canons définis par le critique Ruskin, son maître à penser en matière d'art. Il faut lire par exemple la description des Figures Allégoriques des Vices et des Vertus, peintes par Giotto dans la chapelle des Scrovegni à l'Arena de Padoue. La formation classique de Proust le conduira vers les Maîtres de la Renaissance, l'Ecole flamande et hollandaise et les classiques des XVIIIè et XIXème siècle (Van Dyck, Vermeer, Watteau...). Le comte Robert de Montesquiou-Fezensac est son « professeur de beauté[18] ». Ce dernier lui présentera sa cousine Elisabeth Greffulhe. Tous ces personnages paraissent encore du siècle précédent. Le salon de Gertrude Stein, pourtant situé près du Faubourg St Germain n'était ni « Guermantes », ni « Verdurin ». Cependant Claude Monet (1840-1926) est l'un des rares personnages réels qui s'avance, à peine masqué, dans La Recherche. Les deux

---

[17] Né en 1871

[18] Article de M. PROUST, *Un professeur de beauté*, dans la revue Les Arts et la Vie , du 15 août 1905.

hommes ne se sont pas rencontrés même si Proust avait beaucoup aimé certains tableaux. Certains reconnaissent certains traits de Monet dans le personnage du peintre Elstir, même si ce nom le rend proche d'un autre contemporain : Whistler (1834-1903).

Pourtant en ce début de XXème siècle les goûts se modifient. Avec parfois des passions violentes et des discussions fermes. L'évolution des choix esthétiques poussera un marchand comme Kahnweiler, à être le promoteur des premiers « mousquetaires » du cubisme : Picasso, Braque, Gris et Derain. Se considérant comme précurseur, il n'apprécia pas qu'Apollinaire écrive son livre « *Les peintres cubistes* », en 1913. Gertrude défendra le cubisme (on doit le terme à Henri Matisse en 1908), contrairement à Léo. Pourtant, l'influence artistique de ce mouvement va diminuer dans les années qui précèdent la guerre de 1914 (certains peintres cubistes ont été employés pendant la guerre pour le camouflage[19] : Guirand de

---

[19] Selon Gertrude Stein, Picasso aurait dit en voyant un canon repeint en motifs de camouflage : « *c'est nous qui avons fait cela* » !

Scevola, André Mare...). Barnes quant à lui, ne croit pas dans l'avenir du cubisme.

Progressivement l'étoile monte d'un jeune amateur d'art, Paul Guillaume (1891-1934), Ce personnage s'est fait connaître au début par son goût pour l'art nègre. Fils d'un banquier modeste, sans le sou au départ, il travaillait en 1908 (il avait 17 ans), dans un garage proche du Trocadéro. A cette époque du début de l'automobile, les pneus des voitures de luxe étaient fabriqués avec du caoutchouc venant d'Afrique. Un jour il découvre dans une caisse, accompagnant la livraison, un masque du Gabon. C'est la révélation pour lui, qui tombe sous le charme de ces objets exotiques. Ils étaient considérés jusque-là comme sans valeur, ou comme un témoignage ethnographique au musée du Trocadéro (dès 1906). Bien au contraire, Guillaume se renseigne, visite les musées puis il commence à collectionner ces statues bantoues, masques peuls, bronzes yoruba, sculptures dogon... Il conserve tout ce qui est à sa portée. Il n'est pas le premier. Matisse avait acheté une statuette du Congo en novembre 1906 et l'avait montré à Picasso. Ce dernier peindra l'année suivante « *Les demoiselles d'Avignon* », dont les visages sont comme des masques. Derain avait vu également en 1906 au British Museum une exposition sur l'Art primitif et en était revenu bouleversé sur les représentations, qui l'orientaient vers des formes de plus en plus épurées, voire véritablement abstraites : « *ne plus rien faire qui représente quelque-chose* ».

C'est Guillaume Apollinaire qui remarque un jour ces statues dans la vitrine du garage. Il le présentera ensuite à ses amis artistes qui le reconnaitront comme leur principal marchand. En 1914, par l'intermédiaire de l'artiste mexicain Marius de Zayas, Paul Guillaume, déjà reconnu, envoie un lot de sculptures à Alfred Stieglitz à New York pour l'exposition "*Statuary in Wood : the Roots of Modern Art*". Stieglitz avait ouvert sa célèbre galerie « *291* » au même numéro de la cinquième avenue, en 1905.

Paul Guillaume ouvre sa première galerie à 23 ans à la veille de la première guerre au n°6 rue de Miromesnil. De santé fragile il ne partira pas à la guerre, mais à

Paris les affaires continuent. Guillaume s'en sort plus ou moins, change deux fois de galerie, tient temporairement un cabaret à la demande de Max Jacob, « *La Belle Gabrielle* » à Montmartre. Il y nourrit régulièrement (et abreuve) Maurice Utrillo, en échange de toiles qu'il revendra cinq fois plus cher. Il s'installe enfin rue de La Boétie. Il expose successivement Derain en 1916, et conjointement Matisse et Picasso en 1918, mais également Giorgio De Chirico, Vlaminck, Van Dongen, Marie Laurencin, Utrillo.

L'américain Albert Barnes rencontre Guillaume probablement après la guerre en 1921. Guillaume a découvert Modigliani par l'intermédiaire de Max Jacob, puis Soutine. Le courant passe bien entre les peintres et leur marchand. Modigliani va inscrire le surnom de « nouveau pilote » (nova pilota) sous un portrait de Guillaume. Avec Chaïm Soutine, c'est également le choc affectif pour Barnes, qui achète d'un coup plusieurs dizaines de tableaux à ce peintre inconnu, qui vivait dans la misère et la crasse à *La Ruche*, Passage de Dantzig. Guillaume édite un magazine où il défend ses protégés : *« les Arts à Paris »* et il écrit lui-même les articles, sous plusieurs pseudonymes[20]. Pendant la guerre, Guillaume va se réfugier avec ses tableaux, dans son bel appartement de la rue de Villiers. Mais en 1917 il ouvre sa nouvelle galerie au n° 21 rue de la Boétie, à proximité d'autres marchands célèbres, comme Etienne Bignou.

En 1922, Barnes, de nouveau à Paris. Il avait ses habitudes avec Laura, à l'hôtel Mirabeau au n°8 rue de la Paix, appartement 31. Il achète à Guillaume « *La Joie de Vivre* », tableau de Matisse, qu'il avait autrefois dédaigné chez Léo Stein. Ce chef d'œuvre, Matisse l'avait peint au retour d'une promenade à Collioure, l'hiver 1905-1906. Guillaume s'enrichit rapidement et peut offrir un hôtel particulier et une belle voiture Hispano-Suiza à son épouse Juliette Lacaze[21]. Guillaume écrit en 1923[22] : « *Le docteur Barnes vient de quitter Paris. Il y a passé trois semaines dont toutes les heures furent utilisées non pas en visites mondaines, en soirées, en réceptions officielles, mais plutôt comme le comprend et l'exige cet homme extraordinaire,*

---

[20] Dr. Allainby, Colin D'Arbois, Captain W. Redstone, Colonel Bonardi, Le Nègre Bleu.
[21] Voir le chapitre suivant.
[22] Paul GUILLAUME, *Le Docteur Barnes à Paris*, Les Arts à Paris, n°7, janvier 1923.

démocratique, ardent, inépuisable, imbattable, charmant, impulsif, généreux, unique. Il a tout visité, tout vu chez les marchands, chez les artistes, chez les amateurs ; il a acheté, refusé d'acheter, admiré, critiqué ; il a plu, déplu, fait des amis, des ennemis. Le tintement aurifère des dollars précédant ses pas, les convoitises devant lui naissaient comme des apparitions, le suivaient, le lutinaient, le pourchassaient comme des feux follets ».

Un critique d'art[23] proche de Guillaume écrira *« le matin, j'allais chercher Paul Guillaume chez lui avenue de Messine, nous montions dans son Hispano-Suiza et nous allions prendre Barnes à son hôtel Le Mirabeau, rue de la Paix. Sur le pas de la porte, une foule de marchands, de courtiers ou d'artistes portant leurs tableaux sous le bras, attendait qu'il sortît, mais le docteur semblait ignorer totalement ces quémandeurs écartés avec peine par le personnel de l'hôtel. Nous allions d'abord au Louvre visiter le département des antiquités orientales, chaldéennes ou assyriennes, puis au musée*

---

[23] Waldemar George (1893-1970) d'origine polonaise, naturalisé français pour son engagement en 1914.

Guimet, de là au musée Cernuschi, au musée ethnographique, etc. ou bien chez les antiquaires... A midi nous déjeunions. Infatigable, insatiable, Barnes ne cessait de nous harceler, Paul Guillaume et moi, des questions les plus puériles dans le genre de : « préférez-vous Cézanne ou Renoir ? Qui est le plus grand peintre, Rembrandt ou Rubens ? ». Nous répondions tant bien que mal mais Barnes voulant connaître nos raisons, questionnait encore et notait nos réponses. Le déjeuner achevé, nous reprenions notre tournée des grands-ducs d'un nouveau genre pour finir la journée dans un restaurant du Bois où nous rejoignait la jeune femme de Paul Guillaume. Nous étions épuisés mais Barnes ne présentait, lui, aucun signe de fatigue, il continuait à nous questionner durant tout le repas, puis, brusquement, vers onze heures, il décrétait : « Si nous allions revoir des tableaux à la galerie ?» Paul Guillaume objectait sa fermeture, mais le docteur était déjà levé...On arrivait rue de La Boétie et la discussion reprenait entrecoupée de pourquoi et des comment insatiables de Barnes. Si le *questionnaire roulait sur Marcoussis[24], il fallait aussitôt que le peintre se dérangeât et vînt s'expliquer, c'est-à-dire répondre du mieux qu'il le pouvait aux interrogations souvent saugrenues du docteur. Parfois, c'était le tour de Lipchitz, de Kisling, de Gritchenko ou de tel autre... Jamais je n'ai vu Barnes fatigué, cet homme avait une telle fringale de peinture et de sculpture qu'il était capable d'en oublier de manger et de dormir. Et c'était chaque jour, pendant les quatre ou cinq semaines où il restait à Paris, la même chose ».*

De leur côté, en 1920 Sarah Stein et Michael firent dessiner, puis construire (entre 1926 et 1928) par Le Corbusier une large et luxueuse maison à Garches (Vaucresson) : « *Les Terrasses* », pour eux et leur amie Gabrielle Colaco-Osorio de Monzie (1882–1961). Cette femme riche était récemment divorcée d'Anatole de Monzie, parlementaire et plusieurs fois ministre sous la 3ème république. Maire de Cahors de 1919 à 1942. Sarah s'était rapprochée de cette dernière

---

[24] Louis Marcoussis (1878-1941) né Ludwik Kazimierz Władysław Markus en Pologne. C'est Apollinaire qui lui suggéra de prendre le nom d'un village proche de Paris.

pour des affinités avec le mouvement cultuel de la Science Chrétienne. C'est la plus chère maison construite par Le Corbusier entre les deux guerres. Et a été construite juste avant la Villa Savoye de Poissy.

Entre temps le docteur Barnes a acheté à Merion dans la banlieue de Philadelphie, un vaste domaine : le Wilson Arboretum, qui fait presque 5 hectares. En 1923 il avait été rejeté par la critique lorsqu'il avait exposé une partie de sa collection à la Pennsylvania Academy of Fine Arts. L'architecte Paul Philippe Cret[25] dessinera une résidence et un musée où il commence à installer ses collections.

En 1917 Paul Cret avait dessiné, en collaboration avec un autre français, Jacques Greber[26], une vaste percée diagonale dans le

---

[25] Paul Philippe Cret, (1876-1845) Français, né à Lyon, diplômé des Beaux-arts à Paris et émigré aux Etats-Unis en 1903. Il devint Professeur à l'université de Philadelphie.

[26] Jacques Greber (1882-1962) né à Paris. Connu comme architecte et urbaniste paysagiste. A organisé l'Exposition Internationale des Arts et Techniques de Paris en 1937. Il avait travaillé sur la restauration de l'hôtel de Lamballe à Paris (après le passage du docteur Blanche) et fut un temps pressenti par

plan quadrillage de la ville, voulu au départ par William Penn : le Benjamin Franklin Parkway. Pour la Fondation Barnes, les pierres de taille avaient été sélectionnées dans le Val de Loire par Barnes lui-même : un calcaire blond, qui ferait merveille sous le soleil nuancé par les frondaisons de la Pennsylvanie. Naturellement la carrière reçut l'ordre de ne plus accepter d'autre commande américaine. Barnes a demandé au sculpteur Jacob Lipchitz (1891-1973)[27] des éléments de décor pour les façades (sept bas-reliefs). Les hautes salles sont relativement sobres mais dans le goût de l'époque, avec un parquet, des moulures sous plafond en bois et de grandes plinthes, ce qui donne (à notre époque) à l'ensemble un caractère un peu suranné. Les murs sont tendus de toile de jute uni, de couleur brun-orangé (« tawny-color »). L'entrée discrètement monumentale avec ses colonnes doriques, tranche avec des carreaux de céramique s'inspirant de motifs baoulés de Côte d'Ivoire et de crocodiles. Le Docteur Barnes a commencé à collectionner

---

l'industriel Cavrois pour sa villa de Croix, avant que ce dernier ne rencontre Mallet-Stevens...

[27] Découvert en 1915 par Léonce Rosenberg.

des sculptures africaines au début des années vingt sous l'impulsion de Paul Guillaume, nous l'avons vu. Le bâtiment et La Fondation sont inaugurés en 1925. D'autres maisons sont prévues par Barnes sur le site alentour, pour ne pas risquer d'endommager la vue et le caractère du site. Les salles d'exposition, selon le désir du créateur seront utilisées pour diverses activités pédagogiques s'organisant autour des tableaux. Mais dans l'esprit du fondateur, il ne veut pas en faire un musée.

Peu apprécié aux Etats-Unis, Barnes se tournera de plus en plus vers l'Europe. Il y est bien accueilli par le marché de l'art, à défaut d'être vraiment connu par le grand public. Il va être malgré tout fait chevalier de la Légion d'Honneur le 23 février 1926 (puis officier en 1937). A partir de 1927 les relations entre Barnes et Guillaume vont cependant se distendre et les deux hommes finissent par se brouiller tout-à-fait. Guillaume, avait appris par Violette de Mazia, la proche collaboratrice de Barnes, que la fondation avait attribué un certain nombre de résidences luxueuses à tous ses collaborateurs. Sans doute poussé par la cupidité de sa femme Juliette, il demanda à plusieurs reprises à Barnes, de lui acheter un hôtel particulier à Paris pour une somme importante. Ceci provoqua sans doute la rupture entre les deux hommes, car Barnes était sollicité de toutes parts et détestait cela. Dès lors, Albert Barnes va se tourner vers un autre marchand parisien de la rue de La Boétie : Etienne Bignou (1891-1850). De nombreux tableaux acquis depuis la constitution de la fondation proviennent de cette dernière galerie.

En 1929, Barnes vendit sa firme. Peu de temps avant le krach boursier. En plus des tableaux il accumulera à partir des années 1930, des objets des indiens d'Amérique (bijoux, poteries, tapis) des meubles (surtout néo-classiques américains). Puis des objets artisanaux de ferronnerie. Il connaissait la magnifique collection de ferronneries du musée de Rouen, qui avait été constituée par Henri Le Secq des Tournelles (1818-1882), photographe des Monuments Historiques. La disposition très particulière des œuvres à la Fondation Barnes, sera méticuleusement choisie, pour ses correspondances de formes et de volumes, avec une recherche de la symétrisation. Des œuvres anciennes dialoguent avec des tableaux contemporains. Cette présentation que nul n'était autorisé à changer devra même être respectée ultérieurement lors de rares expositions étrangères et après la mort du fondateur.

Laura Barnes, l'épouse d'Albert sera la directrice de l'Arboretum de Merion en 1928, qui s'affirma également une institution très importante mais avec sa gestion parallèle. Elle devint peu à peu responsable de l'acquisition des plants et des échanges, notamment avec le jardin botanique de Brooklyn, sa ville natale ou l'arboretum Arnold, dépendant de Harvard à Boston. Elle développa également une rare collection de livres sur l'arboriculture.

Une étudiante venant de Paris, Violette de Mazia née en 1899 va s'imposer progressivement aux côtés de Barnes, participer ensuite à l'enseignement au sein de la Fondation, puis restera attachée à celle-ci. Originaire de Paris, d'un père italien et d'une mère française, après des études à Bruxelles et à Londres, elle s'installe à Philadelphie en 1924 et trouve un emploi comme professeur de français à la Fondation. Rapidement elle participe aux cours après avoir suivi l'enseignement artistique, faisant des « causeries » devant les peintures. Sans aucun bagage artistique ni universitaire elle va coécrire avec lui plusieurs ouvrages sur les peintres ou traduire des ouvrages. Elle va accompagner Barnes dans plusieurs voyages en Europe entre 1920 et 1940 et finira par entrer au conseil d'administration de la Fondation. Il semble qu'elle ait été l'une des seules collaboratrices capables de mettre de côté son amour propre, pour résister au caractère irascible du docteur.

Les conditions de visites étaient draconiennes et bon nombre de visiteurs potentiels se sont vus retourner leurs demandes, surtout s'ils disaient maladroitement qu'ils souhaitaient visiter également d'autres musées de la ville. Thomas Mann et Albert Einstein ont dîné ensemble à la Fondation. L'une des rares artistes à être acceptées a été Georgia O'Keefe. Une photographie montre O'Keefe et de Mazia examinant les « *Joueurs de cartes* »[28], un Cézanne, que Barnes avait acheté en 1925 pour un million de francs.

Henri Matisse (1869-1854) fut l'un des privilégiés à visiter Merion en 1930. Il est alors au plus haut de sa carrière. A trois ans près les deux hommes sont de la même génération et se font confiance. Le célèbre peintre avait entrepris un tour du monde et accepté l'invitation de Barnes. Il avait quitté Le Havre sur « *l'Ile de France* », pour New York et Chicago, visitant chaque musée, poussant jusqu'à Cincinnati, où son fils Pierre devait se marier. Il fait halte à Tahiti, et les Iles Marquises en hommage à Gauguin. Il arrive finalement à Philadelphie en septembre 1930 et accepte la commande de trois panneaux décoratifs sur le thème de « la danse » choisi en toute liberté par le peintre. C'est l'œuvre la plus monumentale dont il ne recevra jamais la commande.

Matisse s'y attelle de 1930 à 1933 avec une grande difficulté semble-t-il car les

---

[28] Photographies sur *www.mainlinemedianews.com/.../doc50a6705eaa0ff642894179.t x*

panneaux doivent surmonter des fenêtres dans des loges dont la partie haute est arrondie. Ils seront à contre-jour et, de plus, doivent s'harmoniser avec les œuvres déjà présentes dans la salle, dont il n'est pas question de modifier la disposition. Une première version ne lui convient pas. Une deuxième version est entreprise en France, mais malheureusement Matisse a mal pris ses dimensions et l'œuvre ne peut être montée sur place à Philadelphie. Une troisième version est alors exécutée, qui cette fois-ci sera placée sous les arcades de la fondation Barnes[29].

Albert Barnes était proche du galeriste parisien Ambroise Vollard, qu'il reçut avec tous les honneurs en 1936 à Merion. Barnes explique comment Vollard a découvert Cézanne et fait connaître Renoir, Degas, Gauguin et Picasso. Tout le monde n'était cependant pas aussi bien reçu : Barnes machiavélique aimait par-dessus tout désarçonner les personnages qui deman-

---

[29] Les deux premières versions sont au Musée d'Art Moderne de Paris. La première (« la danse inachevée ») n'ayant été retrouvée qu'en 1990 dans l'ancien atelier niçois de Matisse.

daient à visiter sa fondation en leur donnant des rendez-vous à des moments pour eux impossible à retenir. De plus il était véritablement hostile aux institutions culturelles classiques. Ainsi lorsque le Corbusier voulut se rendre à Merion, Barnes lui proposa une date choisie après son départ prévu. En spécifiant qu'il ne voulait pas qu'il soit accompagné de représentants de la « Philadelphia Art Alliance », organisme pour lequel Le Corbusier était venu donner une conférence. Le Corbusier répliqua qu'il était *« très respectueux de la fierté et de la richesse, mais qu'il ne pouvait attendre quatre jours sur le pas de la porte de la Fondation »*. Il signa la lettre : *« le fondateur de l'Esprit Nouveau, qui de 1919 à 1925 livra le bon combat pour les artistes que vous achetez »*...

Barnes répliqua quelques temps plus tard par une lettre, écrite en français (langue qu'il ne maitrisait pas complètement), adressée à *« Maître Corbeau, dit Le Corbusier »* : *« j'ai entendu dire que vous étiez soul vendredi dernier à « l'Association des saucisses (.. ?)».* Je présume que vous étiez sous la même intoxication quand vous m'avez écrit ces remarques. N'importe comment, Maître*

Corbeau sait maintenant que Maître Renard ne respecte pas les clowns ni l'Alliance d'imbéciles qui l'emploie ». La missive était signée Albert C. Barnes, *« fondateur depuis 1910 de l'Esprit Nouveau qui cherche à trier le vrai du faux dans l'art et la culture ».*

Le Corbusier répond le 13 novembre 1935
« Monsieur Barnes,
J'ai reçu votre mot du 12 novembre. Vous avez déchargé votre humour ; j'avais déchargé mon humeur. Je juge – et j'espère que vous m'approuverez- qu'il est stérile d'être en état de guerre entre gens qui aiment les mêmes choses ou qui ont les mêmes passions.
Je n'étais pas ivre à Philadelphie. Les trois Whiskies de l'Art Alliance ne m'ont pas enivré. Je suis bon buveur. Je vous avais écrit, le lendemain de sang-froid. Mais j'avais été formalisé par les difficiles démarches nécessitées par la visite de votre collection et je n'étais à Philadelphie le samedi que pour effectuer cette visite.
Admettons que ça n'a pas réussi. Admettons encore que nous n'aurons jamais l'occasion de nous rencontrer.

J'aime bien me battre dans la vie, je le fais sans crainte. Mais je trouve qu'ici l'hostilité est inutile. C'est pour cela que je vous adresse ce mot afin de constater la fin du duel. Voulez-vous ?

Vos mots méchants, j'en suis certain, ne s'appliquent pas à mon cas. Informez-vous à l'occasion.

Sans rancune.   Le Corbusier ».

La lettre lui fut retournée non décachetée. En une marge inscription manuscrite, Barnes avait écrit le mot *« merde ».*

Paul Guillaume mourut en 1934. Il avait été le principal agent du docteur Barnes pendant plus de dix ans, mais avait parallèlement établi pour lui-même une très belle collection. C'est celle-ci qui se trouve actuellement au Musée du Jeu de Paume à Paris. Elle n'est pas la simple copie en modèle réduit de la collection de Merion, mais reflète les échanges qui ont eu lieu durant toutes ces années de leur collaboration. Les deux hommes resteront proches mais non intimes, sans doute à cause de la femme de Guillaume.

Mais ils ont eu certains sujets de désaccord, par exemple au sujet d'André Derain, l'un des fondateurs du fauvisme. Mais également au sujet du cubisme, que Barnes n'appréciait pas. La collection de Guillaume rassemble des œuvres allant de 1860 à 1930, que le collectionneur, enrichi en grande partie par les achats de Barnes, commença d'accumuler depuis 1914 jusqu'à sa mort.

Après la mort de Guillaume, le docteur Barnes avait coupé tout lien avec Juliette Guillaume (née Lacaze), surnommée par son mari Domenica. Il avait pris l'habitude de séjourner chaque année en France depuis l'entre-deux guerres. Il venait régulièrement avec son épouse dans un petit village du Finistère Sud, Port Manec'h et y promenait son chien « Fidèle ». C'était un ancien port sardinier et un village de villégiature connu depuis l'entre-deux guerres[30]. Mais en 1940, du fait de la guerre en Europe, Barnes ne put venir régulièrement et il acheta une ancienne ferme en Pennsylvanie construite en 1775 et qu'il baptisa Ker-Feal (« *Maison de Fidèle* » en Breton). Il y abrita différents objets et

---

[30] Gabin et Arletty y ont séjourné également.

collections (verres, poteries, meubles, ferronneries, tissages amérindiens), mais pas de tableaux.

La fondation continua son activité. Sa collaboratrice Violette de Mazia deviendra au fil du temps de plus en plus assidue. Personne n'a jamais su s'il y avait eu plus que cette relation intellectuelle entre eux deux, mais l'épouse de Barnes, Laura, ne l'aimait guère. Comblant un vide dès le début de la Fondation, que ne pouvaient remplir les érudits et les milieux universitaires conventionnels, Violette se rendra indispensable au fonctionnement de la Fondation, participa activement à l'enseignement et rédigea avec le docteur Barnes, bien des ouvrages. Son action se prolongera pendant une soixantaine d'année. Elle était devenue en fait l'incarnation de la Fondation et sa gardienne. Les voyages en France se multiplient, parfois au rythme de deux par an. Certaines photos montrent Barnes et Violette sur des transats côte à côte, sur le pont d'un transatlantique.

L'année 1940 est marquée par un début de collaboration éphémère avec le bouillonnant Bertrand Russel, philosophe anglais, controversé en raison de ses positions sur l'éducation et le mariage. A partir de 1945, toujours en froid avec les milieux officiels et l'Université de Pennsylvanie, Barnes se rapprocha de la Lincoln University, un petit établissement de Philadelphie, fréquenté par des noirs, afin de lui confier la gestion de la Fondation. Ce qui fut fait en 1950. Pendant les années d'après-guerre, Barnes ne fit l'acquisition que d'un seul tableau (de Renoir en 1942) et se comporta comme si sa collection pédagogique était au complet avec sa série de Matisse, Renoir, Cézanne. Mais il continuait à acheter nombre d'objets pour sa maison Ker Feal.

Barnes trouva la mort dans un accident de voiture le 24 juillet 1951 à l'intersection des routes 401 et 29 à Phoenixville. Il pilotait sa puissante *Packard Convertible* modèle 1938. Rentrant de sa maison de campagne Ker Feal, en roulant vite selon son habitude, il brula un stop, percuta un semi-remorque et fut tué sur le coup. Le hard top et deux portes furent retrouvés à 40 pieds de là dans un champ. Après sa mort, on se rendit compte, que la Fondation avait bien été léguée à

Violette de Mazia et dans une moindre mesure, à son épouse Laura. Les deux femmes vont faire taire cependant leurs dissensions dans l'intérêt de la Fondation. L'isolement de celle-ci et l'impossibilité pour le grand public d'y avoir accès seront à l'origine d'une vague de protestations. Dans les années 50 elles devront lutter et remporteront la victoire contre plusieurs attaques de presse et même des actions en justice, demandant l'ouverture au public des collections.

Laura se consacrait à l'arboretum et Violette à la collection et la Fondation proprement dite. Elles se jalousaient copieusement. Les deux activités étaient semble-t-il séparées au point que les étudiants ne pouvaient pas se rendre de l'une à l'autre. Les jardiniers ne parlaient pas aux gardiens ou aux enseignants. Laura avait fondé l'Ecole d'Arboriculture de Merion en 1940. Moins en froid que son mari avec les autorités locales, elle a été distinguée par la Médaille Schaffer, la plus haute distinction de la Société d'Horticulture de Pennsylvanie en 1948 et devint membre honoraire de la

Société des Architectes Paysagistes Américains en 1955. Elle reçut également un doctorat honoris causa en sciences de l'horticulture de l'Université Saint-Joseph de Philadelphie. Parallèlement au Dr Barnes, elle collectionnait également des œuvres d'art. Celles-ci furent léguées au Musée de Broocklyn en 1966. Laura disparut en 1966 à quatre-vingt douze ans.

Violette de Mazia, devenue vice-présidente avait en fait le conseil d'administration de la Fondation dans ses mains et prenait toutes les décisions conformément aux vœux du docteur, disparu depuis trente ans. En 1966, à la mort de Laura elle est devenue la seule directrice. Elle chercha à compenser la pauvreté de ses diplômes en collectionnant les titres honoraires des universités et en les affichant à la porte de son bureau. Elle assura des cours pendant soixante ans à la Fondation. Puis elle se retira en mai 1987 et mourut l'année suivante à 89 ans.

Cependant une brèche fut ouverte en 1960 avec la possibilité d'accepter deux cents visiteurs par jour au maximum. Mais la liste d'attente était longue et le règlement draconien, d'autant plus que les salles n'avaient pas été prévues pour accueillir du public. Certaines salles pour des raisons de sécurité n'admettaient que quelques visiteurs à la fois. A partir de 1987 seulement, des liens ont été renoués avec la Lincoln University. Les divers impératifs, notamment économiques pour assurer la réparation des bâtiments et la sécurité des œuvres conduisirent à ouvrir plus largement la collection de Merion sur le monde. Et cela a été l'objet de la grande exposition à Paris et autour du monde en 1993.

Mérion était un peu éloignée du centre-ville. Puis plus tard, on a dû se résoudre, malgré l'opposition de centaines d'anciens étudiants, fidèle à l'esprit d'Albert Barnes, à construire un nouveau site plus au centre de Philadelphie et à proximité des autres musées. On s'aperçut à cette occasion, que la politique hautement méfiante d'Albert Barnes, au regard des milieux de la peinture, avait eu un grand avantage. Cela avait permis d'empêcher la moindre restauration intempestive sur les différentes œuvres. Celles-ci sont donc dans un état primitif exceptionnel, tel qu'aucun autre musée au monde n'en dispose.

La nouvelle Fondation du centre de Philadelphie fut ouverte en mai 2012. Elle est due au couple d'architectes Tod Williams et Billie Tsien. Ceux-ci ont posé en équilibre un cube translucide de près d'un kilomètre, sur un sol de couleur sable. A l'extérieur c'est ultra moderne. L'intérieur ne semble pas avoir été modifié de son aspect d'avant-guerre. Vingt-trois salles sont les représentations exactes en orientation, taille et disposition, de celles de Merion. Mais l'ensemble est huit fois plus grand. Elle recèle 181 Renoir, 69 Cézanne (l'une des plus importante au monde), 59 Matisse, 46 Picasso, 21 Soutine, 18 Douanier Rousseau, 16 Modigliani, 11 Degas, 7 Van Gogh, 6 Seurat et beaucoup d'autres comme de Chirico, mais aussi Rubens, le Titien, le Greco, Goya, Manet, Jean Hugo, Monet, Utrillo, William Glackens.... En plus des meubles et divers objets et des pièces de ferronnerie. Plus de 2500 pièces au total.

Désormais la collection Barnes se trouve sur le Benjamin Franklin Parkway, dessiné par Jacques Greber, en écho à la Pennsylvania Avenue qui traverse également en diagonale la capitale, Washington. Et à deux pas du Musée Rodin[31], construit aussi par Cret et Greber en 1929. Pour ce Musée Rodin, ils se sont inspirés de la façade du château d'Issy les Moulineaux, dont les ruines avaient été achetées par le sculpteur français pour sa villa des *Brillants* à Meudon. Pas très loin se trouve un exemplaire de la statue équestre de Jeanne d'Arc due à Emmanuel Frémiet, que l'on voit également à Paris, place des Pyramides. Ainsi par tous ces éléments et bien d'autres encore[32], la ville de Philadelphie est certainement celle où l'esprit français est le plus diversement représenté. Mais la Fondation Barnes est véritablement représentative de ce que pouvait faire un

---

[31] Ce Musée Rodin était destiné à conserver la plus importante collection de Rodin excepté Paris. Elle est due au mécène Jules E.Mastbaum (1872-1926), originaire de Philadelphie et qui fit fortune en bâtissant des salles de cinéma.

[32] La Free Library et le bâtiment voisin de la Family Court sont des répliques de l'Hôtel de Coislin et de l'Hôtel de la Marine, à Paris, Place de la Concorde.

véritable amoureux de la peinture française de son époque.

En ce qui concerne la nouvelle Fondation, on a un peu dévié de la conception initiale du Dr Barnes, et les touristes, désormais sont nombreux à visiter librement sa collection. Les amateurs d'art y trouvent leur compte. Celle-ci, due à un incroyable regard curieux, est exposée de façon strictement identique à celle de Merion.

* * *

Le cynique Docteur LACOUR, la DIABOLIQUE et la donation WALTER-GUILLAUME.

Comment ne pas évoquer également dans ce catalogue de personnages dont l'action se situe en marge de la médecine, la figure tragique de Maurice Lacour. Ce médecin fut spécialisé surtout dans le soulagement des souffrances fortunées et dans la manipulation diabolique. Il joua très certainement un rôle majeur dans l'histoire de Juliette Lacaze, l'épouse de Paul Guillaume. Ce que l'on a appelé « l'affaire Lacaze » a éclaté en 1957. Mais l'histoire mérite d'être racontée depuis le début.

Remontons dans le temps. Le marchand de tableaux Paul Guillaume (1891-1934) avait courtisé Juliette Lacaze (1898-1977)[1] à la sortie de la guerre de 1914. Cette jolie fille peu farouche et décidée, tenait le vestiaire dans un cabaret de Montparnasse, le *Viking*. Le père de celle-ci, peu argenté, travaillait maintenant comme clerc chez un notaire de

---

[1] Jean Marie Rouard, Paris Match 09/08/2016. *Domenica Walter la diabolique. Un destin hors normes.*

l'Aveyron. Elle détruira plus tard toutes les photos et documents de cette époque. Elle était née à Millau (Aveyron) et était devenue naturellement vendeuse de gants, après son arrivée à Paris, dans une boutique de la rue La Fayette. On sait que Millau est réputée pour ses manufactures de ganterie en raison de la pureté de l'eau des rivières et de la proximité des élevages de chevreaux et d'agneaux. Mais Juliette flaira assez vite que le milieu bohème des peintres et surtout de leurs marchands pouvait être beaucoup plus intéressant. Fou amoureux de sa Juliette, Paul Guillaume l'enlève un beau jour pour un séjour éblouissant à Nice. Guillaume à cette époque est riche. Sa fortune provient en grande partie de la vente de tableaux contemporains au Docteur Barnes, ce riche américain de Philadelphie. On devine que Juliette se laissera séduire facilement et elle l'épouse en 1920. Guillaume lui choisit le surnom de «Domenica», qu'elle conservera ensuite, et qu'il juge, sans doute, plus adapté à son caractère de conquérante. Sur l'un des murs de leur chalet de Genève, était d'ailleurs dessinée une fresque de Saint Dominique avec l'oraison : « Domenica, ora pro nobis ». Ils emménagent aussitôt dans le bel appartement de Guillaume, avenue de Messine, avant de bientôt déménager dans un 650m² de l'avenue du Bois (aujourd'hui avenue Foch) entourés de cinq ou six domestiques. Les murs sont bien entendu couverts de tableaux. La vie mondaine continue ainsi que les voyages. Des portraits de l'épouse sont peints par Marie Laurencin ou par Derain. Ce dernier, qui aura une liaison avec elle fera durer la pose de 1920 à 1925. Juliette-Domenica dépense sans compter, se comporte de façon tyrannique avec tous ses employés et courtise les amis de son mari ouvertement.

C'est au cours d'une traversée sur le Normandie qu'elle va rencontrer en 1932 un quinquagénaire fort riche, Jean Walter (1883-1957), de 15 ans son aîné. Architecte de son état, il avait fait fortune dans les mines de plomb et de zinc de Zellidja à Sidi Boubeker au Maroc[2]. Dès lors Domenica va employer tout son charme pour faire cohabiter ce ménage à trois au point même de venir

---

[2] Il avait connu ces mines dès 1925 et fondé sa société d'exploitation en 1935 qui lui apportera fortune et notoriété.

habiter avec Paul dans le même immeuble somptueux (mais quelques étages au-dessus) dont Walter avait dessiné les plans en 1931 avenue du Maréchal Maunoury[3], en bordure du Bois. Les deux hommes finissent par sympathiser, plus ou moins.

Paul Guillaume n'était cependant pas toujours complaisant, car il annonça à son épouse, que, ayant changé d'avis, il donnerait à sa disparition, sa collection à l'Etat, sauf si elle lui donnait un enfant. Guillaume avait souhaité léguer sa collection au Musée d'Art Moderne du Jardin du Luxembourg. Or, Paul Guillaume va mourir. Et ceci, dans des circonstances fort peu claires. Atteint d'une péritonite appendiculaire, il va recevoir initialement des traitements non éprouvés à base d'incantations, d'impositions de mains et autres tours de pendules. Arrivé à l'hôpital avec une septicémie il va succomber durant l'opération le 1er octobre 1934, à l'âge de 42 ans. La légende diabolique de Domenica était en marche[4].

---

[3] Connus sous le nom des « *immeubles Walter* » et convoités encore de nos jours par les célébrités.
[4] Florence TRYSTRAM. *La Dame au Grand Chapeau*. Flammarion 1996.

Pour des raisons qui ne sont pas toutes logiques et pour échapper au transfert des collections dans les musées nationaux, Domenica va simuler une grossesse. Elle avait eu avant son mariage une ligature de trompes et la remarque de son mari au sujet de la succession l'avait bouleversée. Elle conservait l'usufruit, mais ne pouvait disposer des œuvres. Paul avait accepté cette future naissance avec joie et pris cette décision en conséquence. Rapidement, une discrète et coûteuse recherche d'enfant est effectuée... Domenica s'affuble d'un coussin sur le ventre.

Bientôt apparait le petit Jean Pierre, enfant abandonné né le 30 novembre 1934 vite rebaptisé Paulo, au sein du nouveau couple Walter. On a appris depuis qu'il fut acheté à une « trafiqueuse d'enfants », Marcelle Riembault, demeurant rue Pasquier à Paris dans le VIIIème arrondissement, entre le Boulevard Malesherbes et la Rue de Rome. Ce personnage recrutait ses clients dans les beaux quartiers et s'y connaissait en faux papiers. Domenica, libérée de Paul Guillaume, va vendre des tableaux, surtout des Picasso de la période cubiste, qu'elle n'appréciait pas.

Elle épouse Jean Walter pendant la deuxième guerre, dès le décès de la première femme de celui-ci en 1941. Il avait déjà un fils de cette première union, et deux filles. Domenica, prétextant que son amant n'était pas libre, s'accorda jusqu'au mariage une entière liberté sentimentale... Mais Walter était devenu très amoureux et finit par l'épouser. Il va faire régulariser l'adoption de Jean Pierre comme fils de Paul Guillaume. On voit dès lors le couple dans les salles des ventes et les expositions. Walter est connu du Tout-Paris et a beaucoup de succès dans son métier. Domenica fait l'acquisition de plusieurs toiles, parfois sous le nez d'armateurs grecs tels que Stavros Niarchos, l'éternel rival d'Onassis. La vie de famille est chaotique. Jean Pierre (Paulo) a toujours bien estimé Jean Walter, qu'il considérait comme son père et qui l'a élevé. Par contre il détestait cette femme volage que décidément, il ne parvenait pas appeler « mère ».

Jean Walter est très riche dans les années 1940, lorsqu'il rencontre Juliette Lacaze. Fils d'un entrepreneur alsacien ayant opté pour la France après la défaite de 1870, il est né à Montbéliard. Architecte de formation, diplômé en 1902, il s'était fait connaitre par l'édification d'immeubles de logements sociaux dans sa ville natale et par le concept de la cité-jardin à Paris[5] ou encore à Draveil (Essonne) en 1914. Il avait terminé la guerre de 1914 comme attaché militaire de Clémenceau. N'oublions pas que celui-ci était très proche de Claude Monet, au moment où il peignait les *« Nymphéas*. Et que *« le Tigre »* n'a pas été étranger à la donation de ces toiles, faite par Monet après 1918. Celles-ci ne furent installées dans la galerie en rotonde de l'Orangerie à Paris, qu'en 1927 quelques mois après la mort du peintre.

En 1925, en règlement d'une mauvaise, dette Jean Walter avait accepté en échange un terrain situé dans l'ouest marocain. Ayant quelques compétences en géologie il avait remarqué dans cette zone désertique la présence de galène, ce qui indiquait l'existence probable de plomb et de zinc. Avec l'aide de son fils, il monta une petite exploitation minière qui n'eut pas beaucoup

---

[5] « La Petite Alsace », dans le XIIIème arrondissement.

de succès au début. Puis après 1936, avec la hausse des cours des minerais, l'exploitation devint plus que rentable. C'était en réalité, l'un des plus importants gisements de l'Afrique du Nord. Mais Walter était animé également de sentiments altruistes. Il fonda en 1939 les « bourses Zellidja »[6] qui permettaient à des étudiants d'acquérir certaines bases en plus de leur formation scolaire. Il se spécialisa ensuite dans la construction d'hôpitaux, bâtit l'hôpital Beaujon à Clichy de 1932 à 1935 et la cité hospitalière de Lille à partir de 1934.

A Lille, Roger Salengro était un jeune maire de 35 ans, élu en 1925 au lendemain de la guerre de 1914. Le chirurgien Oscar Lambret, de l'hôpital Saint Sauveur, et qui siégeait à la Commission administrative des hospices, parvint à le convaincre de la nécessité de créer un vaste complexe regroupant les divers hôpitaux de l'agglomération et la Faculté de médecine. Un avant-projet avait été demandé à l'architecte Paul Nelson, originaire de Chicago, s'inspirant

---

[6] Ces bourses fonctionnent toujours. Parmi les lauréats célèbres figurent : Serge Klarsfeld, Daniel Buren, Philippe Labro, Jacques Villeret, Jean Pierre Elkabbach.

du tout nouveau Columbia Medical Center de New York. En 1934, le concours, présidé par Tony Garnier, est remporté par Jean Walter associé à Urbain Cassan et Louis Madeline, devant une trentaine d'autres cabinets d'architecture. Les travaux ont été interrompus lors de la guerre en 1939 puis repris ensuite. Le suicide de Salengro en 1936, victime d'une campagne de calomnie au sujet de son attitude pendant la première guerre, avait également porté un coup terrible au dynamisme du projet. Jean Walter à la tête de tous ces chantiers, devint pour son époque le spécialiste de la construction d'hôpitaux ultramodernes.

Jean Walter, inspiré lors d'un voyage aux Etats-Unis, fut celui qui introduisit en France le concept « d'hôpital-bloc ». Il faut voir le plan très ressemblant à l'hôpital Beaujon, du building pour la National Life Insurance Company, dessiné en 1923 à Chicago par Frank Lloyd Wright. A Beaujon, ses 12 étages permettaient une distribution plus fonctionnelle et économique des taches, du moins le croyait-on à cette époque, par opposition à la structure pavillonnaire imposée par les contagieux avant l'ère des antibiotiques[7]. On avait conservé, de la structure pavillonnaire, l'orientation au Sud pour les malades et au Nord pour les services techniques. Walter prenait la direction rigoureusement inverse des cités-jardins qu'il avait construites autrefois pour des habitations et que l'on retrouvait par exemple à l'hôpital construit à Lyon en 1911 par Tony Garnier (hôpital Edouard Herriot).

Contrairement à ses modèles américains sous formes de tours bâties en acier, Jean Walter a choisi le béton armé, matériau relativement nouveau en 1930, mais dont on maitrisait cependant la technique depuis une quarantaine d'années. Jean Walter impose le choix de l'entreprise chargée de la réalisation des travaux : il s'agit de la Société anonyme de construction et d'installations industrielles (SACI) dont il est, d'ailleurs, administrateur. Mais qui était la seule capable de prendre en charge cet immense chantier.

---

[7] Découverte de la Pénicilline G en 1940 d'après les travaux d' Alexander Fleming à la fin des années 1920.

L'hôpital Beaujon doit son nom à Nicolas Beaujon (1708-1786), receveur des finances et conseiller d'état. Ce dernier avait fait édifier en 1784 un hospice-orphelinat (« l'hospice Saint Nicolas ») pour y recevoir douze filles et douze garçons orphelins de la paroisse Saint Philippe du Roule. Ce quartier du VIIIème arrondissement de Paris, est situé entre la rue de Courcelles et le Faubourg saint Honoré. La Convention le transforme peu après, en 1795 en « hôpital du Roule ». Puis il prend le nom d'hôpital Beaujon en 1803, du nom de son généreux fondateur. En 1810, l'ancien Beaujon compte 122 lits et en comptera plus de 600 en 1910.

Pendant la guerre de 1914 il fut recruté pour les blessés. Le président Paul Doumer y mourut le 7 mai 1932, des suites de sa blessure à l'artère axillaire sous les 3 coups de pistolet Browning de Paul Gorgulov. Il avait été blessé la veille mais sa plaie, non traitée chirurgicalement de manière efficace, avait continué de saigner à bas bruit. A l'époque la chirurgie vasculaire surtout d'urgence, manquait encore de praticiens expérimentés. Même si Alexis Carrel avait décrit une technique de suture vasculaire en

1902, pour laquelle il reçut le prix Nobel dix ans plus tard. Et en dépit du fait que le strasbourgeois René Leriche avait fondé en 1924, la première école de physiologie vasculaire. Leriche avait pourtant contribué à former de nombreux chirurgiens français et étrangers, qui seront plus tard les pionniers de la chirurgie vasculaire et cardiaque.

On arrêta Gorgulov sur le champ et celui-ci faillit être lynché par les passants. On apprit qu'il avait étudié la médecine en Russie pendant quelques années, avant d'être incorporé pour la guerre de 1914. Encore un parcours erroné de la médecine ! Son trajet est sinueux. Il avait fui son pays, puis la Tchécoslovaquie pour des actes d'avortements qui s'étaient soldés par la mort de ses patientes. On le retrouve en France à partir des années 1930. Il avait été poursuivi à Nice pour exercice illégal de la médecine et s'était réfugié à Monaco. Il en voulait au président pour ne pas avoir combattu les bolcheviks. L'assassin Gorgulov fut guillotiné le 14 septembre suivant à la Santé, non sans soulever des protestations de la Ligue des Droits de l'Homme et de certains journaux.

Mais l'hôpital du quartier du Roule était sur le déclin et l'on décide dès 1933 la construction en périphérie de Paris d'un « nouvel hôpital Beaujon ». Progressivement l'activité de ce premier hôpital Beaujon décroit et l'on doit fermer la maternité en 1935. Son activité cesse complètement en 1937.

Le nouveau Beaujon est commencé le 4 janvier 1932 et sera ouvert le 15 février 1935. Parallèlement, Jean Walter, de 1937 à 1954, fit partie du groupe ayant la responsabilité de la Nouvelle Faculté de Médecine de la rue des Saints Pères. Située à Paris, dans le 6ème arrondissement à la place de l'ancien hôpital de la Charité.

Jean Walter avait épousé Juliette pendant la guerre, aussitôt après le décès de sa première épouse. Juliette, rebaptisée nous l'avons vu Domenica, pouvait espérer profiter des fortunes de Paul Guillaume et de son nouveau mari. Pendant les années 1940, Walter dut s'opposer aux allemands qui cherchaient à mettre la main sur sa mine marocaine. Il fut même emprisonné à Fresnes de fin 1943 à l'été 1944 et menacé d'être fusillé. Il a écrit en prison son ouvrage théorique : *Renaissance de l'architecture médicale.* Le chauffeur de Juliette Lacaze, a raconté qu'elle avait usé de ses relations très particulières auprès d'un jeune officier allemand pour obtenir que son mari soit épargné...

Pendant ce temps, Paulo était élevé à Cannes par une nurse et n'a pratiquement jamais vu sa « mère » dans ses toutes premières années. Revenu à Paris après la Libération il n'avait pas sa place dans le magnifique appartement de l'avenue Gabriel, où Walter et Domenica s'étaient installés, à deux pas de l'Elysée. Un simple matelas lui était laissé, sous la table de salle à manger. Les jours de réception il devait se réfugier dans la baignoire pour dormir. On l'habillait avec les vêtements des cousins Walter. Avec un tel régime il ne travaillait pas, fut renvoyé du lycée Henri IV et passa son temps à trainer dehors. Un jour, alors qu'il avait douze ans, Domenica lui avait révélé sans ménagement, la vérité sur sa naissance. Ce fut un choc pour lui. Dès qu'il le put Jean Pierre quitta le couple. Il vécut un temps chez Jacques, le fils de Walter, il travailla dans un night-club, fit de la figuration au cinéma... Puis il finit par s'enrôler dans l'armée en 1955. On était alors en pleine guerre d'Algérie (1954-1962). On rapporte que Domenica, toujours mal intentionnée, usa de ses relations auprès du Général Massu, fraichement arrivé en Algérie après l'Indochine puis l'expédition de Suez. Elle voulait, sous prétexte d'en « faire un homme », que Paulo soit affecté dans les postes les plus exposés...

Bientôt Domenica, décidément insatiable, fait entrer de nouveaux personnages dans son cercle. D'abord son frère Jean Lacaze, qu'elle place comme gérant des mines de Zellidja et surtout, le Docteur Maurice Lacour, ce médecin homéopathe, que l'on devine bien comme il faut et qui devient rapidement son amant. Un nouveau ménage à trois est reconstitué avec ce nouvel amant de 15 ans son cadet. Lacour vient d'un milieu d'extrême-droite mêlé à la Cagoule[8]. Médecin mondain, il avait beaucoup de succès auprès

---

[8] Mouvement anarchiste proche de l'action française actif dans les années 1930. Plusieurs membres du gouvernement de Vichy furent proches de ce mouvement.

des femmes, surtout si celles-ci étaient riches et désœuvrées. Il se disait homéopathe, mais également acupuncteur et « hypnoanaliste » (?). Sa thèse de 1939[9] portait sur un sujet fort sérieux de physiopathologie : les désordres créés par l'excès d'hydratation. Ses méthodes thérapeutiques, quelques années plus tard, alliaient certains médicaments à l'utilisation de talismans, de pratiques chamaniques, voire de drogues. Il semble s'être présenté au début comme capable de soulager les douleurs rhumatismales de sa maitresse, ce qui lui permit de rentrer dans son cercle. Elle fut bientôt sous sa dépendance et le docteur devint si indispensable qu'il emménagea avenue Gabriel et qu'il partait avec le couple Walter dans leur chalet de Megève, à l'hôtel de la Mammounia à Marrakech, ou bien encore à l'Eden Roc d'Antibes. Walter, probablement moins complaisant que Guillaume, racontera qu'il *« l'aurait bien flanqué par la fenêtre »*, mais la présence du

---

[9] LACOUR Albert-Maurice-Edouard Thèse pour la Faculté de médecine de Paris. *L'Intoxication par l'eau : étude expérimentale. Travail du laboratoire d'hydrologie et de climatologie thérapeutiques de la Faculté de médecine de Paris* – 1939.

docteur semblait la seule façon de calmer et de prévenir les terribles sautes d'humeur de sa femme. De plus il s'était laissé soigner par lui pour de menus troubles cardiaques. Domenica a 15 ans de moins que Walter. Lacour, âgé de la quarantaine, est beaucoup plus jeune. En 1957 elle a 59 ans mais paraît encore très belle. Ses yeux verts, sa silhouette longiligne et racée lui permettent de jouer en permanence les séductrices et elle soutient les regards de tous les hommes qu'elle croise.

C'est alors que survient la mort brutale et accidentelle de Jean Walter. Le dimanche 9 juin 1957, ce dernier est fauché par une 2 CV Citroën, sur la nationale 7 à deux pas de sa propriété de Dordives, près de Nemours. Il avait laissé sa femme et le docteur Lacour entrer dans le restaurant de Souppes-sur-Loing où ils avaient l'habitude de déjeuner le dimanche. Et lui-même traversa la route ensuite.

Les conditions de cet accident sont restées troubles. Le conducteur était un comptable de 35 ans et l'on n'a jamais pu retrouver le moindre indice d'un accident volontaire, lors de l'enquête de gendarmerie qui a suivi. Il semble que Walter ait été projeté et que sa tête a heurté violemment le sol. Il était encore en vie au moment où Lacour et Domenica sortent du restaurant. Lacour, pourtant médecin, de concert avec la diabolique Domenica, tardent à conduire Walter à l'hôpital le plus proche. Ils n'appellent pas d'ambulance et insistent pour utiliser leur propre automobile. Il est vrai que nous sommes en 1957 et que le SAMU n'existait pas ! C'est un homme mourant qu'ils déposent tardivement à l'hôpital de Montargis.

Se précise alors dans la tête de Domenica, l'idée de faire disparaître ce fils, qu'elle regrette d'avoir introduit dans son jeu et dont la présence peut diminuer sa part d'héritage. Quelques temps plus tard, en janvier 1958, dégagé de ses obligations militaires et revenant d'un stage de steward à Orly, Paulo est abordé sortant du bus Porte d'Italie, par un homme peu ordinaire : le commandant Camille Rayon.

Le commandant Rayon à l'époque est âgé de 45 ans. Ancien parachutiste, il a un passé de résistant de la première heure. Réfugié à Londres, puis maquisard dans le Sud-est. Son surnom est « l'Archiduc » et l'on dit qu'il est l'inspirateur de la série des « *Gorilles* » au cinéma, films relatant des aventures d'un agent secret musclé. Fait prisonnier quatre fois par les allemands et évadé à quatre reprises, il a été un des agents de De Gaulle dans la région et l'un des éléments clés dans la préparation du débarquement des alliés en Provence. Il est couvert de médailles pour son comportement pendant la guerre. C'est un homme honorable mais qui a des relations, pense-t-on chez des « seconds couteaux » prêts à tout. Il est contacté par Jean Lacaze (le frère maléfique) et par le Docteur Lacour, pour faire disparaitre Paulo, avec le prétexte d'une importante raison d'Etat. Rayon en effet ne bougera pas pour une affaire crapuleuse ou un règlement de compte familial. Il a ouvert récemment un restaurant à Juan les Pins, « La Maison des pêcheurs » et il est également maire Adjoint dans sa ville natale d'Antibes. Mais il s'ennuie un peu et l'action lui manque. Il rencontre Lacour, un peu pour voir. Celui-ci lui explique qu'il s'agit d'une affaire d'honneur. Que l'intérêt de la France est en jeu. La disparition de ce fils incapable serait un service à rendre à tout le monde, y compris à la France. Rayon est méfiant, mais il se tait et ne va pas voir la police. Il s'estime assez fort pour mener son enquête lui-même. Il rencontre Paulo et finit par se reconnaitre des affinités avec sa victime désignée, parachutiste tout comme lui. Il décide de le protéger.

Dès lors, le commandant tente de « rouler » Lacaze et son acolyte le docteur Lacour. Il va faire croire au docteur Lacour, que l'affaire est réglée. Paulo attend caché à l'hôtel Lancaster aux Champs-Elysées et Rayon retrouve Lacour à l'endroit convenu, devant l'immeuble du Figaro à l'époque au rond-point des Champs-Elysées. Il lui dit que Jean Pierre a été étranglé et qu'il a été balancé à la Seine, en montrant des objets et les papiers du « mort ». Lacour félicite son homme de main : *« bravo Commandant ! Vous ne pouvez pas soupçonner la portée de votre acte, félicitez votre équipe »*. Puis c'est la remise de la somme convenue, en coupures usagées. Rayon et Jean Pierre se précipitèrent alors pour rejoindre le refuge d'Antibes par le

« Train Bleu ». Bien que Jacques, le fils de Jean Walter, ait prévenu Domenica de la disparition de Paulo, cette dernière ne bougea pas et n'avertit pas la police en déclarant que c'était inutile. Finalement Rayon alla tout déclarer chez le juge Batigne[10], désigné dans cette affaire. Le Dr Lacour sera brièvement incarcéré, puis relâché. L'affaire commence à sérieusement s'embrouiller mais faute d'exécution du crime, sa première partie s'arrête là.

Quelques temps plus tard, le couple Domenica–Lacour, tente un autre stratagème : le déshonneur. Rayon affirme avoir entendu Lacour évoquer un moyen juridique pour annuler l'adoption de Paulo. On découvre un jour l'existence d'une fille payée cher pour tenter de compromettre celui-ci et de le faire « tomber » pour proxénétisme, ce qui pourrait entraîner l'annulation de l'adoption par les Walter. Paulo à ce moment-là effectuait un stage de photographe au journal Paris-Match. Il rencontre « par hasard » Maïté Godereche au

---

[10] Celui-ci avait instruit l'affaire Dominici en 1955 alors qu'il se trouvait en poste à Marseille.

restaurant « La Belle Ferronnière » dans la rue Pierre Charron, au bas du journal. Il la croit coiffeuse ; en réalité c'est une call-girl. Elle tente de le dénoncer comme souteneur. Interrogée par le juge, ce dernier finit par la faire avouer qu'elle a touché 15 millions pour discréditer Paulo. Jean Lacaze est inculpé et incarcéré à Fresnes, mais pourra sortir peu après...pour raison de santé !

Il s'en suivra la reprise d'une vaste histoire politico-médiatique et juridique dans laquelle il sera bien difficile de s'y retrouver. Les journalistes menant le bal en prétendant à chaque fois défendre la vérité. Domenica et Lacour donneront une conférence de presse au Ritz, pour déclarer que c'est Jean Pierre le manipulateur de toute cette histoire, échafaudée pour leur soutirer de l'argent. Se mêleront les avocats prestigieux de l'époque, recrutés à grand frais, Me Floriot, Me Maurice Garçon et Georges Izard. Viendra également témoigner le parlementaire Edgar Faure. André Malraux a été même, mêlé à tout ceci. Sans doute parce qu'il était bien connu qu'il déjeunait régulièrement avec Domenica. Pour lors, Malraux était devenu, depuis 1958, le tout puissant ministre de la Culture du Général De Gaulle. Pour sa défense, Malraux expliqua qu'il connaissait Domenica depuis bien avant l'affaire...

Quel rôle celui-ci joua-t-il dans cette histoire ? Nul ne le sut. Tout se terminera par une tractation douteuse pour la Justice, dans laquelle Domenica échangera son impunité contre l'entrée de la collection « Walter-Guillaume », non démantelée, dans les musées nationaux. Cet arrangement ne fut pas du goût de tout le monde. Louis Rouard, le fils du peintre Henri Rouard, et membre de la Société des Amis du Louvre, a protesté en vain, en signalant que cette commission n'avait jamais été consultée et n'avait pas pu voir les tableaux.

En 1961 le juge Jacques Batigne a été nommé vice-président du tribunal de la Seine. Également conseiller à la Cour de Sureté de l'Etat et Maître de Conférences au Centre National des Etudes Judiciaires. Il a pris sa retraite en 1969 comme Vice-Président Honoraire du Tribunal de Paris.

Juliette Lacaze-Domenica surnommée « la Diabolique »[11] finira sa vie entourée de ses tableaux car elle en avait conservé l'usufruit. De nombreux autres tableaux ont été dispersés, ne faisant pas partie de cette collection[12]. Preuve qu'il restait encore bien des choses, à côté de la collection de Paul Guillaume, proprement dite. Les masques africains sont passés aux enchères, les tableaux de Lorjou sont distribués aux amis. Domenica vieillira rue du Cirque au n°2, près de l'Elysée jusqu'à sa mort en 1977 à 79 ans. Elle avait refait une nouvelle fois sa vie avec un critique d'art, Jean Bouret. Ce dernier, qui défendait les artistes proches du parti communiste, comme Picasso, dans les colonnes de l'Humanité ne dédaignait pas, on le voit, de vivre dans les beaux quartiers.

Jean Walter avait été inhumé initialement dans le cimetière de Dordives, sa

---

[11] Christine CLERC, Domenica la Diabolique, L'Observatoire, 2021.

[12] Une *Gabrielle à la rose* de Renoir, une *Sainte-Victoire* à l'aquarelle de Cézanne, plusieurs portraits de Paul Guillaume par Modigliani, des Soutine, une bonne douzaine d'Utrillo, au moins trente Derain, vingt Laurencin, autant de Fautrier, et même un portrait d'Albert Sarraut, l'homme politique dont Domenica fut également la maîtresse.

résidence secondaire où il aimait pêcher à la ligne. Fin janvier 1958, Domenica le fit transférer dans un caveau du cimetière de Passy, proche du Trocadéro, où se trouvait déjà Paul Guillaume. Cette tombe anonyme est ornée d'un bas-relief d'Ossip Zadkine. Elle abrite depuis lors les deux maris de Juliette-Domenica.

Paulo a quitté le domicile familial des Walter dès qu'il a eu 18 ans. Il a fait de nombreux métiers comme nous l'avons vu et on le retrouve en 1959, peu après l'affaire, comme Chef de Chantier dans les travaux publics. Il aurait été embauché ensuite par Jean Prouvost, le propriétaire de Paris Match, rallié à sa cause. Et il a fait carrière comme photographe free-lance pour l'Express et d'autres magazines. Il a eu une fille avec une hollandaise, puis il décida de refaire sa vie aux Etats-Unis en 1979, se maria avec une américaine avec laquelle il eut deux autres filles. Retiré en caroline du Nord, il se disait vaguement fermier, s'intéressait à l'aviation et pilotait lui-même. Il tenta malgré tout de renouer avec Domenica sur la fin de sa vie et que celle-ci se trouvait âgée et esseulée.

Jusqu'au jour où elle lui demanda de récuser l'acte d'adoption... moyennant un dédommagement. Ce qu'il ne put supporter. Il partit en claquant la porte.

Camille Rayon est mort à 101 ans en 2014. Il a continué son existence en devenant bâtisseur. Il avait compris que la Côte d'Azur manquait d'abris pour les embarcations et il est devenu l'inventeur du concept des ports de plaisance. Il a conçu une trentaine de projets dans le monde, dont celui d'Hammamet en Tunisie. Le dernier port de Golfe-Juan porte son nom.

La collection initiale, nommée depuis lors collection Walter-Guillaume, et qui a fait l'objet de la négociation comprend 16 Cézanne, 23 Renoir, 5 Modigliani, 12 Picasso, 10 Matisse, 27 Derain, 22 Soutine. Elle se trouve au Musée de l'Orangerie depuis le décès de Domenica en 1977 et y est exposée depuis 1984, non démantelée ni dispersée parmi d'autres œuvres et toute proche des « Nymphéas » de Claude Monet.
Le secret de l'arrangement ne fut jamais divulgué.

Quant au docteur Lacour, bientôt abandonné à son tour par Domenica, on le revit plus tard au premier rang des invités, en 1962, lors des célébrations pour l'indépendance de l'Algérie, aux côtés de sa nouvelle femme, une noire très jolie, qui avait été la secrétaire de Maître Vergès[13], l'actrice guadeloupéenne Judith Aucagne. On n'a jamais entendu parler depuis lors, de cette dernière, ni d'ailleurs du cynique docteur Lacour.

* * *

---

[13] Simone de Beauvoir : *La Force des Choses*, Gallimard, 1963.

Le docteur Valentin VOÏNO-IASSENETSKI (1877-1961), devenu saint Luc de SIMFEROPOL.

Depuis des heures Dimitri gémissait sur son grabat. Le long défilé des traineaux avait fait enfin une halte dans cette petite bourgade sur la route de Sibérie et semblait devoir y rester quelques temps. Alors, n'en pouvant plus, les paysans avaient répété le nom de Valentin. Et ce nom, cent fois transmis de place en place paraissait aux yeux de tous, être le seul espoir possible dans ce monde glacial et sans pitié. Dans cette effroyable misère de tout un peuple déporté vers les camps.
Car Valentin, tous le savaient, était médecin. Ou bien mieux, chirurgien. Même si bon nombre d'entre eux ne savaient pas trop bien où se situait la différence. Bientôt Valentin entendit le message. Il se mit en route et, profitant de l'arrêt du convoi, remonta les traineaux jusqu'à rejoindre l'homme qui souffrait. L'épaule gauche du malheureux était gonflée. Les pauvres vêtements tachés de sang et de pus. Tout son corps n'était que souffrance. Les cahots du chemin avaient

ravivé la douleur, déjà présente depuis des semaines. Les tissus de la chemise déchirée cachaient mal une plaie vaste et suppurante. Et l'on voyait, à la faible lueur de la lanterne sourde, un fragment d'os huméral qui faisait saillie au sein de cette plaie.

Par chance, Valentin connaissait bien ces plaies suppurantes. Il avait vu tant et tant de blessures pendant la guerre russo-japonaise dans l'hôpital d'évacuation sanitaire où il avait commencé son exercice en 1905. Ces blessures négligées, infectées, lui avaient inspirées son *Essai de chirurgie des plaies purulentes*. Il demanda quelques outils qui se trouvaient là (des pinces de plombier), les lava soigneusement, de même que la plaie et soulagea le malade. *« Je retirai facilement un énorme séquestre osseux »* nous confie-t-il[1].

Valentin Félixovitch Voïno-Iassenetski (9 mai 1877 – 11 juin 1961) fut un chirurgien et un scientifique de renommée mondiale, lauréat du prix Staline et de hautes distinctions de l'URSS. Mais il est aussi connu

---

[1] Valeriya MIKHAILOVA, THOMAS Magazine, Saint Luc (Voyno-Yasenetsky), Professeur, Médecin, Archevêque. 9 mai 2017

en tant que dignitaire de l'Eglise orthodoxe russe, l'archevêque Luc de Simferopol, qui passa onze ans en prison et en déportation à cause de sa fonction ecclésiastique.

Sous le patronyme (tout naturel) de Luc, il avait été consacré en secret, évêque une semaine avant son arrestation, le 31 mai 1923. L'église orthodoxe traversait alors une tentative de schisme et de renversement, sous la férule de l'état communiste. Une partie du clergé, qui se dénommait elle-même « l'Eglise vivante », suivait les directives du parti et persécutait l'église orthodoxe ancienne. Valentin, jeune prêtre, ordonné deux ans plus tôt, à l'âge de 44 ans, restait fidèle à celle-ci et au patriarche de Moscou.

Les communistes en voulaient à ce prêtre, désormais évêque bien trop charismatique, malgré qu'il soit un brillant chirurgien qui attirait les foules. Un prétexte fut trouvé. Valentin fut accusé d'avoir des liens avec les « cosaques d'Orenburg », formation issue des armées du Tsar, restés fidèles aux « russes blancs ». Le chirurgien-évêque fut exilé au kraï de Krasnoïarsk en Sibérie Orientale.

L'église orthodoxe a vécu un véritable calvaire sous le régime communiste. 400

évêques furent poursuivis et 250 exécutés. 500 000 membres du clergé ont été déportés et près de la moitié sont morts. 40 000 églises ont été détruites[2].

Avant cette période, Valentin avait une autre vie. Il avait été marié, exercé son métier de chirurgien de façon tout-à-fait classique et avec son épouse Anna, ils avaient eu quatre enfants.

Valentin Voïno-Iassenetski était né le 27 avril 1877 à Kertch en Crimée. Il est issu d'une famille noble appauvrie. Kertch est à la pointe de la partie occidentale du détroit qui enserre la mer d'Azov. Son père Félix Stanislavovitch aura plusieurs métiers. Valentin souligne sa pauvreté :

« Comme l'évocation de mes origines nobles confère à ma personne une nuance défavorable, je dois révéler que mon père, ce noble, vivait, dans sa jeunesse, dans une isba enfumée et qu'il portait des laptis[3]. Ayant reçu le titre de proviseur, il n'eut sa propre

---

[2] Luc de SIMFEROPOL Voyages à travers la Souffrance. Autobiographie d'un archevêque chirurgien pendant la grande persécution soviétique. Cerf, le sel de la terre. 2001.
[3] Chaussons d'écorce tressées portés par les paysans.

pharmacie que pendant deux ans, et fut ensuite, jusqu'à sa vieillesse, employé dans une société de transport. Il ne possédait, non plus que moi-même, aucun bien »
Valentin avait 4 frères et sœurs (Pavel, Olga, Vladimir et Victoria).
« Mon père était catholique, très pieux, il allait toujours à l'église et priait longuement à la maison... » « Si l'on peut parler d'héritage religieux, alors je l'ai probablement hérité de mon père très pieux. Mon père avait une âme étonnement pure, il ne voyait jamais le mal chez les autres et faisait confiance à tout le monde... Ma mère priait à la maison avec intensité », se souvenait le Saint dans son autobiographie. *« Elle avait été élevée dans les traditions orthodoxes, et sa foi s'exprimait dans les bonnes actions qu'elle accomplissait pour la gloire de Dieu ».*
A l'âge de 12 ans, la famille part s'installer à Kiev en Ukraine, le père ayant obtenu un poste dans l'administration des chemins de fer. C'est une ville plus grande et Valentin pourra y terminer ses études secondaires. Doué d'un tempérament artistique, c'est vers le dessin et la peinture qu'il se dirige d'abord. Il part étudier quelques temps la peinture à

Münich (c'était l'époque où le russe Vassili Kandinski avait également étudié dans cette ville), puis termine son diplôme d'arts plastiques de Kiev.

Cependant il emprunte une autre voie : « *Mon inclination pour la peinture était si forte qu'après le lycée, je décidai d'entrer à l'Académie des beaux-arts de Pétersbourg. Mais au moment des examens d'admission, je fus submergé par la question difficile de savoir si je choisissais la bonne voie. Mes courtes hésitations se sont terminées par la décision que je n'avais pas le droit de m'occuper de ce qui me plaît, mais que j'étais obligé de m'occuper de ce qui était utile aux gens qui souffrent* [4]».

Son idée était de devenir un simple médecin de campagne, au plus près des pauvres moujiks, ce qui étonne beaucoup ses professeurs en raison de ses dons. Il fait ses études de médecine à Kiev de 1898 à 1903. Il est profondément marqué par l'exemple de Tolstoï, mais va s'en détacher car l'écrivain est très critique envers la religion orthodoxe.

---

[4] Valeriya MIKHAILOVA, Op.citée.

A l'université ses qualités artistiques sont remarquées dans le département d'anatomie et on le nomme moniteur dès la deuxième année. Il travailla à se perfectionner dans les domaines qui lui paraissaient utiles à sa vocation, notamment en ophtalmologie : le trachome à l'époque faisait des ravages. Cette infection bactérienne de l'œil touchait la paupière puis la cornée et laissait derrière elle bon nombre de cécités. Surtout dans les milieux défavorisés et sans hygiène, cette affection étant hautement contagieuse. Valentin n'hésitait pas à ramener certains malades chez lui et bientôt l'on vit des files de paysans souffrant des yeux, venir demander des soins.

Il occupe différents postes comme médecin de campagne puis en 1904 à l'hôpital de Tchita en Sibérie. *« J'ai été parfois aidé dans mon travail par un excellent manuel qui venait de paraître, la Chirurgie d'urgence du français Lejars* [5] *».* Sa pratique d'une chirurgie simple, efficace et avec peu de moyens, l'orienta naturellement vers l'utilisation prioritaire de l'anesthésie locale ou plutôt, de l'anesthésie

---

[5] Felix LEJARS (1868-1932), Traité de chirurgie d'urgence, Paris,1909.

régionale, encore peu développée. Moins lourde et comportant moins de risque que l'anesthésie générale, plus efficace que la simple anesthésie locale, celle-ci permettait de soigner un plus grand nombre de patients, sans recourir à l'hospitalisation. Avec ce procédé, l'injection se fait le long de la gaine nerveuse en amont de la zone traitée. Plus rigoureuse et difficile, elle exige de parfaites connaissances anatomiques. Pour cette thèse, comme il ressort d'une lettre de sa femme, il dut apprendre le français, lire près de 500 ouvrages en français et en allemand, ainsi que de nombreux ouvrages sur les examens de doctorat. C'est en 1916 que sa thèse de doctorat sera publiée à Petrograd. Pour ce travail il se vit décerner le Prix de l'Université de Varsovie.

«L'Université de Varsovie a accordé à ma thèse un prix important, le prix Chojnacki, de 900 roubles d'or, attribué « aux meilleurs essais proposant une nouvelle voie à la médecine ». Cependant, je ne pus recevoir cet argent, car le livre avait fait l'objet d'un tirage limité, seulement sept cents cinquante exemplaires, qui furent vite vendus dans les librairies où je l'avais distribué, et je ne pus présenter à

*l'Université de Varsovie un nombre suffisant
d'exemplaires ».*

C'est alors qu'il se trouvait en Extrême-Orient, travaillant comme chirurgien militaire, qu'il rencontra Anna Vassilievna Lanskaïa, une infirmière dévouée et pieuse que tous appelaient par dérision « la sainte sœur ». *« Elle ne me conquit pas tant par sa beauté que par son exceptionnelle bonté et la modestie de son caractère. Là-bas, deux médecins avaient demandé sa main, mais elle avait fait vœu de chasteté. En m'épousant, elle brisa ce vœu. Pour l'avoir enfreint, Dieu la punit d'une jalousie pathologique insupportable... »*
En rédigeant, quelques temps plus tard son travail sur les plaies purulentes, il eut l'intuition qu'un avenir ecclésiastique lui était destiné et que l'auteur de son ouvrage serait un évêque. A l'époque il vivait avec sa famille à Péréslav-Zalesski au Nord-Est de Moscou. Début 1917 arriva dans sa famille la sœur aînée de sa femme, qui venait d'enterrer en Crimée sa fille morte de phtisie galopante. Il se produisit une contamination, contre laquelle il s'était pourtant alarmé. Les

évènements bousculèrent sa vie, puisque son épouse contracta la maladie et mourut en 1919 de la tuberculose. Valentin dut continuer sa route avec ses quatre enfants de six à douze ans.

Il se rendit à Tachkent en Ouzbekistan et se mit à fréquenter la fraternité religieuse. Il prenait souvent la parole et captivait son auditoire. Un jour il parvint à défendre brillamment l'évêque de la ville et ce dernier l'incita à devenir prêtre. Le fait d'héberger à son domicile son infirmière, qui avait accepté la charge des enfants, ne fut pas un obstacle, *« l'évêque ne doutant pas de sa fidélité au septième commandement »*. Pour se dédier encore plus aux pauvres il accepta la tonsure, devint prêtre le jour de la sainte-Rencontre[6], par les mains de l'évêque Innocent.

Le dimanche il prêchait à la cathédrale. Le nouveau prêtre continuait à opérer et n'hésitait pas à venir à l'hôpital en soutane, même en pleine révolution. Ce qui ne laissait pas d'étonner ses collègues au moment où l'on voyait des affiches dans les rues : *« le*

---

[6] La Rencontre au Temple, du Christ avec le vieillard Syméon et la prophétesse Anne. En Occident c'est la fête populaire de la Chandeleur (2 février).

pope, le propriétaire foncier et le général sont les pires ennemis du pouvoir soviétique ».

Puis il fut consacré évêque en 1923. On était en pleine révolution et il dut se rendre pour cela de façon clandestine, à Pendjikent, ville du Tadjikistan, près de Samarkande. A son retour l'évêque et les prêtres s'étaient enfuis et il dut célébrer pratiquement seul ses premiers offices.

Pendant ce temps il avait été l'un des initiateurs de la création de l'université de Tachkent. Il intervenait en tant que Professeur d'Anatomie topographique et de Chirurgie opératoire, travaillait sur des cadavres pour son essai de chirurgie des plaies purulentes. Il finit par contracter le typhus exanthématique, très dangereux, mais dont il se remit au prix de quelques accès, parfois graves et d'une atteinte chronique de myocardite qui le fera plus tard souffrir.

Il priait avant chaque intervention. Bien mieux, il faisait un signe de croix sur l'abdomen du patient, avec la teinture d'iode utilisée pour badigeonner le site opératoire. Répondant au Tatar musulman : *« Bien que nos religions soient différentes, Dieu est le même. Devant Dieu, tous sont un ».* Un jour les autorités d'un hôpital exigèrent que l'icône de la salle d'opération fût retirée. Valentin-Luc quitta ses fonctions, mais bientôt on dut le rappeler car la femme d'un chef du parti, venue en urgence, ne voulut que lui comme chirurgien. Et l'icône fut remise à sa place.

Brillant orateur il avait réponse à tout et mettait dans sa poche les contradicteurs avec humour. Si l'un d'entre-eux lui faisait remarquer qu'il n'avait jamais rencontré son Dieu. Valentin répondait qu'en ouvrant une boite crânienne il n'avait jamais non plus rencontré l'intelligence !

Une semaine après sa consécration il fut arrêté par la Guépéou. Ses enfants et Sophia l'infirmière qui prenait soin d'eux, durent se réfugier dans un logement de fortune, car ils furent expulsés du logement de fonction de l'hôpital. Ce fut le début de onze années de prison et d'exil. Il subit plusieurs interrogatoires mais curieusement, parvint à obtenir un régime de faveur pour terminer la rédaction de son mémoire sur la chirurgie des plaies purulentes. Finalement on décida de l'exiler. Le train au départ de Tachkent ne put partir à l'heure, car des centaines de fidèles bloquaient la voie, s'opposant à son départ.

Il décrit ainsi l'une de ses demeures d'exil : « *Les fentes des fenêtres n'étaient comblées par rien, et dans le coin extérieur, on voyait par endroits la lumière du jour. Sur le sol, dans le coin, gisait un tas de neige. Un deuxième tas semblable, qui ne fondait jamais, gisait à l'intérieur de l'isba, sur le seuil de la porte d'entrée.* » On lui permit d'exercer ses compétences médicales et lui, continuait à baptiser, dans des conditions très précaires, au milieu des animaux d'une étable, composant lui-même les prières et se confectionnant des vêtements sacerdotaux, comme l'étole (épitrachélion), avec une serviette.

Dans certains cas il était en détention. Dans une cellule d'Ienisseisck en Sibérie Orientale il y avait tellement de punaises, qu'il entreprit de les brûler une par une avec une chandelle, jusqu'à la dernière. Il fut torturé à plusieurs reprises, frappé, longuement interrogé pendant des jours sans interruption, soutenu par sa foi. Il fit la grève de la faim et alla même jusqu'à s'ouvrir les veines dans l'espoir d'être transféré dans un hôpital.

Il poursuivi néanmoins son activité médicale parallèlement à son activité pastorale. Il fit un travail sur la chirurgie de la rate et sur une nouvelle technique d'ablation. Mais ses travaux dérangent en haut lieu, autant que son statut d'évêque. Il est convoqué un jour de 1930 à Leningrad par Serguëi Kirov, lors des grandes purges de la période stalinienne. Ceci dans le but de lui faire renoncer à son engagement religieux, en échange d'une place dans un institut de recherche. Valentin-Luc est exilé à Arkhangelsk, ville portuaire au Nord-Est de Saint-Pétersbourg, mais il tint bon et Kirov fut assassiné dans un attentat un an plus tard.

Mais notre évêque commençait à accuser les fatigues physiques. Il était essoufflé et ses jambes gonflaient. De plus, devant les multiples difficultés qu'on lui faisait au sein même de l'église, il avait accepté imprudemment de mettre entre parenthèses son activité d'évêque, en étant placé hors cadre par le métropolite. Abandonnant son Dieu, les ennuis s'accumulèrent : ce furent de nouvelles prisons abjectes, les poux, le typhus. Puis il fut atteint d'une tumeur qu'il put se faire ôter (et qui s'avéra bénigne). Il contacta une fièvre tropicale à phlébotome, puis en 1934 il est victime d'un décollement de rétine à gauche et se fera opérer à Moscou à deux reprises. *« Je ratais des opérations, j'étais dans un rôle qui ne convient pas à un évêque ».*

De retour à Tachkent, il en profitera pour développer le service des urgences et réformer l'enseignement médical de ce centre. Il publie la même année son essai sur la chirurgie des purulences, qui aura une renommée mondiale. Il est de nouveau arrêté en 1936, torturé dans les prisons de Lejov, le collaborateur de Staline, nouveau chef du NKVD. On l'accusa d'être un espion. On prolongea un interrogatoire pendant 13 jours et 13 nuits consécutifs et entretemps on lui passait la tête sous l'eau glacée. Il pensa à se trancher l'artère temporale afin qu'on le transfère dans un hôpital. Il connut d'horribles prisons, des cellules pleines à craquer sans hygiène, une nourriture infecte. Un jour il rétablit le diagnostic d'abcès de la rate pour un jeune prisonnier. Il réclama pour lui une intervention et l'adressa à un collègue qui avait été son élève. Le prisonnier s'en remit et les droits-communs le saluaient en remerciement dans la cour de la prison. Malgré cela, il fut renvoyé pour trois ans en Sibérie. [22]

Valentin-Luc continue à s'occuper, à distance, de ses enfants. Sophia, une infirmière du bloc opératoire dévouée, avait accepté cette tâche. Elle-même étant veuve. Elle expliquait aux enfants que leur père, en signe de pauvreté, portait des soutanes maintes fois rapiécées. Il demandait à sa nièce Véra de s'occuper en priorité des pauvres. Une fois il accueillit chez lui des enfants dont le père venait de mourir alors que la mère était hospitalisée. *« Le principal dans la vie, c'est de faire le bien. Si tu ne peux pas faire pour les gens, de grand bien, essaie d'en faire au moins un petit »*, disait-il. Dur avec lui-même il était exigeant pour les prêtres dont il avait la charge. Et ne tolérant aucun écart de conduite. Il refusait le baptême aux familles si les parrains choisis étaient incroyants.

Au début de la seconde guerre mondiale, il souhaite s'engager et sollicite un poste en écrivant directement au Président du præsidium du Soviet suprême Mikhaïl

Kalinine. Devant le manque de médecins, il est admis à diriger un secteur de soins en Sibérie Orientale (Krasnoïarsk).

« Je suis l'évêque Luc, le professeur Voïno-Iassenetski, j'effectue ma peine de déportation dans le village de Bolchaïa Mourta de la région de Krasnoïarsk. Il se trouve que je suis spécialiste en chirurgie infectieuse, je peux apporter mon aide aux combattants dans les conditions du front ou de l'arrière, là où cela me sera confié. Je demande l'interruption de ma déportation et mon envoi à l'hôpital. Je suis prêt à repartir en exil à la fin de la guerre. L'évêque Luc ».

L'année 1942 est marquée par sa nomination en tant qu'archevêque. Libéré en 1943, il rentre à Moscou, puis est nommé à Tambov, ville au Sud-Est de Moscou. Plusieurs centaines de prisonniers de guerre français, capturés dans des stalags allemands, transitèrent par cette ville. Valentin-Luc publia en 1944 un nouveau livre sur *« la résection tardive des articulations blessées par balle infectées »*, pour lequel il reçut, malgré la répression dont il fut l'objet, le prix Staline de médecine en 1946. Ses activités doubles vont lui permettre de rédiger un livre de réflexion spirituelle sur son étonnante double activité : *l'Esprit, l'âme et le corps,* qui sera publié cette année-là.

En mai 1946 il est consacré archevêque de Simferopol, capitale de la république de Crimée, revenant ainsi près de son lieu de naissance.

Il était l'une des rares personnes à avoir son buste en bronze installé, de son vivant, dans la galerie des chirurgiens remarquables, à l'Institut des soins d'urgence Sklifossovski, à Moscou.

Les dernières années de la vie de Valentin-Luc sont gravement marquées par la perte progressive de la vue. Ce qui lui imposera de cesser définitivement ses activités chirurgicales. Devenu aveugle en 1955, il ne cessera cependant de faire le bien autour de lui, distribuant les honoraires de son prix littéraire, donnant des conseils et parfois même des consultations. *« Si vous écrivez ma vie, n'essayez pas de séparer le chirurgien et l'évêque »,* disait-il. En 1957 il est nommé membre honoraire de l'Académie Théologique de Moscou. Il décède à Simferopol le 11 juin 1961 à 84 ans. Les autorités avaient multiplié les manœuvres pour éviter tout rassemblement de masse. Des autobus avaient été prévus pour détourner les fidèles vers l'extérieur de la ville. Mais ce fut en vain.

Fait remarquable : tous ses enfants suivirent ses traces et devinrent médecins. Mikhaïl et Valentin devinrent docteurs en médecine, et Alexeï en sciences biologiques ; sa fille unique Elena médecin épidémiologiste. Les petits-enfants et arrière-petits-enfants du célèbre chirurgien suivirent la même voie[7].

Valentin-Luc n'a cessé de se mettre au service des autres, en demeurant lui-même dans la pauvreté. Il n'a jamais cédé sur sa foi malgré les tortures, les humiliations et les nombreuses années d'exil. De nombreux miracles furent rapportés, des guérisons de malades venus se recueillir sur sa tombe. Si bien que dans un premier temps ses restes furent transférés dans l'église de la sainte Trinité de Simféropol le 17 mars 1996, la cathédrale où il avait été archevêque pendant quinze années. 40 000 personnes ont suivi

---

[7] Anton ODEYSKI. L'Orthodoxie et le Monde. Saint Luc de Crimée (V.F.VOÏNO-IASSENETSKI), docteur en médecine et professeur de chirurgie. 2016

son cercueil. A l'ouverture de celui-ci, comme Thérèse d'Avila ou Bernadette Soubirous, son corps était intact.

En 1995 par la décision du Synode de l'Eglise orthodoxe ukrainienne, l'archevêque Luc fut mis au rang des saints locaux.

Et en 2000, le Concile des hiérarques de l'Eglise orthodoxe russe mit le prêtre confesseur Luc au rang des nouveaux martyrs et confesseurs russes du XX° siècle[8].

C'est à la demande de Sa Sainteté le Patriarche Néophyte de Bulgarie et avec la bénédiction de Sa Sainteté le Patriarche Cyrille de Moscou et de toute la Russie, qu'une parcelle de reliques de saint Luc (Voïno-Iassenetski), archevêque de Simferopol et de Crimée a été remise à l'Église orthodoxe de Bulgarie, le 21 octobre 2016,

Plus près de nous, le 28 janvier 2022 a eu lieu l'inauguration de l'exposition dédiée à saint Luc de Crimée à la Maison diocésaine « L'Ago-ra », en Principauté de Monaco[9]. L'exposition, placée sous le haut patronage de l'archevêque de Monaco, a été organisée par la com-

---

[8] Valeriya MIKHAILOVA, Op.citée.

[9] L'invasion de l'Ukraine par la Russie a été lancée le 24 février 2022.

munauté locale de l'Église orthodoxe russe de la paroisse de la Sainte-Famille-Impériale-Russe. L'exposition présente des objets et des documents précieux ayant appartenu à saint Luc (Voïno-Iassenetski) : manuscrits, discours et sermons, dessins, photographies, ainsi qu'un encrier, un étui à crayons et d'autres objets personnels du saint.

Mais combien se souviendront, après la guerre en Ukraine, comme étaient proches ces peuples de Crimée, d'Ukraine et de Russie ? Combien cette religion orthodoxe, issue du plus profond de la tradition de Constantinople, avait irrigué de fraternité ces terres déchirées.

* * *

La vie donnée du docteur Paul Gabriel DOCHIER (1914-1996).

La nuit était douce et calme au monastère de Tibhirine ce 27 mars 1996. Comme elle avait été douce et calme la nuit précédente et celle d'avant et bien d'autres nuits encore dans cette région montagneuse de Kabylie. Une brise d'Ouest soufflait sur ce jardin[1] niché au creux de l'Atlas, que rien ne semblait devoir troubler. Mais sur ce calme trop évident semblait peser une sourde menace. Comme ce qui advient sans doute avant un ouragan, la promesse d'un prochain anéantissement.

La modeste abbaye Notre Dame de l'Atlas avait été fondée en 1938 près de Médéa, 88km au sud d'Alger. Un monastère avait déjà été ouvert près d'ici en 1843, à Staouéli, à quelques km à l'ouest d'Alger. Tibhirine était née de la volonté des moines de revenir en Algérie, mais cette fois sans être dans les bagages des troupes colonisatrices.

---

[1] Tib-Hairine signifie jardins potagers en berbère.

Ils trouvèrent un vaste domaine agricole et viticole de 374 hectares, avec une huilerie. La chapelle était l'ancienne cave viticole. Elle a toujours conservé des carreaux de faïence au mur et ses grandes cuves. Le monastère devint officiellement une abbaye le 26 septembre 1947 et le premier abbé fut Dom Bernard Barbaroux. Les premiers moines étaient issus de l'abbaye-mère d'Aiguebelle dans la Drôme et Tibhirine accueillait une trentaine de moines dans les années 1950, huit convers[2] et une quarantaine d'ouvriers agricoles. Ils étaient des cisterciens « de la stricte observance » appelés également trappistes. Peu à peu, les habitants des montagnes étaient descendus pour s'installer autour du domaine et créer un village. Après la nationalisation des terres en 1976, le domaine monastique ne conservait qu'une douzaine d'hectares.

Vers 1heure du matin tous les frères s'étaient retirés dans leur cellule. Le frère

---

[2] Les frères convers se consacrent principalement aux travaux manuels et aux affaires quotidiennes de la vie de l'abbaye. Par opposition aux frères de chœur, qui se consacrent exclusivement à la prière. Une réforme datant de 1965 a réalisé la fusion des frères convers et des frères de chœur.

portier, Jean Pierre fut réveillé par un conciliabule sous sa fenêtre. Il pensa que des habitants du village proche venaient chercher le frère Luc, médecin, pour quelques soins ou des médicaments. Le frère Luc, était bien connu alentours pour accueillir toutes les souffrances, sans distinction sociale ni religieuse. Mais les chuchotements ne cessaient pas. Un peu plus tard, frère Jean Pierre entendit la voix de Christian leur père abbé. Comme chaque fois qu'il était de garde pour la nuit Jean Pierre était méfiant et dormait tout habillé pour pouvoir ouvrir rapidement si un blessé se présentait. Et puis il gardait toujours en mémoire la précédente attaque quatre années plus tôt.

Le 24 décembre 1993, des hommes armés étaient venus chercher le frère Luc ainsi que des médicaments, pour soigner l'un des leurs. Il s'agissait d'un groupe issu de l'Armée Islamique du Salut[3], de l'émir local

---

[3] Lors des élections algériennes de 1991, devant la probable victoire des Forces Islamiques du Salut (FIS) face au Gouvernement en place, le processus électoral fut stoppé par ce dernier. La branche armée du FIS, devenue l'Armée islamique du Salut, s'est constituée pour tenter de renverser le pouvoir. Son influence se fera sentir jusqu'en l'année 2000.

Sayad Attiya. Ce dernier avait du sang sur les mains : quelques jours auparavant, à quatre kilomètres à vol d'oiseau de Tibhirine, il avait égorgé douze Croates chrétiens. Ils exigeaient également de l'argent. Le père Christian avait parlementé longuement près de la statue de la Vierge. Il avait finalement obtenu qu'ils déposent leurs armes en dehors de l'enceinte, et leur fit comprendre que le frère Luc était disponible pour tous les malades sans distinction, pour peu qu'ils se présentent à la porte du monastère. De plus ils étaient pauvres et avaient très peu de médicaments. C'était le soir de Noël : « *vous perturbez la fête du Prince de la paix* », dit le père Christian aux islamistes. « *Et puis Jésus est un prophète des musulmans* ». Ceux-ci, impressionnés finirent par se retirer.

Cette fois-ci le frère Jean Pierre entend la voix de son père abbé, qui demande
- « *qui c'est le Chef ?* ».
- « *c'est lui, il faut lui obéir !* »
Cette injonction menaçante le glace. Il ne s'agit pas d'un simple appel à l'aide. Puis il voit un homme en turban entrer dans le cloître, armé d'une kalachnikov. Il se dirige

vers les portes des dortoirs en interrogeant Mohamed, le gardien du domaine agricole qu'ils avaient réveillé et qu'ils rudoyaient:

- *« ils sont bien sept ? »*
- *« c'est comme tu dis ».*

C'est ainsi que les ravisseurs sont partis avec sept otages, oubliant sur place frère Jean Pierre et frère Amédée, ainsi qu'un groupe de religieuses et de pères blancs arrivés la veille avec le père Thierry Becker, vicaire général d'Oran. Le père Jean Pierre était né en 1924 et venait de l'abbaye de Timadeuc. Il était au monastère de l'Atlas depuis 1964. Le père Amédée, était né en 1920 à Alger. C'était un Père blanc, arrivé à Tibhirine en 1946. La vingtaine d'individus armés, n'a pas eu besoin de beaucoup déployer sa force pour s'emparer de quelques moines, qui n'opposaient à la bestialité, aucune résistance. Offrant par avance leur pardon à ces bourreaux. Parmi eux, le docteur Paul Gabriel Dochier, appelé ici par tous, frère Luc ou plus familièrement *« Frèlou »*.

Frère Luc, était venu au monde sous le nom de Paul Gabriel Dochier, le 31 janvier

1914 dans la petite ville de Bourg-de-Péage, dans la Drôme. Il est le plus jeune enfant de Gabriel et d'Hélène Ageron, après André et Marthe. Enjambant l'Isère, et reliant Romans à cette commune, située sur la rive Sud, les moines de l'abbaye Saint-Bernard avaient construit un pont et établi un premier octroi. Ceci dès l'an 1033. Romans était devenue bien plus tard célèbre pour ses fabriques de chaussures de luxe. Le créateur Charles Jourdan (1883-1976) est d'ailleurs un péageois de naissance. Mais Bourg-de-Péage, connue pour ses ateliers de bonneterie et ses fabriques de chapeaux de feutre, avait également des ateliers de chaussures. Le père de Paul Gabriel venait de céder, à la veille de la guerre de 1914, la petite entreprise de chaussures qu'il avait héritée de son propre père et avec son épouse, élevait les trois enfants de la maison. Parfois les vacances se déroulaient en Ardèche, à Lalouvesc, lieu de pèlerinage[4] du père jésuite saint Jean-François Régis.

---

[4] Christophe HENNING et Dom Thomas GEORGEON, Frère Luc, la biographie. Moine, médecin et martyr à Tibhirine, Bayard, 2011.

Paul Gabriel va aller à l'école religieuse la plus proche, l'école Saint-Maurice, de Romans. Mais c'est à Valence, sur les bancs de L'Institution Notre Dame, qu'il préparera son baccalauréat. Ses heures libres, il les consacre au rugby à XV. Mais la médecine est un premier appel. Et il entre en 1932 pour la première fois à la Faculté. La plus proche est celle de Lyon et pour étudier il devient pensionnaire dans un foyer d'étudiants. Le jeune carabin est confronté rapidement à la maladie, ce qui n'est pas sans réveiller de douloureux souvenirs puisque son frère André est mort quelques mois plus tôt, de la tuberculose. Il suivra ensuite les étapes des études jusqu'à l'externat auquel il est reçu en 1934. Il déclarait volontiers que sa mémoire était exceptionnelle et que cela lui faisait un peu peur, car il ne se mettait à réviser qu'au dernier moment... Il entre pour la première fois dans le tout nouvel hôpital du quartier de Grange Blanche[5]. A cette époque il renonce à un projet de mariage avec une riche héritière de la région, imaginé par ses parents.

---

[5] Construit par l'architecte Tony Garnier et inauguré en 1933. Sous l'initiative d'Edouard Herriot, dont il prendra le nom en 1935.

Car une autre vocation s'est emparée de lui. Sous l'influence d'un camarade de faculté plus âgé, Roger Duvernay, il va découvrir l'abbaye Notre Dame d'Aiguebelle, située dans la Drôme et la fréquenter assidument. En avril 1937 ses camarades s'inquiètent de ne plus le voir. Mais le père abbé d'Aiguebelle, prudemment, lui conseille de terminer ses études. Dès lors, Paul Gabriel va se rendre dans ce lieu de prière, dès que ses nouvelles fonctions à l'hôpital de l'Antiquaille le lui permettent. En octobre 1938 il est reçu comme suppléant au concours de l'Internat.

Son service militaire à partir de 1938 est l'occasion pour lui, de découvrir l'Afrique du Nord. Il est affecté d'abord comme élève officier à la caserne Jeanne d'Arc à Villeurbanne pour faire ses classes. Puis est nommé médecin-lieutenant en 1939 à Goulimine, poste caravanier du sud marocain et porte du désert vers la mystérieuse Tombouctou.... C'est pour lui le premier contact avec cette population à majorité musulmane.

Il passe sa thèse à Lyon le 4 avril 1940 pendant son service militaire : « *à propos d'un cas de fissuration spontanée et prématurée des os (syndrome de Milkman)* ». Sa thèse est dédiée à la mémoire de son frère. La même année il aura la douleur de perdre sa mère d'une ischémie cérébrale alors que lui-même est au fin fond du Maroc.

« *quand on a la douleur de perdre sa mère, une partie de la vie disparaît, la jeunesse s'envole...* »[6].

Délivré des obligations militaires le 7 décembre 1941, il rejoint l'abbaye d'Aigue-belle, devient oblat et prend l'habit de frère convers un an plus tard. C'est à cette époque qu'il va se recueillir auprès de la mystique Marthe Robin[7], à Châteauneuf-en-Galaure, à 30km au nord de Bourg-de-Péage. Celle-ci lui conseille de poursuivre sa voie dans la vie monastique plutôt que la vie religieuse séculière.

---

[6] Christophe HENNING et Dom Thomas GEORGEON, op. cit. p.20 : (Lettre de frère Luc à dom Ignace, les Neiges, 26 février 1965).
[7] Marthe Robin (1902-1981), a vécu recluse dans sa chambre, dans la maison familiale de la Drôme, depuis une maladie paralysante survenue depuis l'âge de 16 ans. Célébrée pour ses visions de la Vierge Marie, ses stigmates et son inédie (absence d'alimentation), jusque-là encore inexpliquée.

Notre Dame d'Aiguebelle a été créée en 1137, par des moines venant de Morimond en Champagne. Après la période tragique de la Révolution, l'abbaye s'est redressée au point de pouvoir bâtir un certain nombre d'abbayes-filles au XIXème siècle, dont Notre-Dame des Neiges en Ardèche et l'abbaye de Staouéli en Algérie, monastère précurseur de Tibhirine. Ce premier emplacement à quelques km à l'ouest d'Alger, était fortement marqué par l'avancée des troupes colonisatrices. Son histoire se poursuivra jusqu'au début du XXème siècle, période qui verra sa fermeture en raison de sa perte d'influence et de la perspective des lois menaçant les congrégations.

En avril 1943 il va engager sa vie et s'offrir en remplacement d'un père de famille, médecin comme lui et détenu prisonnier en Allemagne depuis 1941. Il rejoint l'Oflag VI-A dans la Ruhr, où l'on exploite des mines de charbon et permet la libération du docteur Beziaud, originaire comme lui de Bourg-de-Péage. Il y rejoint son beau-frère Charles Laurent, qui avait épousé sa sœur Marthe et qui était détenu depuis 1941. Dans ce stalag,

Paul va se dépenser sans compter, en soignant du typhus des officiers russes. Lui-même sera atteint de ces éruptions dues aux piqures de tiques et de puces, accompagnées de maux de tête, de fièvre et de somnolence. Elles sont le lot de la pourriture, des rats et des locaux insalubres. Il devra être mis un temps en quarantaine aves ses malades. *« Ce qui le caractérisait, c'était son calme, sa bonté, son humour, sa rigueur professionnelle, sa disponibilité à soigner quiconque avait besoin, se souvient un officier prisonnier »*[8]. Il en oubliait de percevoir sa pitance et ses camarades rapportent qu'ils devaient veiller sur lui. Il sympathise avec un aumônier allemand, qui lui offrira son bréviaire. Veut soigner tout le monde, *« même le diable »*, dit-il un jour... Le camp sera libéré par l'avance de l'armée américaine le 5 juillet 1945. Paul Dochier revient de captivité et retrouve la maison familiale détruite, brûlée par un incendie allumé par les allemands en déroute. Il passa un mois dans sa famille près de là, où il a retrouvé sa sœur et son neveu en compagnie de Charles. Puis il regagne

---

[8] Christophe HENNING et Dom Thomas GEORGEON, op. cit. p.28

l'abbaye d'Aiguebelle où il va prononcer des vœux temporaires en août 1946.

Mais son existence véritable c'est son engagement à Tibhirine. La chronique dit que son départ d'Aiguebelle a fait couler des larmes à l'infirmerie[9]. Déjà ! Il arrive à Alger le jour de la saint-Augustin, le 28 août 1946, après un voyage éprouvant. L'accueil des frères présents est un enchantement et la nature environnante, par son silence et son immensité, remplissent de joie le nouveau moine. Sans tarder il va débuter son travail de médecin et très vite, se rend très proche de la population. Son écoute, sa douceur, sa disponibilité, autant que ses qualités de médecin lui attirent une importante clientèle quotidienne. Il s'attache notamment à la condition des femmes. Celles-ci, extrêmement pudiques font confiance à cet homme religieux. Dans ce pays musulman il peut vous être reproché le moindre regard, la moindre formule de politesse envers une femme ou une épouse. La consultation est pour elles, la seule possibilité de sortir de chez elles et de

---

[9] id. p.30.

s'exprimer enfin. Parfois un placebo est donné ou un flacon contenant un peu d'eau sucrée, en justification d'une consultation n'ayant pour but que d'épancher quelque souffrance morale... De plus il eut en charge pendant cinq ans frère Fortunat, malade grabataire, qu'il fallait soigner comme un enfant. Frère Luc montait des seaux d'eau chaude inlassablement dans les deux grands escaliers et traversait le dortoir, sans jamais vouloir se faire aider[10], ainsi que le rapportent Christophe Henning et Dom Thomas Georgeon dans la biographie qui nous a beaucoup éclairé.

Malgré quelques réticences de certains praticiens de la ville de Médéa, toute proche, le dispensaire fonctionne et Paul obtient en juin 1947, d'être inscrit au tableau du Conseil de l'Ordre, ce qui lui donne officiellement le droit d'exercer la médecine. Il prononce ses vœux solennels le 15 août 1949. Sa réputation dans un secteur très large autour de l'abbaye est telle que les autorités ecclésiastiques s'inquiètent un peu de cette Trappe, lieu d'isolement, qui reçoit cent à cent cinquante

---

[10] id.p.197.

visiteurs par jour, Un reportage effectué en 1947 parle de ce curieux monastère qui a déjà reçu plus de 3000 visiteurs. Outre les soins quotidiens il étudie les conditions sanitaires de sa région et il lui arrive par exemple en 1953 de faire une conférence devant les médecins de la Société médicale saint Luc à Alger, sur les aspects médico-sociaux et religieux des salariés agricoles et de leur famille, dans la région de Tibhirine. Citons l'ouvrage de C.Henning et T.Courgeon[11] : *« A ses confrères, le moine médecin décrit sa pratique et ses impressions »(...) A la question : « Où es-tu malade ? », raconte frère Luc, voici quelques réponses : « tout est malade » ; et si voulant aider le consultant on énumère quelques organes, dans l'intention très nette de vous être agréable, il répond toujours affirmativement (...) Il a vite découvert aussi combien les visites étaient d'abord liées à des situations sociales.(...) Au terme d'un examen négatif, on s'entend dire à voix basse : « j'ai faim ».* Frère Luc n'oublie pas son rôle religieux et il est bien conscient qu'il est capital de prendre en compte l'islam : *« En*

---

[11] Id. p.44

Islam, le fait religieux étant étroitement mêlé au fait social, on n'a qu'une connaissance imparfaite de ces malades si on ne s'attachait également à leur sentiment religieux et je le ferai d'autant plus volontiers que de par ma consécration à Dieu, j'ai davantage souci de la vie des âmes que de la vie des corps[12] ».

Les évènements d'Algérie ont relativement ignoré cette région jusqu'en 1956. Mais la violence s'est approchée peu à peu du monastère. De façon prémonitoire, Luc avait écrit en 1953 (alors qu'Alger commençait à se soulever) : *« Je ne me fais aucune illusion, si de nouveaux troubles éclataient dans la région de Tibharine, nos heures seraient comptées et l'ultime témoignage nous serait demandé... »[13].*

L'état de convers du frère Luc, le dispensait de certains offices et lui donnait le temps et la possibilité de se tourner vers des activités extérieures au cloître. Son habit lui-même, fait d'une épaisse bure marron, n'était pas celui des frères du chœur et se confondait facilement aux vêtements de la population

---

[12] Id. p.46
[13] Id. p.46

environnante. Les vêtements qu'on lui donnait depuis la France, il préférait les distribuer plutôt que de remplacer ses habits usés, rapiécés. Les musulmans avaient un grand respect pour l'abbaye et spécialement pour frère Luc. Mais parmi eux, les fellaghas n'hésitent pas à venir de plus en plus souvent pour faire soigner l'un des leurs, y compris dans la montagne. Monseigneur Duval devra intervenir pour éviter à Luc un procès devant le bureau de justice de l'armée française. Ce qui vaudra à Luc de se voir interdire désormais tout soin extérieur au dispensaire.

Cependant en 1959 frère Luc ainsi que frère Matthieu sont enlevés par des moudjahidines de la montagne et détenus pendant une dizaine de jours. Luc une nouvelle fois s'offrit pour être pris, à la place du père abbé dom Jean Marie Fricker, âgé et fatigué. Luc, qui était asthmatique fut très éprouvé par cette détention. Il passa quelques jours à l'hôpital d'Alger, puis regagna la France pour un bref séjour. Ces moments furent éprouvants. Lors de l'indépendance[14],

---

[14] Les accords d'Evian ont été signés le 18 mars 1962.L'indépendance proclamée le 5 juillet 1962.

un certain nombre de moines repartirent en France. Luc séjourna en 1962 à l'abbaye d'Orval en Belgique, puis en 1964 à l'abbaye Notre Dame des Neiges en Ardèche[15], sans doute sur l'injonction de son supérieur avec le motif invoqué de surmenage. Il semble que la notoriété de Luc commençait à faire de l'ombre à la mission purement spirituelle de l'abbaye. D'ailleurs il était prévu de fermer Tibhirine. Le décret avait été signé mais la décision fut ajournée car le soir même, décédait Dom Gabriel Sortais, abbé général de l'ordre cistercien. C'est Monseigneur Léon Etienne Duval, Archevêque d'Alger, qui persuada Dom Ignace, père abbé d'Aiguebelle, de ne pas suivre cette décision, car le retentissement spirituel de l'abbaye Notre Dame de l'Atlas était grand et ce retentissement était capital au cours de ces années fort troublées. A la fin de l'année 1964, frère Luc écrivait : *« j'ai toujours la nostalgie de l'Algérie...Je n'ai pas eu la consolation d'avoir été mis à la porte de ce pays par les musulmans : c'est mon propre monastère qui s'en est chargé... »*. C'est à cette époque que le

---

[15] Charles de Foucauld y avait fait un essai de vie monastique pendant sept mois en 1890 sous le nom de frère Marie-Albéric.

gouvernement s'empara de la plus grande surface des terres et autorisa une communauté qui devait être inférieure à 13 personnes. Frère Luc poursuivit sa mission, cependant les autres moines, depuis 1964 ne pouvaient plus quitter l'abbaye et circuler au dehors, en tenue monastique. Il avait connu la défiance des militaires français ; après l'indépendance, ce sera le gouvernement d'Alger qui lui reprochera sa trop grande proximité avec les rebelles islamistes.

Frère Luc ne revint à Tibhirine qu'en octobre 1965. Il fut aidé au début par frère Amédée, puis à partir de 1967 par Madame de Smet, veuve d'un médecin belge, qui était installé dans la région. Celle-ci sera très utile lors des accouchements, dans cette population très pudique. Mais lui ne se départit jamais de sa tache de médecin. Il soignait également ses frères du monastère si ceux-ci décidaient de se confier à lui. Surveillant du coin de l'œil au réfectoire, celui qui ajoutait trop de sel à son assiette. Mais ils étaient libres de consulter ailleurs et ne s'en montrait pas jaloux. Parfois abrupt il pouvait déconcerter ses visiteurs ou les sœurs de passage, qu'il était amené à soigner. Certaines le redoutaient et le fuyaient. Il cachait sous ce côté bourru, une très grande sensibilité et une humanité que l'on ne découvrit qu'après sa mort, dans ses écrits et ses lettres. Recopiant des passages du recueil « *Sagesse* » de Paul Verlaine, dans la période où le poète avait renoué avec la foi de son enfance. Il recueille les sentences puisées dans la Bible ou l'Imitation. Des auteurs aussi, Mauriac, Léon Bloy, Anouilh : « *il y aura toujours une phrase, un mot, qui s'applique à mon état présent[16]* ». Luc se montrait comme toujours très disponible, bien qu'ayant son franc-parler, n'hésitant pas à se moquer des moyens diagnostiques de l'hôpital : « *avec mes doigts et mon cerveau j'ai fait aussi bien que les machines modernes* ». D'ailleurs un professeur d'Alger le citait en modèle à ses étudiants : « *prenez leçon sur ce moine, (...) il vous fait en une page une observation que vous faites en un cahier ! Quand on a fini de lire vos observations, on ne sait rien du tout tandis que là, tout y est ! [17]* ». Il s'occupait également de la

---

[16] Lettre de 1976, Op.cit.p.109.
[17] Op. cit. p.85.

cuisine, avec le frère Michel et il occupait ses périodes d'insomnies, lorsque son asthme le tracassait, à s'affairer à préparer le repas du lendemain. Ou bien il lisait, se voyant confier par le père abbé un livre à étudier avant d'en faire la lecture communautaire. Il aidait les pauvres, soignait le plus souvent gratuitement et distribuait les médicaments que ses anciens collègues de Lyon lui envoyaient[18]. Marthe Robin avait d'ailleurs prédit *« qu'il ne manquera[it] jamais de médicaments ».* Il les stockait dans sa cellule et faisait l'aller-retour lors des consultations, le temps pour lui de réfléchir au médicament nécessaire. *« J'avais l'impression en le voyant faire ce trajet, par tous les temps, toujours plus lentement, de voir un moine méditant dans son cloître (...) On sentait qu'il portait sur ses épaules la souffrance du monde, mais qu'en lui elle rejoignait le cœur de Dieu [19] ».*

Frère Luc avait un certain humour. A cette femme qui lui demandait pourquoi il n'avait pas d'enfants, il répondit

---

[18] Jusqu'à 8 tonnes de médicaments collectés en 1969
[19] Témoignage de sœur Anne Geneviève aux auteurs Christophe Henning et Dom Thomas Georgeon, op.cit.p.83.

- « *si j'avais des enfants, ce serait certainement avec toi !* ».
Et la femme de répondre
- « *tout de suite si tu veux !* »
Et lui :
- « *Ah, mais ce n'est pas possible car j'ai donné mon cœur à Dieu !* [20]».

Une autre fois il répond à un donateur : « *les sous-vêtements m'ont fait très grand plaisir. Je m'occupe en effet de jeunes filles qui vont au lycée (âge de 18 à 21 ans). Elles ont été ravies de votre envoi et vous disent grand merci. C'est donc avec joie que je recevrai d'autres sous-vêtements, si vous pouvez encore m'en adresser* ».[21]

C'était un amoureux des couchers de soleil. Ceux que l'on peut admirer sur les sommets de l'Atlas sont particulièrement beaux. Et le frère Luc disait qu'il était disponible tant qu'il fait jour. Certains jours de découragement cependant, il s'approchait du lieu où la vue était la plus belle, presque décidé à renoncer et à tout quitter. Puis après

---

[20] Op.cit. p.86.
[21] Op.cit. p.92.

avoir admiré le paysage, déclarait : *« finalement je ne partirai que demain »*... Et bien-sûr, il restait. La sonnette du portail retentissait en permanence, avec de nombreuses allées et venues. Sa présence était véritablement singulière au sein de ce monastère cistercien, normalement voué au silence et au recueillement. En 1978, le père abbé est Dom Jean de la Croix, ancien abbé d'Aiguebelle. Il dira plus tard en parlant de Luc : *« beaucoup ont vu le médecin, combien auront découvert le mystère du moine ? »*[22].

Mais la santé de frère Luc déclinait. Le Professeur Guillemin l'avait opéré à Lyon d'un polype au duodénum. En 1978 il eut un infarctus du myocarde, ainsi qu'une bronchite. Cela lui valut douze jours d'hôpital et une quinzaine supplémentaire de convalescence à Alger. En 1989 il écrit : *« ma santé est précaire. Respiration pénible. J'ai dépassé 75 ans. Comme une vieille lampe, la lumière baisse et j'attends la vie du monde à venir »*[23]. Frère Luc était le plus âgé. Il souffrait d'asthme, de sinusite chronique et son cœur était fatigué. Il avait malgré tout

---

[22] Martine Sauto, *La Croix* 4 décembre 2003.
[23] Op.cit.p.93.

gardé des contacts avec ses anciens collègues de Lyon et notamment le Professeur Guillemin, qui avait été son condisciple sur les bancs de la faculté. Ce dernier était venu plusieurs fois dans l'Atlas. Il prenait même la peine de ranger la cellule très encombrée du frère...Bien après le départ du Professeur à la retraite, en 1981, celui-ci continua à aider frère Luc jusqu'à sa fin tragique.

Outre son engagement de médecin, frère Luc se consacrait pleinement à sa tache de cuisinier, au point qu'il était devenu au bénéfice de l'âge, le cuisinier en chef, avant le frère Michel. Ils s'étaient répartis la semaine, Luc assurant la charge du jeudi au samedi. Le plus jeune assurant la première partie de la semaine et tous les deux se partageant le dimanche. Luc ne consultait jamais le dimanche et se gardait libre le vendredi. Ainsi il prenait plaisir ce jour-là à faire des frites à la communauté, ce qui était toujours un moment de joie. Dans la nuit du 26 au 27 mars 1996, il avait trouvé le temps, avant son enlèvement, de préparer une grande marmite de 30 litres de haricots rouges et une autre de soupe, pour la communauté et ses visiteurs, toujours nombreux.

La venue en 1971 d'un nouveau moine, Christian de Chergé, bouscula un peu la communauté. Celle-ci s'était formée au fil des années avec des frères d'origines diverses. Le frère Christian fut d'abord hôtelier, puis il fut élu prieur. Et sa présence fut très bénéfique avec un effet d'entrainement et de cohésion entre ces hommes au destin singulier. Parmi eux, frère Luc, demeuré à jamais convers, était l'élément central de la communauté. Son âge et sa fonction de médecin lui apportait une certaine autorité. Luc apportait de l'apaisement dans ces périodes troublées : « *la peur c'est le manque de foi* », disait-il. « *La foi transforme l'angoisse en confiance* ». Il s'en remettait à son confesseur. Il avait choisi le frère Jean Pierre, l'un des deux survivants.

Christian de Chergé (1937-1996) était né à Colmar, mais avait passé son enfance à Alger où son père, militaire, était en poste (commandant au 67è régiment d'artillerie d'Afrique). Dans sa jeunesse il fut scout. Prêtre en 1964 il fut d'abord chapelain à la basilique de Montmartre. Mobilisé lors de la guerre d'Algérie il fut protégé par un algérien,

Mohamed, père de dix enfants. Celui-ci s'interposa lors d'une bagarre et lui sauva la vie. Mais Mohamed fut retrouvé assassiné le lendemain...

« Cet homme illettré ne se payait pas de mots. Incapable de trahir les unes pour les autres, ses frères ou ses amis, c'est sa vie qu'il mettait en jeu malgré la charge de ses dix enfants. Il devait concrètement exprimer ce don en cherchant à protéger, dans un accrochage avec ses frères, un ami plus exposé que lui. Se sachant menacé il avait accepté ma pauvre promesse de « prier pour lui ». Il avait simplement commenté : « Je sais que tu prieras pour moi...Mais, vois, les chrétiens ne savent pas prier... ». J'ai perçu cette remarque comme un reproche adressé à une Eglise qui ne se présentait pas alors, du moins lisiblement, comme une communauté de prière ».

Dès lors, Christian sut que son existence serait attachée de façon indéfectible à ce pays. Et cet épisode fut l'élément déterminant qui éclaira toute sa vie. C'est pourquoi il se rapprocha de l'abbaye d'Aiguebelle. Puis après un stage à l'institut pontifical du monde arabe et d'islamologie à Rome, il gagna Tibhirine. Sa formation le menait à favoriser de toutes les façons possibles les mondes chrétien et musulman. Il approfondissait sa connaissance du Coran, suscitant parfois l'étonnement des autres frères.

« Ceux qui sont les plus disposés à sympathiser avec les musulmans sont les hommes qui disent : « Nous sommes des chrétiens. » Cela tient à ce que ces derniers ont parmi eux des prêtres et des moines et à ce qu'ils ne font pas montre d'orgueil. » (Coran, 5, 82).

Depuis 1976, faute de mosquée dans le village, la prière du vendredi se faisait dans les locaux de l'Abbaye. Les moines devenaient ainsi des *« priants parmi les priants »*. En 1979 il part pour une retraite de quelques semaines à l'Assekrem dans le Hoggar chez le Père de Foucauld. A partir de cette époque, le père Christian accueille au monastère des musulmans souhaitant réfléchir sur le sacré et fonde un groupe de prières interreligieux nommé *Ribât-el-Salâm* (Le Lien de la Paix). Frère Luc, lui, près du peuple, comprenait mieux que Christian l'arabe dialectal. Il s'en tenait au soulagement de la population, sans chercher à théoriser sa position.

Elu prieur en 1984, père Christian notait soigneusement les échanges intellectuels et spirituels survenant aux chapitres des moines du monastère[24]. Il insistait beaucoup sur le rapprochement entre les religions, mais également sur le primat de la parole de Dieu sur la vie sacramentelle. Pendant ces années nombre de religieux furent assassinés. De nombreuses fois, au fil des évènements, la question était rediscutée sur l'abandon ou non du monastère de Tibhirine. De façon prémonitoire il avait écrit au lendemain de l'attaque de 1993, un texte qui passe aujourd'hui pour son « testament spirituel » :

« S'il m'arrivait un jour - et ça pourrait être aujourd'hui - d'être victime du terrorisme qui semble vouloir englober maintenant tous les étrangers vivant en Algérie, j'aimerais que ma communauté, mon Église, ma famille, se souviennent que ma vie était DONNÉE à Dieu et à ce pays (...) Je ne saurais souhaiter une telle mort. Il me paraît important de le professer. Je ne vois pas, en effet, comment je

---

[24] *Dieu pour tout jour* : Chapitres du Père Christian de Chergé à la communauté de Tibhirine (1986 -1996), Librairie de l'Abbaye Notre-Dame d'Aiguebelle, collection « Les Cahiers de Tibhirine ».

pourrais me réjouir que ce peuple que j'aime soit indistinctement accusé de mon meurtre. C'est trop cher payer ce qu'on appellera, peut-être, la « grâce du martyre » que de la devoir à un Algérien, quel qu'il soit, surtout s'il dit agir en fidélité à ce qu'il croit être l'Islam (...) L'Algérie et l'Islam, pour moi, c'est autre chose, c'est un corps et une âme. Je l'ai assez proclamé, je crois, au vu et au su de ce que j'en ai reçu, y retrouvant si souvent ce droit fil conducteur de l'Évangile appris aux genoux de ma mère, ma toute première Église(...) Et toi aussi, l'ami de la dernière minute, qui n'auras pas su ce que tu faisais, oui, pour toi aussi je le veux, ce MERCI, et cet « A-DIEU » envisagé pour toi. Et qu'il nous soit donné de nous retrouver, larrons heureux, en paradis, s'il plaît à Dieu, notre Père à tous deux. »

Outre le père abbé Christian et frère Luc, les autres victimes furent
- le père Bruno, (Christian Lemarchand), né en 1930, fils de militaire, il avait connu l'Indochine et l'Algérie durant son enfance. Ancien de Tibhirine, il était supérieur de la maison fille de Fès, au Maroc. Et il se trouvait

par hasard dans le monastère à l'occasion du vote pour le renouvellement du prieur.

-le père Célestin Ringeard, né en 1933 était le frère hôtelier. Également organiste et chantre. Infirmier pendant la guerre il avait sauvé un maquisard algérien, que les soldats français voulaient achever. Ancien prêtre séculier il avait été éducateur et s'occupait des déshérités de toutes sortes. Très choqué après l'attaque de 1993 il dut revenir en France pour une série de pontages coronariens.

- Le frère Michel Fleury, né en 1944, avait travaillé à Marseille comme docker avant d'entrer au monastère de Bellefontaine (Maine et Loire), puis à Tibhirine. Il était le cuisinier et s'adonnait aux travaux domestiques. Quelques jours avant sa mort il avait noté cette citation de Charles de Foucauld : « Mon Dieu, *si vous existez, faites que je vous connaisse !* »

- Le frère Paul Favre-Miville, né en 1939, avait fait son service militaire en Algérie dans les parachutistes. Devenu plombier il s'occupait de l'irrigation du domaine. Il n'avait trouvé sa vocation monacale que vers quarante-cinq ans. Il revenait juste d'un séjour dans sa famille de Haute-Savoie, avec une cargaison de pelles et des pousses de hêtres.

- le père Christophe Lebreton, né en 1950, avait découvert Tibhirine pendant son service militaire dans la coopération. Septième de douze enfants, il était poète mais aussi l'agriculteur du monastère depuis 1987.

L'évènement du 27 mars 1996 fut suivi d'un long silence. Entre le 18 et le 27 avril un communiqué (numéro 43), attribué au GIA assure que les moines sont toujours vivants et propose un échange. Le 30 avril, un émissaire islamiste prit contact avec l'ambassade de France à Alger. Il remet à l'officier français du renseignement une cassette audio dans laquelle les moines se présentent un à un et un message du chef islamiste Djamel Zitouni, réclamant à nouveau un échange avec des djihadistes détenus en France. Avec pour preuve de la date, un fond sonore correspondant à un bulletin d'information du 17 avril, d'une station franco-marocaine très populaire dans le Maghreb, Medi 1.

La confusion est totale en France. Une enquête discrète aurait été demandée par le

Président Chirac à Jean-Charles Marchiani, ancien préfet du Var, qui avait des contacts avec le GIA. Cette enquête aurait été désavouée par le premier ministre de l'époque et son ministre de l'intérieur, qui ont fait capoter la mission. De plus, les différents services de renseignements DGSE et DST, en raison de leur rivalité, ont brouillé les pistes.

Puis un communiqué fut publié par la presse le 21 mai suivant (numéro 44), qui fut également attribué au GIA[25]. On annonçait l'assassinat des frères: *« nous avons tranché la tête des sept moines, conformément à nos promesses »*. Le 30 mai le gouvernement annonça que l'on avait découvert au bord d'une route, à 4 km au nord-ouest de Médéa, les têtes décapitées des moines dans des sacs suspendus aux branches d'un arbre. L'affaire paraissait être minimisée, voire occultée par le gouvernement algérien, qui ne déclencha pas d'enquête et semblait accuser le groupe islamiste de Djamel Zitouni.

Ce natif d'Alger, dans le quartier de Birkhadem, « le quartier des eucalyptus » au

---

[25] Le Groupe Islamique Armé (GIA) est une autre branche armée du FIS. Le gouvernement algérien se bat pour diminuer son influence.

sud de la capitale, menait depuis longtemps une guerre impitoyable contre la France, à qui il reprochait son soutien au gouvernement algérien et sa chasse aux islamistes. Il avait été formé au terrorisme en Afghanistan. Membre du FIS, puis du GIA il s'était fait connaître pour sa particulière cruauté et était devenu l'un des principaux responsables du groupe. Parmi plusieurs attentats sanglants il avait commandité le détournement de l'Airbus Alger-Paris en décembre 1994, finalement neutralisé sur l'aéroport de Marseille par le GIGN. Il était également le responsable de la vague d'attentats meurtriers qui avaient eu lieu à Paris en 1995 (notamment au métro Saint-Michel).

Le gouvernement d'Alger organisa l'inhumation des moines[26]. C'est l'obstination du père Armand Veilleux qui a permis de découvrir ce que l'on cherchait à cacher. Ce québécois, numéro 2 à l'époque, de l'ordre des trappistes, avait été mandaté par Rome

---

[26] En même temps que celle de l'ancien cardinal (jusqu'en 1988) Léon Etienne Duval (1903-1996), décédé le jour de la découverte des têtes.

pour assister aux obsèques. L'abbé général des trappistes se trouvait également présent à la morgue de l'hôpital militaire d'Ain Nadja à Alger le 31 mai, de même que Michel Levêque, ambassadeur de France, Monseigneur Henri Teissier, Archevêque d'Alger, le père Amédée, l'un des deux rescapés et le médecin de l'ambassade. Ils sont reçus par les médecins de l'hôpital et le colonel directeur de l'hôpital. Avec bon sens et détermination il demanda à pouvoir soulever les couvercles des cercueils et il découvrit qu'il n'y avait que les têtes, les corps manquaient.

Une messe solennelle d'obsèques fut célébrée en la cathédrale Notre Dame d'Afrique à Alger le 2 juin, en présence de Monseigneur Lustiger et des représentants de l'état algérien. Puis l'enterrement eut lieu le 4 juin dans le cimetière du monastère à Tibhirine.

Les mois suivants n'ont pas apporté de révélation concernant le reste des dépouilles des moines, qui ne furent jamais retrouvées. Plusieurs révélations et déclarations n'ont fait que jeter le doute sur les uns ou les autres, sans lever définitivement le voile sur les auteurs des faits.

Un officier alors attaché de défense à l'ambassade de France à Alger au moment des faits, François Buchwalter, a rapporté qu'il pouvait s'agir d'une inconcevable méprise. Il tient ses informations d'un ancien officier de l'armée algérienne, dont le frère était chef d'une escadrille d'hélicoptères, affectée à cette région. Un hélicoptère de l'armée algérienne, patrouillant entre Blida et Médéa, aurait attaqué un campement d'islamistes, La vérification au sol aurait montré qu'il s'agissait des moines et de leurs ravisseurs. Ces faits n'ayant été transmis à la justice qu'en 2009.

Le gouvernement algérien a-t-il tenté de masquer cette bavure ? Avec même la complicité de Paris ? L'escamotage des corps avait-il pour but de ne pas révéler les impacts de balles ? On sut plus tard après étude des légistes, que les décapitations avaient été réalisées post-mortem et qu'il ne s'agissait pas d'égorgements (qui est la méthode habituelle des islamistes). L'hypothèse étant que le gouvernement aurait cherché à incriminer le GIA pour le discréditer. En prévoyant d'organiser secondairement une fausse libération des otages, dont il aurait tiré bénéfice. Le choix s'étant porté sur les moines, car ils entretenaient des relations troubles avec les islamistes, critiquant notamment l'action du frère Luc, qui soignait les maquisards.

En fait certains commentateurs ont rapporté qu'aucune tête ne comportait d'impact de balles, ce qui est curieux pour des tirs en rafale venant d'un hélicoptère.
D'autre part, en 1997, d'anciens officiers algériens ont révélé que Djamel Zitouni aurait été en fait manipulé par les services secrets algériens.

Après la sortie en 2010 du film « Des hommes et des dieux », de nouvelles révélations ont émergé mais sans apporter de preuve formelle. Un ancien agent de la sécurité algérienne réfugié à Glasgow en écosse, Karim Moulaï, aurait déclaré au journaliste Jean Baptiste Rivoire[27] que les moines avaient été exécutés par les services algériens dès le 26 ou 27 avril. Selon un

---

[27] Jean Baptiste RIVOIRE, *Le crime de Tibhirine, révélations sur les responsables*, 2011. La Découverte.

protagoniste, le frère Luc avait du mal à tenir le rythme, il prenait un médicament pour son asthme et « *il était gris* ». Le père Christian leur suppliait de le laisser partir.

En 2011 également l'écrivain René Guitton sans exonérer l'armée algérienne, écrit que les ravisseurs sont les islamistes[28] et réfute la thèse de la bavure de l'armée régulière. Il révèle le nom de l'informateur de l'attaché de défense français Buchwalter et qui était l'un de ses camarades de Saint-Cyr. Les rebelles islamistes auraient au cours de la même nuit pris d'autres otages, dont l'un s'est échappé et aurait pu témoigner. D'autre part il lui paraît impossible que les têtes des victimes aient été épargnées lors d'un tir depuis un hélicoptère avec l'armement lourd se trouvant à bord de ces appareils. Cela n'exclut pas une manipulation des islamistes.

La décennie 1990-2000 qui a vu se dérouler cette guerre civile algérienne, a été marquée par une montée progressive de l'intégrisme. L'annulation des élections de décembre 1991 a été la cause d'un

---

[28] René GUITTON, En quête de vérité. Le martyre des moines de Tibhirine, Calmann Levy, 2011.

durcissement de toute une génération, qui a nourri les rangs du Front Islamique armé puis du GIA. A partir de 1993 la lutte armée prend une tournure internationale et en Algérie même, l'action violente se tourne contre les politiques, les intellectuels et les religieux. Dans ce climat extrêmement instable, les moines avaient bien conscience qu'ils étaient tolérés dans la mesure où ils venaient en aide à la population et qu'ils soignaient les maquisards djihadistes. L'arrivée de Djamel Zitouni a changé la donne, en refusant ce genre d'arrangement. D'une part pour affirmer son autorité au sein de la constellation du GIA et d'autre part pour monter la France, contre le gouvernement algérien supposé impuissant et l'affaiblir encore plus. Une trahison d'un proche de Zitouni aurait précipité les choses, alors même que les tractations secrètes avec la France tournaient court. Zitouni, pris au piège, aurait lui-même pris la décision d'exécuter les otages. Dans un ouvrage de 2013, les auteurs rapportent que deux témoins directs de l'assassinat viendraient accréditer cette thèse[29].

Nul ne saura sans doute l'exacte vérité. Mis à l'écart, Zitouni est abattu le 16 juillet 1996 par une faction rivale du GIA du katibat El-wafa, d'Ali Benhadjar. Ce dernier finira par se rendre en 1998. Les moines survivants sont partis au Maroc dans les communautés trappistes de Fès, puis de Midelt. Le frère Amédée est décédé en 2008.

Les années ont passé. Un calme relatif s'est de nouveau imposé sur le monastère délaissé. Un prêtre vient régulièrement l'entretenir et de nombreux pèlerins viennent le visiter et prier sur les tombes. Laissons les paroles de Jean Marie Rouart décrire l'ambiance de paix qui régnait à Tibhirine :

« C'était une grande bâtisse un peu austère mais chaleureuse et accueillante, construite en face d'un des plus beaux paysages du monde : les palmiers, les mandariniers, les rosiers se dessinaient devant les montagnes enneigées de l'Atlas. Des sources, une eau

---

[29] Malik AÏT-AOUADIA, Séverine LABAT, *Le Martyre des sept moines de Tibhirine*, Éditions Montparnasse, 2013.

claire, irriguaient le potager. Il y avait aussi des oiseaux, des poules, des ânes, la vie. Des hommes avaient choisi de s'installer dans ce lieu loin de tout mais proche de l'essentiel, de la beauté, du ciel, des nuages. Ce n'étaient pas des hommes comme les autres : ils n'avaient besoin ni de confort ni de télévision. Ce qui nous est nécessaire leur était inutile, et même encombrant. Ce qui nous occupe, le profit, l'argent, le pouvoir, ne les intéressaient pas. Un trait les distinguait plus encore de nous : ils se préoccupaient très peu d'eux-mêmes mais beaucoup des autres. »[30]

Nul n'aurait jamais rien su de la richesse intérieure de frère Luc si cette fin tragique n'était pas survenue. Celui qui avait toujours voulu demeurer dans l'humilité de la situation de simple convers, était respectueux des formes. Il aimait cette phrase de saint Augustin : *« mieux vaut trébucher sur le chemin, que de courir hors de la route »*. Son attitude devant la mort était devenue sa grande préoccupation. Il avait été profon-

---

[30] Jean-Marie ROUART, Membre de l'Académie Française, *Les moines de Tibhirine* , *discours sur la vertu*, séance publique annuelle, Paris, Palais de l'Institut, 6 décembre 2001.9p.

dément marqué par les décès familiaux et en 1972, par celui de sa sœur Marthe, tuée dans un accident de circulation près de Chartres. Sans quitter le chemin : *« si un jour je vais au Ciel, ce ne sera pas pour y retrouver ma sœur, mais pour contempler éternellement la face de mon Dieu »*[31]. Luc avait confié trois vœux à ses frères : *« lorsque le moment sera venu du passage, qu'on lise la parabole de l'enfant prodigue, qu'on récite auprès de lui la prière de Jésus et... s'il y en a, qu'on lui fasse boire une coupe de champagne en l'honneur de cette fête[32] »*. Il avait affirmé à l'ermite bénédictin Robert, qui vivait à Tamesguida, proche du monastère : *« la mort, c'est Dieu »*, délivrant par-là aux croyants un formidable espoir. Le père Robert disait aussi : *« j'ai découvert un homme extraordinaire, un homme sensible, extrêmement cultivé, un homme humain, extraordinairement humain[33] »*. Le dernier mot (connu) du frère Luc peut être entendu sur la cassette remise à l'ambassade. La voix du frère est affaiblie, lente. Eternel moqueur

---

[31] Témoignage de France Laurent, 2007 in Op.cit.p.149.
[32] Chroniques de la communauté 30 janvier 1994.
[33] Christophe HENNING et Dom Thomas GEORGEON, op.cit.p 107.

et provocateur, il demande aux ravisseurs le nom de leur organisation (qu'il connait bien) : « *comment vous dites déjà* » ? ...

Frère Luc, le docteur Paul Dochier, avait envisagé sa mort tragique depuis longtemps, faisant sienne cette pensée de la sœur Esher Paniagua[34] : « *Personne ne peut nous prendre la vie parce que nous l'avons déjà donnée*».

* * *

_____

[34] Assassinée à Alger avec la sœur Caridad Maria Alvarez, le 23 octobre 1994.

Claudie HAIGNERÉ, (1957-) beaucoup de sérieux et de la microgravité.

Les vases les plus précieux peuvent avoir leur fêlure. Quand, à la veille de Noël 2008 une pauvre désespérée arrive aux urgences de l'hôpital du Val de Grâce, nul ne se doute qu'il puisse s'agir d'une personne forte, d'une personne sportive, entraînée à subir les épreuves les plus difficiles. D'un caractère ayant affronté courageusement l'idée même de pouvoir rencontrer la mort. Ou bien est-ce à cause de cela ? Envisager froidement sa propre disparition, cela peut vous mener à bout.

Pour Claudie Haigneré, le moment n'est pas encore venu. On l'a retrouvée dans la soirée, à son domicile parisien du XIIIème arrondissement, dans un état d'hébétude, mais encore consciente. Elle va s'en tirer. Près d'elle, des médicaments...Une dépêche du *Monde* le lendemain matin relate une intervention de son mari Pierre Haigneré qui exprime sa conviction que son épouse *"n'a pas eu l'intention de suicider"*. *"Contrairement à ce qui a été dit, il ne s'agit pas vraiment d'une tentative de suicide. Elle avait des soucis, elle était stressée et voulait dormir, et c'est pourquoi elle a absorbé des médicaments qui se sont contrariés"*[1]. Il ajoute, « *elle va bien...On peut parler d'une erreur d'automédication dans un contexte particulier, où elle s'est trompée sur les doses"*.

C'est elle-même qui rétablira la vérité quelques mois plus tard dans une interview à *Libération*[2] en forme d'aveu, dans lequel elle pose elle-même son diagnostic de « burn-out ». Comme si sa vie récente de ministre puis de Conseillère scientifique, avait moins de sel que sa vie de spationaute, déjà derrière elle. Elle, la seule française à ce jour, à avoir connu l'espace. Cette vie dans un bureau, ce n'est pas ce dont elle avait toujours rêvé :«*J'ai besoin de faire des choses qui me mobilisent complètement, je suis une femme d'engagement.*»

Claudie André est née au Creusot (Saône et Loire) le 13 mai 1957. Elle est la deuxième d'une famille de trois enfants,

---

[1] *Le Monde* et AFP 24 décembre 2008.
[2] *Libération* 29 mai 2009.

venue après Danielle et avant Pascal[3]. On se trouve au sud de la Bourgogne et au pied du Morvan. Le cœur de cette petite ville industrieuse bat encore à la cadence des coups des marteaux pilons des forges et aciéries des Schneider. On est un an avant le retour du Général au pouvoir et l'envolée des trente glorieuses, vers la conquête du rail à grande vitesse, l'énergie des barrages, du nucléaire, le four pyrénéen d'Odeilho ou la force marée-motrice. Pour l'instant, la maman est mère au foyer et le papa ingénieur chez Creusot-Loire. Cette usine a forgé les pales de l'usine de la Rance, justement. La conquête supersonique de l'air avec le Concorde et la conquête spatiale, viendront bientôt. Lorsque les américains Neil Armstrong et Edwin Aldrin posent pour la première fois le pied sur la lune le 16 juillet 1969, elle n'a encore que douze ans et regarde cela en famille au camping sur une petite télévision. Mais cela la fait rêver. Plus tard elle sera marquée par le

---

film *2001 Odyssée de l'Espace*, sorti un an plus tôt[4].

Claudie est à la fois studieuse et très sportive. Son caractère est déjà très marqué, ce qui lui vaut quelques punitions. Sa maman a gardé le souvenir d'une petite fille vive, gentille mais « pas toujours facile ». Cependant elle faisait confiance à cette fille hyper-perfectionniste, se contentant de lui faire réciter les leçons. Plus tard elle sera spécialiste des « fiches », que ses camarades lui chiperont. Le papa est un passionné de rugby et transmettra le goût du sport à ses enfants. Elle fait du sport en compétition, son ambition pour l'instant étant de devenir professeur d'éducation physique. D'ailleurs, Danielle et Pascal, deviendront tous deux professeurs de gymnastique. Mais elle est une surdouée qui aime étudier :

« J'ai toujours adoré aller à l'école. J'ai une sœur qui a 2 ans de plus que moi, mais nous étions dans les mêmes classes, car j'ai sauté une année de maternelle – en apprenant à lire par-dessus son épaule – et le CE2. Au lycée, ma sœur était une jeune fille "normale", qui allait

---

[4] Emission de TV LCP 11 février 2022 Un Monde un Regard, interview par Rebecca Fitoussi.

en boum, alors que moi je partais en vélo avec mon Gaffiot sur mon porte-bagages pour faire des versions latines avec mes copines. Mais aller en boum me réjouissait autant que ma sœur ! En fait, à cette époque, il y avait 2 choses qui me plaisaient : les études et le sport. Pour rester investie dans mes études, j'avais besoin de me dépenser physiquement, il me fallait cet équilibre »[5].

Elle dit encore : je ne me sentais pas isolée parmi mes camarades de lycée, *« parce que j'ai eu la chance de vivre et de grandir dans une petite ville de province et j'ai gardé les mêmes amis du collège au lycée. On se connaissait tous depuis longtemps et ils avaient l'habitude que je sois presque toujours la 1ère, ça ne leur posait pas de problème ; à moi non plus. »*

Ou bien encore : *« Ma sœur a dû parfois être exaspérée par mon attitude, alors que moi je l'admirais car elle sortait, elle avait des petits amis, elle était enjouée et moi, toujours dans mes études »*[6].

---

[5] Sandrine CHESNEL, *L'Etudiant*, 15 juin 2010.
[6] Jacqueline MEILLON, op.cit.

Le baccalauréat en poche[7], dès ses quinze ans, elle doit attendre un peu avant d'intégrer l'école d'éducation physique, l'INSEP[8] de Dijon. C'est pourquoi, suivant le conseil de ses parents elle décide de s'inscrire, un peu pour voir, à la Faculté de Médecine de Dijon, et pour cela devient pensionnaire d'une institution religieuse dans cette ville. Cette formation en anatomie et en physiologie, pensait-elle, ne pouvait que lui être bénéfique pour une carrière de professeur de sport. Cette première année sera un formidable décollage puisqu'elle va sortir major de sa promotion. Dès lors elle va suivre cette trajectoire.

« *Je faisais de la gymnastique sportive en compétition, et donc je voulais devenir professeur de gymnastique. Mais après mon bac, l'INSEP [Institut national du sport, de l'expertise et de la performance] n'a pas voulu accepter mon inscription parce que j'étais trop jeune. En attendant d'avoir 2 ans de plus, il fallait donc que je choisisse une autre*

---

[7] Bac S (scientifique, avec mention). Tout en conservant l'étude du grec et du latin jusqu'au Bac.
[8] Institut National du Sport, de l'Expertise et de la Performance.

orientation. Je me suis dit que ce serait intéressant d'étudier la physiologie, l'anatomie, la biologie, des disciplines qui pourraient me servir en tant que professeur de sport, et je me suis inscrite en médecine, à la fac de Dijon. Finalement, je suis sortie major à l'issue de ma 1ère année, et j'ai décidé de continuer dans cette voie. »

A vingt ans elle se trouvait déjà en 5è année de médecine. Elle obtiendra son titre de Docteur en Médecine en 1981. *« Tout ce que j'entreprenais, il fallait que je le réussisse »*, dira-t-elle.

« Mon père, ingénieur, et ma mère, maman au foyer, ne suivaient pas particulièrement mes études parce que je réussissais bien, ils me faisaient confiance. J'avais juste besoin de réciter mes leçons à ma mère. Je suis hyperperfectionniste, donc pendant toutes mes études, j'ai été une adepte des fiches de cours qu'on fait et qu'on refait : d'ailleurs mes copains de lycée puis de fac me les demandaient souvent ! »[9]

---

[9] Sandrine CHESNEL Op. cit.

Cette femme pressée va se marier très jeune avec un camarade d'école Paul Deshays, avec lequel elle avait préparé le Bac et dont elle divorcera quelques années plus tard. Mais les années d'études s'accumulent, ainsi que les diplômes, presque par jeu. Elle passe un Certificat (CES) de Biologie et Médecine du Sport en 1981, toujours dans l'esprit de son désir initial, et obtient même un Diplôme d'Acupuncture. Puis en 1982, elle va obliquer (déjà) vers l'espace en passant un deuxième Certificat d'Etudes Spéciales en Médecine Aéronautique et Spatiale. Elle avait des amis et de la famille qui faisaient de l'avion et pouvait ainsi la conseiller. Ce diplôme lui a été selon elle très utile pour démarrer sa carrière de cosmonaute. Après un troisième CES, de Rhumatologie elle va intégrer le Service de Rhumatologie et Réadaptation de l'hôpital Cochin, où elle exercera sa spécialité de 1984 à 1992. « *J'ai toujours eu un grand appétit de savoir et pendant mes études, j'avais un fonctionnement très simple : quand je trouvais une formation ou une spécialité qui m'intéressait, je m'y inscrivais, et je passais le concours. En général, ça marchait très bien, et tout se déroulait donc très naturellement. J'ai ainsi accumulé plusieurs spécialités et certificats différents [10]».*

Parallèlement à ses fonctions de rhumatologue, elle va fréquenter le laboratoire de Physiologie neurosensorielle du CNRS à Paris. Elle participe à la mise au point d'expériences sur l'adaptation du système sensori-moteur (ce qui constitue notre équilibre), en microgravité, c'est-à-dire en apesanteur. L'aventure spatiale ? Elle y pense donc de plus en plus ! Le vrai déclic viendra en 1985. Passant dans un couloir de Cochin, elle va s'emparer d'une annonce déposée par le CNES[11], pour le recrutement de pilotes d'essai et de scientifiques pour les futures missions spatiales. Elle ne doute de rien et envoie aussitôt sa candidature : *« je ne me suis pas posé deux fois la question ».* Elle sait qu'intellectuellement elle est largement au niveau. Physiquement elle est apte, mais quand même : sur mille candidats, sept seulement seront retenus. Il y a trois pilotes

---

[10] Id.
[11] Centre National d'Etudes Spatiales, crée par le Président de Gaulle en 1961.

et quatre scientifiques. Elle sera la seule femme sélectionnée.

« Aller dans l'espace, c'est à la fois une aventure humaine qui me faisait rêver, mais aussi une stimulation physique. On va vers l'extrême ».

Poussant toujours plus loin sa spécialisation elle va passer en 1986 un Diplôme d'Etudes Approfondies (DEA) de Biomécanique et Physiologie du mouvement. Ceci afin de compléter sa formation sur l'étude de la physiologie en microgravité. Dès 1987 cette orientation lui a fait découvrir la Russie et le milieu des cosmonautes. Puis, à la suite d'une nouvelle thèse, elle décrochera un deuxième Doctorat en Neurosciences en 1992. Il n'est pas étonnant que ses camarades la surnommaient « Bac+19 ». Dans ces nouvelles fonctions elle est amenée à préparer des expériences de physiologie, qui seront réalisées par le spationaute français Jean Loup Chrétien, à bord de la capsule russe Mir en 1988. Ce dernier avait démarré les vols habités en 1982 sur la station soviétique Saliout-7.

La station spatiale Mir (« paix et monde » en russe), a été assemblée en orbite par plusieurs lancers à partir de 1986 et sera opérationnelle jusqu'en 2001. Elle a été desservie par des vaisseaux soviétiques Soyouz et Progress aussi bien que par des navettes américaines. Elle accueillait dans les missions habituelles, trois membres d'équipage mais a pu en héberger jusqu'à six. Puis elle fut volontairement détruite, pour être remplacée par la Station Spatiale Internationale (ISS).

La double formation médicale et scientifique de Claudie André-Deshays, son nom de l'époque, va œuvrer : de 1989 à 1992 elle est Coordinatrice scientifique des expériences « Sciences de la Vie » du CNES. En tant que responsable des programmes de physiologie et de médecine spatiale, elle va préparer le vol d'un autre français dans l'Espace, Michel Tognini. Ce sera la mission franco-russe Antarès, également sur la station Mir. Petit à petit elle se rapproche du siège de la capsule.

A la fin de l'année 1992, quittant l'Hôpital Cochin, elle est désignée comme doublure (« backup ») de Jean Pierre Haigneré pour le vol Altaïr, qui aura lieu du 1er au 22 juillet 1993. Lui-même avait été la doublure de Michel Tognini sur Antarès. Haigneré est aussi un surdoué, mais dans le domaine du pilotage. Diplômé de l'Ecole de l'Air de Salon de Provence en 1971 et breveté sur la base de Tours, c'est un pilote de l'Armée de l'Air. Il sera commandant d'escadrille de chasse sur Mirage 5 et Mirage IIIE à la 13è escadre de chasse de Colmar. Diplômé en 1981 d'une formation de pilote d'essai en Angleterre (ETPS à Boscombe-Down[12]). Il avait participé à la mise au point et aux essais d'une version du Mirage 2000 et du Dewoitine D 520. Il avait en outre travaillé au centre d'Essais en Vol de Brétigny-sur-Orge, devenant Chef pilote d'essai en 1983. Il a participé également à la mise au point de la Caravelle-zéro G destinée à l'entrainement des cosmonautes et dont il deviendra le responsable technique et opérationnel. Plus tard il passera sa qualification sur Airbus, qui

---

[12] Empire Test Pilots' School située au sud de l'Angleterre, près de Salisbury et dont la devise est *Learn to test. Test to learn.*

viendra remplacer la Caravelle. Recruté par le CNES à partir de 1985, il a fait deux séjours à bord de Mir, en 1993 et 1999, cette dernière mission ayant duré six mois.

A partir de cette date Claudie André-Deshays va passer près de dix ans à la Cité des Etoiles[13], située à 40 km au Nord-est de Moscou. A cette époque cet endroit est encore sauvage. Entouré de bouleaux et de zones agricoles. La cité est un ilot de modernisme au cœur d'un pays encore archaïque par bien des aspects. On est entre gens de l'espace. Quel bonheur de croiser au détour d'un couloir une Valentina Terechkova première femme dans l'espace en 1963 ou un Alexeï Leonov le premier à avoir fait une sortie extravéhiculaire en 1965. La petite Carla, née en 1998, allait jouer chez lui, devant la cheminée. Leonov racontait « sa » sortie dans l'espace :

« Je m'avançais vers l'inconnu et personne au monde ne pouvait me dire ce que j'allais y rencontrer. Je n'avais pas de mode d'emploi.

---

[13] Base d'entraînement des cosmonautes tenue secrète jusqu'à la fin de l'époque soviétique. Jean Loup Chrétien fut le premier étranger à y être admis en 1980. Claudie André-Deshays va vivre entre Moscou et Baïkonour de 1992 à 2001.

C'était la première fois. Mais je savais que cela devait être fait [...]. Je grimpai hors de l'écoutille sans me presser et m'en extirpai délicatement. Je m'éloignai peu à peu du vaisseau [...]. C'est surtout le silence qui me frappa le plus. C'était un silence impressionnant, comme je n'en ai jamais rencontré sur Terre, si lourd et si profond que je commençai à entendre le bruit de mon propre corps [...]. Il y avait plus d'étoiles dans le ciel que je ne m'y étais attendu. Le ciel était d'un noir profond, mais en même temps, il brillait de la lueur du Soleil... La Terre paraissait petite, bleue, claire, si attendrissante, si esseulée. C'était notre demeure, et il fallait que je la défende comme une sainte relique. Elle était absolument ronde. Je crois que je n'ai jamais su ce que signifiait "rond" avant d'avoir vu la Terre depuis l'espace. [14]»

Tous ces pionniers sont, aux yeux de la jeune scientifique, de véritables héros et des personnages mythiques. D'ailleurs la statue monumentale de Gagarine (1934-1968) le

---

[14] Asif A. SIDDIQI (NASA), *Challenge to Apollo: The Soviet Union and The Space Race, 1945-1974*, University Press of Florida, 2000, 512 p

premier à avoir fait un vol dans l'espace en 1961, trône en bonne place et est saluée par tous (il y en a d'autres à Moscou et à Baïkonour). Disparu dans un accident d'avion à 34 ans, il y a toujours son casier dans la salle de sport. Mieux ! Son épouse vivait à l'étage au-dessus de son appartement. Claudie promène dans le Centre sa silhouette calme et respectueuse de ces grands anciens, mais qui recèle une grande force et une détermination parfaite. Elle-même est une solitaire, ayant peu d'amis. L'ambiance russe est relativement hermétique aux échanges avec l'extérieur. Cela va d'autant plus resserrer les liens entre les différents acteurs de ce théâtre situé quelque part en pleine nature. Il y règne une grande fraternité et une ambiance de partage. Elle paraît distante mais les hommes l'apprécient et reconnaissent son professionnalisme[15]. Les exercices parfois difficiles sont réalisés dans la bonne humeur d'une équipe très soudée. Il faut par exemple subir la douloureuse épreuve de la centrifugeuse, de la table basculante ou du

---

[15] Jacqueline MEILLON, op.ci. et Claudie Haigneré en coll. avec Yolande de La Bigne, *Une française dans l'espace*, Plon, 1996, 2001.

tabouret tournant. Ou bien bâtir un igloo près d'un lac gelé (en cas d'atterrissage en zone sibérienne, comme Leonov en 1965). La centrifugeuse permet de vivre dans les conditions de la mise en orbite. Des tests sont réalisés avec un maximum supportable de 8G (huit fois le poids du corps), le double de ce qui est provoqué par la poussée des fusées. Il existe également une piscine immense, où l'on s'entraîne, revêtu de l'équipement complet de cosmonaute, afin de s'affranchir de la gravité et de s'entraîner aux sorties extravéhiculaires. De grandes salles abritent des reproductions exactes du vaisseau Soyouz ou de la station Mir. Tous ces souvenirs sont non douloureux pour Claudie et vécus comme un plaisir de tester les limites du corps[16]. Il faut également s'entraîner à ce qu'elle appelle les « situations non nominales », c'est-à-dire les accidents : feu, dépressurisation... Par ailleurs il fallait bien entendu apprendre le Russe, car tous les échanges se faisaient dans cette langue.

« J'ai bien sûr appris le russe puisque mes entraînements ont toujours eu lieu en Russie.

---

[16] France Inter Dorothée BARBA.
https://www.franceinter.fr/emissions/le-matin-du-depart/le-matin-du-depart-20-mars-2016

J'ai appris la mécanique spatiale, tous les systèmes de vol, à réparer un ventilateur ou un ordinateur, à amarrer un vaisseau spatial (je suis pilote du vaisseau Soyouz, la seule femme au monde)... Je suis donc médecin, chercheur, ingénieure, pilote et femme ! »[17]

Mais sa propre expérience spatiale débute en janvier 1995. A cette époque elle est choisie comme titulaire pour la prochaine mission russe Cassiopée. Régulièrement des candidats non russes sont intégrés aux missions soviétiques. Elle suit l'entraînement complet de vol à bord de la station Mir et de sauvetage par le vaisseau Soyouz et obtient son diplôme d'Ingénieur de bord et de cosmonaute sauveteur.

Le 17 août 1996 elle décolle pour une mission de seize jours à bord de Mir, qui transporte six passagers.

« C'est très différent de ce qu'on voit dans les films ! C'était la réalité, ma réalité, j'étais là pour accomplir une mission et tenir mon rôle. Au moment de m'envoler, j'étais dans mon

---

[17] Onisep 19 novembre 2009.
http://www.onisep.fr/Tchats/Tchat-avec-Claudie-Haignere-astronaute-presidente-de-la-Cite-des-sciences-et-de-l-industrie

"trip", ce n'était pas un rêve qui se réalisait, c'était ma vie tout simplement, j'y étais prête et je m'y sentais bien »[18].

A l'époque, Mir est une station vieillissante, dans laquelle il y a plein de choses à réparer. A bord elle va réaliser de nombreuses expériences médicales ou biologiques, mais également techniques. Elle va étudier l'état cardio-vasculaire des cosmonautes, ou bien observer le développement d'embryons de tritons. Une expérience sur le comportement de structures métalliques en apesanteur, va lui rappeler le travail de son père dans la métallurgie au Creusot[19]. L'un des grands moments d'émotion sera de retrouver à bord une lettre qu'avait écrite en 1993 Jean Pierre Haigneré et qu'il lui avait laissé en prévision de ce vol, sans être sûr à cette date, qu'elle serait désignée. Tout se passe pour le mieux et son comportement a été apprécié : en mai 1998 elle est de nouveau suppléante à la Cité des étoiles, pour la mission Perseus, qui va

---

[18] Sandrine CHESNEL. Op. citée.
[19] On murmure que la Mission Apollo 11 en 1969 aurait emporté sur la lune, pour expérience, une plaque métallique provenant du Creusot.

permettre à Jean Pierre Haigneré de passer six mois à bord de Mir de février à août 1999.

Mais l'Europe s'organise, dans le même temps où américains et russes s'entendent pour créer une alternative à Mir. Une Agence Spatiale Européenne (ESA) est créée avec son siège technique à Cologne. C'est là que sont entraînés les futurs « spationautes », ainsi nomme-t-on les européens, pour les distinguer des « astronautes » américains et des « cosmonautes » russes. Elle va rejoindre ce groupe en novembre 1999. L'entraînement va se poursuivre pour la mission Andromède et elle réalisera l'entraînement en neuf mois seulement alors qu'il durait habituellement deux ans. Outre l'entraînement à Moscou, elle ira au Johnson Space Center de la Nasa, situé à Houston au Texas, pour se familiariser avec les composantes américaines de l'ISS. Son second vol dans l'espace aura lieu en janvier 2001 à bord de la Station spatiale Internationale[20] (ISS). Cette fois c'est une station toute récente, qui ne comprend encore que deux modules un russe et un américain,

---

[20] La *Station spatiale Internationale (ISS) a été assemblée à partir de 1998.*

unis par un nœud d'amarrage. Claudie ouvre la voie ; elle est la première femme française à bord de cette station. A bord du vaisseau Soyouz TM elle se trouve avec deux autres passagers russes, Victor Afanasiev et Konstantin Kozeev. Lancé à 28 000km/h autour de la terre pour son rendez-vous spatial avec Mir, en orbite à 400 km au-dessus de nous. Au sommet de la puissante fusée Soyouz, elle s'élève de la steppe kazakhe dans un vacarme formidable, qui fait trembler le sol sous les moteurs et s'arrache à l'attraction terrestre. Cette fois, notre spationaute a la responsabilité de la manœuvre d'amarrage. La mission doit livrer à l'ISS un module Soyouz distinct de leur propre capsule, pour servir de vaisseau de secours en cas d'avarie sur la station internationale. Elle a la charge d'Ingénieur numéro un elle va poursuivre différentes missions d'observation de la terre, d'étude de l'ionosphère ou de la matière mais également poursuivre, en médecin, d'autres explorations biologiques.

Claudie Haigneré a su se faire aimer des soviétiques et est reconnue par tous comme une personnalité à la fois très compétente et profondément humaine. A son retour elle sera décorée de l'ordre russe de « l'Amitié des Peuples »

Peu de temps après son retour elle va épouser son collègue Spationaute Jean Pierre Haigneré en mai 2001. Claudie a 44 ans. Celui-ci est né en 1948. Et il a déjà deux grands enfants d'une autre union. Leur petite Carla était née en 1998 et avait fait ses premiers pas à la Cité des Etoiles. Jean Pierre Haigneré a poursuivi brillamment sa carrière de spationaute après celle de pilote : chargé de mission après son premier vol, pour les Affaires Spatiales auprès de l'ambassade de France à Moscou, en 1995, il sera également le responsable de l'interface entre la station Mir dans son programme de 95, et le centre de contrôle de Kaliningrad, près de Moscou. La mission Perseus en 1998 lui donnera l'occasion de séjourner du 22 février au 28 août 1999 dans l'espace, avec une sortie extravéhiculaire. Il fut nommé ensuite chef des Spationautes de l'ESA à Cologne et élevé au grade de Général de Division Aérienne. C'est là qu'il retourne peu de temps après leur lune de miel en 2001, Claudie désormais Haigneré, va également quitter la Cité des

Etoiles. Le Centre Youri Gagarine n'est pas l'endroit le plus gai de la Russie. Des travées d'immeubles gris se succèdent et l'on s'y déplace surtout à bicyclette, dans de grandes avenues vides. Mais le souvenir d'une chaleur humaine se mêlera à celui de formidables exploits accomplis.

Aujourd'hui elle pense aux recherches possibles, par exemple dans son domaine initial de rhumatologie, grâce à la microgravité. Le tourisme de certain milliardaires (en 2021, Richard Branson, Jeff Besos, William Shatner, 90 ans , ont franchi la limite de l'atmosphère terrestre), elle l'envisage de façon positive, si ces personnes peuvent apporter leur regard. Mais ne comprendrait pas un tourisme de masse. L'espace, c'est pour aujourd'hui et pour la construction de demain.

Avec d'autres passionnés de l'air ils se retrouvent à bord d'un vieil avion Stamp de la 1ère guerre, ou encore aux commandes d'un L39 de la patrouille Breitling. Claudie aime la lecture, regrettant que ses goûts scientifiques l'aient un peu éloigné de la Philosophie. Elle aime et collectionne l'art contemporain de

Vieira da Silva (1908-1992) peintre d'origine portugaise à Albert Féraud (1921-2008), sculpteur qui dans la lignée de César, s'oriente vers l'abstraction lyrique et la récupération de matériaux. Le golf est également une de ses passions.

Mais une page se tourne et un autre engagement l'attend. Ses compétences ont attiré l'attention des politiques qui voient dans cette brillante femme médecin et spationaute, le modèle idéal d'une personnalité capable d'attirer les suffrages. Elle est nommée ministre déléguée à la Recherche et aux Nouvelles Technologies dans le gouvernement de Jean Pierre Raffarin de juin 2002 à mars 2004. Puis après un remaniement, Ministre déléguée aux Affaires Européennes, de mars 2004 à mai 2005. *« J'étais revenue de mission depuis quelques mois à peine. Je n'ai pas eu le temps de m'angoisser sur mon avenir professionnel, j'ai plongé »*, raconte-t-elle[21]. Revêtue de l'aura de l'astronaute, elle a souhaité s'engager pour défendre la recherche et les efforts

---

[21] La Croix, 2 octobre 2007.

européens. Elle s'est aperçue qu'en politique, contrairement à la Science, « quand on veut, on ne peut pas toujours »...[22]

Si on lui demande si elle a parfois douté de son orientation :

« *Non. Jusqu'à 20 ans, je ne me suis pas vraiment questionnée, j'étais très occupée par les études. Évidemment, j'ai connu des moments difficiles, par exemple à la Cité des étoiles, lors des heures de simulation, coincée dans un scaphandre lourd et gonflé qui fait mal partout, ou plus tard, dans mes fonctions ministérielles. Dans ces cas-là, il faut relever la tête et regarder au-delà du chemin, pour préparer l'étape d'après. La curiosité est un atout parce que c'est elle qui permet d'avancer.* »

Et si un conseil est sollicité, en particulier pour les jeunes :

« *La 1ère chose, c'est de ne pas se limiter aux stéréotypes des métiers tels qu'ils sont encore véhiculés. Il faut être curieux, et ne pas se contenter d'accepter la représentation d'un métier telle qu'elle nous est renvoyée. Il faut se*

---

[22] Emission de TV LCP citée 11 février 2022.

frotter à la réalité des métiers et des carrières, aux personnes qui les exercent, et ne pas faire simplement un choix livresque. Pour parler de métiers que je connais bien, chercheur et ingénieur, il faut savoir que ce sont aussi des métiers de création, riches, épanouissants, et qu'ils ne correspondent pas à leur image froide et strictement disciplinée...

Aujourd'hui, il n'y a presque plus de portes fermées aux filles. Encore faut-il avoir l'audace de les ouvrir ! C'est ce que j'ai fait le jour où j'ai envoyé mon dossier de candidature au CNES, et plus tard... Médecin, ingénieur, chercheur, ministre, responsable d'établissement : je ne me suis jamais gênée pour pousser toutes ces portes. Rien ne sert d'attendre que la chance nous soit servie sur un plateau. Mais l'audace ne suffit pas : il faut un bagage, c'est-à-dire des études, et de la sagesse. À 20 ans, on n'en a pas forcément beaucoup, il faut donc savoir s'entourer, écouter, questionner ». [23]

Elle dit aussi ne pas s'être préoccupé de ce qu'elle était une femme. En 1985 seules 10% des candidats étaient des femmes. En 2022 elles sont 39% dans la liste des postulants

---

[23] Sandrine Chesnel Op.cit.

encore sélectionnés. *« Les femmes peuvent apporter une approche différente, une façon de penser et aborder des sujets qui leur sont propres »*[24].

Et si c'était à refaire ?

« J'écouterais davantage les cours de philo. Aujourd'hui, dans mon environnement de travail, je suis amenée à réfléchir sur le sens des choses, sur la transmission des connaissances, et je regrette d'avoir raté cette partie-là de mes études. J'étais plutôt une matheuse et comme je réussissais bien dans les matières scientifiques, je délaissais un peu la philo, d'ailleurs je n'y comprenais pas grand-chose. Mais je rattrape mon retard en lisant énormément, de tout ».

Comme les diplômes autrefois, elle accumule les distinctions. Elle a été élue en 2002 à l'Académie des Technologies. Membre de l'Académie des Sports et de l'Académie de l'Air et de l'Espace. Grand officier de la Légion d'Honneur depuis 2011 et chevalier de l'Ordre National du Mérite. Cette surdouée est adulée de tous. Plusieurs universités la

---

[24] Emission de TV LCP citée 11 février 2022.

nomment « Doctor honoris causa : l'Ecole Polytechnique de Lausanne en 2003, la Faculté polytechnique de Mons en 2008, l'Université Beihang à Pékin. Elle est également marraine de la Cité de l'Espace à Toulouse, ainsi que de l'Association « Des Ailes pour la Science ». Elle défend la cause animale au sein de la Fondation Droit Animal, Ethique et Sciences (LFDA). Claudie Haigneré va également être nommée comme administratrice d'un certain nombre d'organismes, qui jugent son image positive et valorisatrice (France-Télécom, Sanofi, mais aussi L'Oréal, La Géode, la Fondation Lacoste, L'Ecole Normale Supérieure, le Pôle de Recherche de l'Enseignement supérieur...).

Trop sans doute, au point de s'attirer la critique de certains journaux[25] jugeant excessive cette accumulation de fonctions et dans certains cas, de rémunérations. Fin 2009 elle fut choisie pour mettre en place l'administration du nouvel Etablissement public entre le Palais de la découverte et la Cité des Sciences et devient présidente d'Universciences entre 2010 et 2016. Et

---

[25] *Le Canard Enchaîné*, 11 février 2015.

depuis cette date elle est conseillère et ambassadrice de l'Agence Spatiale Européenne qui coordonne l'action d'une vingtaine de pays. Cette agence utilise la base de Kourou en Guyane pour le lancement de ses fusées. Depuis 2016 elle est Présidente de l'Association Solidarité-Défense, qui soutient les militaires en opération ou à leur retour.

Sa popularité reste intacte, malgré un passage relativement court comme ministre au gouvernement, et l'échec du referendum pour l'Europe[26], alors qu'elle était précisément en charge des Affaires Européennes... Elle rédigera de nombreuses préfaces pour des livres concernant l'Espace mais également la condition féminine et participera à l'écriture d'un ouvrage de défense de l'Ecole avec Xavier Darcos et Luc Ferry[27]. Plusieurs écoles prennent son nom : à Sainte Catherine les Arras en 2010, à Châtellerault en 2013, à Freyming-Merlebach en 2014 Mais aussi Rouillac, en Charentes,

---

[26] Le 29 mai 2005 les français ont répondu NON au projet de constitution pour l'Europe.

[27] *Lettre à tous ceux qui aiment l'école : pour expliquer les réformes en cours / Luc Ferry. Où voulons-nous aller ? / Xavier Darcos. Demain, la science / Claudie Haigneré*, O. Jacob : SCÉREN-CNDP, Paris, 2003

Rochefort du Gard. Le 23 septembre 2017 la première pierre d'un Groupe Scolaire *Claudie Haigneré* a été posée à Cugnaux, Haute Garonne. La première rentrée s'y fera à l'automne 2018. Elle donne également son nom à la promotion 2018 d'ingénieurs d'ENSTA Bretagne, qui est une école d'application pour les polytechniciens.

Devenue conseillère de Jan Wörner, Président de l'ESA (Agence Spatiale Européenne) elle travaille sur le « village lunaire » du futur : *"Nous menons aussi des études sur le régolithe, cette poussière lunaire certes très abrasive mais au potentiel immense en tant que matière première ».* Une base simulée est en construction à Cologne. *« Cet analogue serait en capacité de faire converger les sciences, les technologies, les interfaces homme-machine, et ça, c'est vraiment inédit."*

Actuellement sa vie est moins dangereuse et moins aventureuse, mais comblée encore de voyages et de conférences. Ainsi le 7 décembre 2023 elle était à Chartres pour parler du futur de la conquête spatiale. Elle ne se dit pas nostalgique, ayant gardé en mémoire le souvenir des bons moments passés avec ses camarades de la Cité des Etoiles. Leur fille Carla reste proche de leur univers puisqu'elle a concouru en 2019 pour le titre de Miss Aéronautique.

Claudie envie un peu notre dernier spationaute Thomas Pesquet, qui lui, a découvert une ISS complètement terminée et qui lui donnera la possibilité de travailler dans véritable laboratoire de l'Espace. Elle est admirative devant Thomas. *C'est un bel ambassadeur de notre respect pour la planète*, dit-elle[28]. Jean Pierre et Claudie Haigneré pourront toujours rêver à leurs exploits passés en contemplant l'Astéroïde qui porte leur nom, découvert par un astronome du Creusot en 2001. Claudie Haigneré n'a jamais oublié qu'elle était avant tout un médecin à l'écoute de l'homme, afin de mieux le connaître et de connaître son habitat : la terre. Laissons-la évoquer son dernier vol : « *Une nuit, j'ai pris 90 mn sur mon temps de sommeil pour m'installer près d'un hublot. J'avais « Norma » de La Callas dans les oreilles, une musique qui a le même rythme que le défilement de la terre en dessous de nous. Avec*

---

[28] Emission de TV LCP citée 11 février 2022.

un corps qui ne pesait plus rien, cette musique et cette vue sur notre planète, je suis entrée en contemplation. On ne se sent plus astronaute dans ces moments-là, mais un être humain inséré dans l'aventure de l'Humanité. Ce n'était plus physique, juste émotionnel, un moment privilégié, extraterrestre, exceptionnel. En orbite on réfléchit à la beauté et à l'harmonie du monde[29].

Le 23 avril 2021 elle se trouvait à la Cité de l'Espace à Toulouse, pour assister en direct au lancement de la mission Alpha de Thomas Pesquet, à bord de la capsule Crew Dragon[30]. *« J'aurais aimé être à sa place. Comme j'aurais aimé aller sur la Lune... Mais je suis d'une autre génération d'astronautes, celle qui a vécu la transformation entre le temps des pionniers et d'un bilatérisme dur et celui de l'internationalisation du vol habité. Il va retrouver la microgravité : c'est un super pouvoir de profiter d'une troisième dimension ! »*

* * *

---

[29] Sciences et Avenir, Sylvie ROUAT. 17/11/2016
https://www.sciencesetavenir.fr/espace/interview-de-claudie-haignere-avant-l-envol-de-thomas-pesquet-vers-l-iss_108215
[30] Sylvie ROUAT, Sciences et Avenirs, 23/04/2021.

Philippe CHARLIER (25 juin 1977-)
Les non-vivants lui en apprennent beaucoup.

Arrivant près du terme de ce livre, je me suis longtemps demandé quel personnage je pourrais évoquer, qui pourrait être très proche de nous et déjà suffisamment engagé dans une activité de quelque valeur, en marge de la médecine de soins traditionnelle. Je ne souhaitais pas tomber dans la facilité en évoquant un médecin écrivain. Nous avons déjà souligné ce fait : bon nombre de médecins ont saisi la plume sous des prétextes divers. Et notamment la littérature pure, comme Victor Segalen, Louis-Ferdinand Céline, Georges Duhamel ou, plus près de nous, Jean Christophe Rufin. Je ne souhaitais pas non plus évoquer d'autres médecins montés au sommet de la célébrité certes, mais redescendus au plus bas en raison de leurs turpitudes ou de leurs mensonges. Comme ce fut le cas pour le Dr Jérôme Cahuzac, brillant chirurgien, qui était quand-même, avant sa chute, ministre des finances !

Et puis j'ai songé à un personnage médiatique, au moins au moment où j'écris ces lignes[1], et ce, depuis au moins une vingtaine d'années. Il s'agit d'un archéologue. Mais pas n'importe quel « épousseteur de ruines », à la recherche de vestiges lapidaires ou de poteries antiques. Il s'agit d'un archéo-anthropologue. L'être humain restant au cœur de ses recherches dans le passé. Il va utiliser ses connaissances médicales pour attribuer telle ou telle relique à un personnage historique et compléter de façon scientifique et médicale la simple recherche archéologique. Certes, les archéologues ont une formation médicale, en particulier d'ostéologie très poussée (et surtout d'ostéologie comparative, ce qu'ignorent les médecins). La science est de plus en plus utilisée : radiologie, études des pollens, biochimie, ADN…Des apports notables ont été faits par la dentisterie appliquée à la fouille des nécropoles anciennes. Bon nombre de ces progrès sont d'ailleurs conjoints avec les travaux de recherche des laboratoires de police et de médecine légale. Mais Philippe Charlier y a ajouté des qualités de fédération d'apports scientifiques multiples autour d'une

---

[1] En 2022.

simple étude d'attribution. Et également un réel don pédagogique et de médiatisation. Ce qui l'a conduit à multiplier les interventions orales, les publications et les interventions télévisuelles. Il ne s'intéresse pas uniquement au corps, mais aussi à son environnement, à son histoire. C'est pourquoi son domaine est vraiment en marge de la médecine. Il est devenu un spécialiste des morts, un véritable thanatologue, mais qui parvient « à les faire parler ».

Avant lui, le docteur Jos Jullien (1877-1956), formé à Lyon s'était fait un nom en archéologie, mais également dans le domaine de la peinture.

Philippe Charlier est né le 25 juin 1977 à Meaux en Seine et Marne. Cette ancienne cité gallo-romaine, qui avait succédé au peuple celte antique, s'était logée dans l'ancien méandre de la rivière et avait laissé bon nombre de vestiges, tels un forum, un théâtre ou des termes. Mais sa formation classique lui vient également de ses parents, une mère pharmacienne et un père médecin, tous deux imprégnés de culture classique. « *Je me souviens de ma mère nous lisant* l'Iliade, *à ma sœur et moi, le soir, dans notre chambre [2] ».* Car les vacances de Philippe ne sont pas bêtement passées au bord d'une plage à ne rien faire. Ces moments existent peut-être, certes, mais l'on a mieux à faire : visiter l'Egypte ou la Grèce, mettre ses pas dans ceux des Anciens, mais aussi dans ceux des nombreux savants qui ont inventoriés ces trésors : Jean-François Champollion (1790-1822), père de l'Egyptologie, Heinrich Schliemann (1822-1890), découvreur de Troie et de Mycènes. Ou plus près de nous André Leroi-Gourhan (1911-1986), qui est à l'origine de bon nombre de vocations d'archéologues.

C'est bien simple, le jeune Philippe ne pense qu'à creuser et retrouver des pierres, des tessons de poteries, voire des os. Tels ceux d'une taupe, dans la pelouse de la maison familiale (il n'avait que 6 ans) ou, plus tard, les restes d'un crâne, découverts à quelques pas de là. Il a toujours baigné, grâce à ses parents dans une atmosphère médicale.

---

[2] Fabrice DROUZY, Libération. Comme un poisson dans l'os. 09 déc.2006. Les nombreux fragments issus de la bouche même de Philippe Charlier proviennent d'interview multiples que l'on peut trouver sur le Web.

Il relate qu'il adorait aller chez le dentiste ou l'ophtalmologiste. Il adorait ce rapport entre le praticien et son malade, qu'il ne cessera de cultiver plus tard.

« J'aimais beaucoup cette idée que le corps envoyait des messages et que le médecin était là pour les attraper. J'étais fasciné que l'ORL ait des appareils capables de voir au fond de mes oreilles et j'aimais ce côté explorateur du médecin vis-à-vis du corps. Par ailleurs, j'aimais beaucoup l'archéologie aussi. Mais entre les deux, cela a été assez vite tranché : c'était médecine de toute façon. Ce choix s'est fait par vocation familiale mais aussi par inclinaison personnelle. La médecine ouvre à tout, c'est l'avantage".

Il se passionne pour la généalogie des pharaons, ou bien pour la liste de succession des empereurs romains, les nécropoles et les cités perdues. Mais il est un petit garçon comme un autre, qui grandit et apprend vite : à 16 ans ½ il a le bac en poche. Lui-même se sent attiré par l'Histoire de l'Art et il s'inscrit à Paris au Centre Michelet, Institut d'Art et d'Archéologie, avenue de l'Observatoire et rue Michelet à Paris. Le Centre, dont la décoration puise dans différents registres de l'histoire de l'art et de l'architecture[3], est au sud du Jardin du Luxembourg, à deux pas de l'hôpital Cochin et de la maternité de Port-Royal. Mais les parents veillent et souhaitent pour leur fils une profession plus en rapport avec leur propre statut social et professionnel. Philippe devra donc parallèlement s'inscrire à la faculté de Médecine toute proche. C'est le début d'un cursus d'études à la fois compliqué et très logique, pour lui.

L'été est réservé aux fouilles, à cette époque il s'agissait de Monterenzio Vecchio, nécropole italienne celto-étrusque au sud de Bologne et Itanos cité côtière du Nord-Est de la Crète : « *Des souvenirs magnifiques, raconte-t-il, ému. Quand on retrouve dans le sol la trace d'un événement ou d'un objet qu'on a dans la mémoire ou qui a été décrit*

---

[3] Construit entre 1925 et 1928 par l'architecte Paul Bigot. L'édifice propose à l'extérieur une frise reproduisant des œuvres célèbres de l'art mondial (Panthéon, Ara Pacis, Augustae, etc.) ce qui lui confère une vertu pédagogique conforme à sa destination.

dans les textes, alors on voit vraiment le passage du temps. Cette permanence des choses est fascinante...».

Le reste de l'année il étudie studieusement :
« J'espère avoir été un étudiant sérieux et impliqué. Je me souviens que j'arrivais longtemps à l'avance pour être bien placé dans l'amphithéâtre. J'aimais bien poser des questions à la fin des cours pour être sûr d'avoir bien compris et j'appréciais les liens qui se sont tissés avec quelques professeurs de 1ère et 2ème année. Je suis d'ailleurs toujours en contact avec quelques-uns d'entre eux (notamment le Pr de virologie et celui de psychologie). L'ambiance était très stimulante. On essayait de découvrir des syndromes originaux, on imaginait des cas cliniques entre nous, on parlait de nos dossiers. J'ai apprécié ce passage très rapide de la théorie à la pratique et cette immersion presque immédiate dans l'atmosphère hospitalière. Cette période est surtout l'occasion d'échanges humains très forts entre étudiants. On est plus que des amis : on partage des annonces de diagnostic, des

agonies, des décès, qui donnent déjà à voir l'intensité de ce métier ».

Dans son cursus médical, il échoue en première année et doit redoubler :
« A titre personnel, j'ai été recalé en première année et cela m'a fait du bien ! J'ai appris à mieux organiser mon travail et mieux hiérarchiser les informations à retenir. C'est parfois un mal pour un bien d'échouer en première année de médecine car cela fait mûrir, tout simplement. Il faut rebondir sur ses échecs, s'en servir comme tremplin ».
L'anatomie générale le passionne et les cours d'ostéologie lui sont précieux lorsqu'il évoque les recherches effectuées sur telle ou telle nécropole. Il passe ses partiels et se dirige vers la spécialité de l'anatomo-pathologie, c'est-à-dire la science qui étudie les maladies ou les blessures, sur les morts. Cette discipline part de la dissection ou l'analyse macroscopique d'une pièce opératoire, et va jusqu'à l'étude des tissus (microscope, biochimie, etc.).
« Je voulais une discipline qui me permette de changer de dimension. C'est pourquoi j'ai choisi l'anatomo-cyto-pathologie, discipline qui

permet d'examiner le corps in extenso au moment de la dissection anatomique, puis ensuite au niveau tissulaire et moléculaire. Je continue de trouver ce franchissement de la clinique au diagnostic microscopique extrêmement intéressant. J'ai beaucoup aimé, et j'aime toujours, la médecine légale, qui est ma pratique quotidienne. Elle revêt deux dimensions : la médecine légale clinique (coups, blessures, viols) sur des patients vivants et la médecine légale thanatologique qui s'intéresse aux patients décédés et anonymes. Anapath' et médecine légale sont extrêmement complémentaires.

J'ai découvert par ailleurs sur mon parcours l'anthropologie physique et sociale, qui apporte un regard humain essentiel, je pense, lorsque l'on exerce la médecine légale. Notamment sur le sens de notre pratique : jusqu'où doit-on aller ? quelle est la limite entre le questionnement scientifique/intellectuel et le respect dû au corps mort ? C'est d'ailleurs le thème que j'ai développé dans ma thèse de sciences, soutenue à Paris Descartes (« Le statut du corps mort ») ».

Car il est toujours de la plus haute importance de connaître la nature exacte du mal qui a emporté un sujet. Cela guide l'équipe que l'avait pris en charge, cela fait avancer la connaissance. Dans certains cas, cela peut dénouer certaines enquêtes...

L'étude des morts ramène au vivant. Philippe n'a pas de fascination particulière pour la mort. *« Ce qui m'intéresse, c'est l'être humain qui était dans la tombe et les pratiques sociales qui ont entouré son décès ».*

Son goût pour les morts lui vaudra le surnom de « Doc Trop Tard ».

« C'était en 2002. J'étais étudiant en médecine à Paris, et il y avait une rencontre, un soir, dans une librairie proche du musée Cluny, avec Antonio Tabucchi[4]. J'y étais allé avec mon petit exemplaire de « Nocturne Indien »...Il venait présenter son dernier livre « Il se fait tard de plus en plus tard »... peut-être l'écho le plus absolu à la première phrase de la Recherche *? À la fin de la rencontre, je suis allé faire signer mon livre en tremblant. « Nocturne Indien » est, pour moi, un livre initiatique, et Tabucchi tenait du démiurge. Il m'a demandé*

---

[4] Antonio TABUCCHI (1943-2012), écrivain italien, spécialiste du portugais Fernando Pessoa.

ce que je faisais dans la vie, en italien. Je lui ai dit que j'étais étudiant en médecine, que je faisais de l'archéologie, fouillant des sépultures en Grèce et en Italie, et m'orientant vers la médecine légale. Alors il m'a répondu que j'étais le médecin de la vérité, mais en retard, le « docteur trop tard » (Dottore Troppotardi, en italien). « Mais on va mettre Troppotardo, ça fera plus vrai », murmura-t-il en souriant pendant qu'il laissait sa dédicace sur mon petit livre. Depuis, ce surnom — doc(teur) trop tard — m'a toujours suivi ».

« Plus que « thanatologue », j'aime bien l'idée d'être un médecin des morts, fussent-ils anciens ou récents, proches ou lointains, isolés ou baignés de rituels. C'est cet ensemble qui m'interpelle, cette fusion des sciences humaines et fondamentales qu'une séparation inique rend encore trop distantes pour certains ».

Sa thèse de médecine il va la soutenir le 3 février 2003 à la faculté Lariboisière-Villemin et la faculté Lille II, où il effectuait son internat. Elle concerne l'étude des malformations de naissance (tératologie) dans le pourtour méditerranéen de l'Europe Occidentale, pendant la Préhistoire et le Bas-empire romain. Et leur relation avec la compréhension des monstres de la mythologie grecque et romaine. Le directeur de la recherche était Jacqueline Ferrand, professeur de médecine (anatomo-pathologie) à Lariboisière. Il est précisé dans le rapport final du jury de thèse: « *l'impétrant a obtenu le titre de docteur en médecine, mention très honorable avec médaille d'argent. Néanmoins, la thèse ne saurait être publiée en l'état, ce jeune médecin étant tout à fait néophyte en matière de mythologie*»[5]. Ce livre verra néanmoins le jour en 2008[6]. Il n'hésite pas à publier la même année un manuel d'enseignement[7].

« J'ai fait mon internat d'anapath' à Lille et c'était le bonheur. J'habitais à Paris (où résidait ma future femme, alors interne en radiologie) et je faisais l'aller-retour tous les jours. J'ai écrit ma thèse et mes premiers articles dans le TGV, raison pour laquelle j'ai dédié ma thèse de médecine (« Aspects évolutifs

---

[5] Livre Annuaire. Ecole Pratique des Hautes Etudes, année 2004.
[6] Philippe CHARLIER. Les monstres humains dans l'Antiquité : analyse paléopathologique, Fayard, Paris,2008.
[7] Philippe CHARLIER, Ostéo-Archéologie et techniques médico-légales ; tendances et perspectives ; pour un manuel pratique de paléopathologie humaine. DeBoccard,2008.

des malformations humaines ») au président de la SNCF. Une heure de train le matin, une heure le soir, pendant 4 ans, cela vous laisse vraiment le temps d'écrire ! Le TGV était mon deuxième bureau. Ensuite, j'ai fait mon clinicat à Garches, chez le Pr Durigon, chez qui je suis resté maître de conférences. »

Un ouvrage : Les Monstres humains dans l'Antiquité. Analyse paléopathologique (Fayard),obtiendra le Prix Louis Castex de l'Académie Française en 2009. Ouvrage qui obtiendra également le Prix Jean Charles Sournia de l'Académie de Médecine, la même année.
Muni de ce diplôme, le docteur Charlier poursuit ses études. Il va passer un doctorat ès-sciences (éthique) et un doctorat en Archéo-anthropologie (Ecole pratique des hautes études). Il ne passera pas l'agrégation, mais sera nommé maître de conférences des universités, habilité à diriger des recherches en 2011. Il va se concentrer non seulement sur l'anthropologie, la pathologie des restes archéologiques (paléopathologie[8]), mais éga-

---

[8] Philippe CHARLIER, Médecin des morts, Pluriel, 2014.

lement la médecine légale et la pathographie[9], c'est-à-dire l'étude des restes de personnages connus ou pour lesquels des connaissances biographiques existent.

C'est à cette époque qu'il se marie avec une radiologue, le docteur Isabelle Huyn, avec laquelle ils auront trois enfants. Celle-ci participera à de nombreux travaux de recherche avec son mari, notamment celles sur la tête d'Henri IV.

Son enthousiasme entraîne les équipes : *"C'est l'un des paléopathologistes les plus complets, un garçon agréable et enthousiaste, presque trop parfois"*, estime le docteur Alain Froment, responsable scientifique de la collection d'anthropologie du Muséum national d'histoire naturelle, qui collabore régulièrement avec lui.

"Il n'y a aucune pulsion morbide dans cette passion. C'est un garçon joyeux qui aime s'amuser", écrit Jean-Christophe Rufin, préfa-

---

[9] Philippe CHARLIER (sous la direction de.) Actes du VIIè colloque international de pathographie, Martigues, septembre 2017. Le Corps Saint.

cier de son ouvrage, *Autopsie de l'art premier* (2012)[10].

Il va débuter sa carrière dans le service d'anatomo-pathologie de l'hôpital de Garches et il y restera jusqu'en 2013. Dans ce service il sera conduit à pratiquer bon nombre d'autopsies (plus de 2000) et d'études microscopiques. Ces services hospitaliers se chargent souvent des recherches en médecine légale. A ses moments perdus il continue de s'intéresser aux personnages célèbres et à préciser, parfois par de véritables enquêtes de Rouletabille, les raisons de leur mort[11]. « *C'est aussi noble. On a, dans les deux cas, besoin d'une neutralité scientifique parfaite. On s'interdit d'avoir toute émotion, on ne peut avoir de compassion pour le mort* », dit-il.
L'application des techniques modernes actuelles aux restes humains découverts dans les tombes ou les nécropoles, permet dans certains cas d'éclairer les circonstances de la mort. Autrefois, toute mort non violente,

---

[10] Sandrine CABUT, Philippe Charlier, le confesseur des morts. Le Monde 30 aout 2012.
[11] Philippe CHARLIER. Le Roman des morts secrètes de l'histoire, Editions du Rocher, 2011.

inexpliquée, était attribuée à un empoisonnement. Son travail cherche à déterminer « *comment on peut, dans certaines limites, réexpliquer un décès lointain en chaussant les lunettes de la médecine moderne »[12]*.

L'une de ses premières études (2005) concerne Agnès Sorel, empoisonnée au Mercure en 1450. Puis ce fut l'analyse des restes présumés de Jeanne d'Arc en 2007 conservés à Chinon (en fait une côte humaine calcinée, un fémur de chat, un bout de tissu...). Ensuite ce fut Diane de Poitiers. La belle duchesse de Valentinois a été pendant plus de vingt ans, la maîtresse d'Henri II, roi de France. Lorsque celui-ci fut mortellement blessé en tournois à Paris, la favorite perdit la plupart de ses privilèges et se retira dans son château d'Anet (Eure et Loir). Elle y mourut 7 ans plus tard à 66 ans (1566). Son sarcophage fut profané lors de la révolution, mais la chapelle du château fut restaurée et, en 2008, avec le Pr Bertrand Ludes, spécialiste de génétique, les Drs. Christine Keyser, généticienne, et Joël Poupon, toxicologue, et

---

[12] Id.

grâce à Olivier Marleix, le maire d'Anet, il a réussi à examiner la dépouille présumée de la duchesse de Valentinois et à déterminer les causes de sa mort. Une véritable enquête s'ouvre pour identifier le squelette. La présence d'une fracture de la jambe droite est rapprochée d'une lésion décrite un an avant sa mort en raison d'une chute de cheval. Les soins reçus du célèbre Ambroise Paré sont bien documentés. Les cheveux, bien conservés, contenaient une quantité extrêmement élevée d'or.

« Après ce lent processus d'identification, il est désormais établi que les ossements retrouvés sont bien ceux de Diane de Poitiers, assure le médecin légiste. *La présence d'une très haute concentration d'or est à rapprocher de la pharmacopée de l'époque de la duchesse, un mélange subtil de connaissances médicales et d'alchimie. Dans ce contexte, "l'or potable", sous forme de solution buvable, peut avoir été utilisé comme élixir de longue vie et de beauté par celle qui paraissait avoir vingt ans de moins que son âge ».*

« On peut ainsi vraisemblablement expliquer, précise le Dr Charlier, *le teint extrêmement pâle, décrit par Brantôme*

quelques mois avant la mort de la grande-sénéchale, par l'anémie induite par l'intoxication chronique en or. Un autre signe est visible sous la forme d'un important amincissement des cheveux.»

Philippe Charlier continue son parcours à un rythme impressionnant : Il a constamment de nouvelles idées et son carnet de projets est plein. Pas vraiment de temps à consacrer à ses autres passions que sont les œuvres de Stendhal ou l'écoute du jazz. Il est aussi un lecteur assidu de Proust. Il parcourt les rues de Paris, cherchant dans chaque rue, chaque monument, les curiosités historiques, architecturales, avec bien entendu une prédilection pour les anecdotes relatives à l'anthropologie et aux crimes[13].
En 2016 il expliquait dans une interview : *« Je suis toujours Maître de conférences des Universités-Praticien hospitalier, rattaché au CASH (Centre d'accueil et de services hospitaliers) de Nanterre, où j'ai une consultation d'anthropologie médicale. J'y exerce la médecine légale clinique auprès de*

---

[13] Philippe CHARLIER, Paris au scalpel, le Paris secret du médecin légiste. Rocher, 2012.

patients demandeurs d'asile, chez qui je décris des lésions physiques causées par des mutilations ou des agressions dans leurs pays d'origine. Je suis par ailleurs médecin de prison à la maison d'arrêt de Nanterre. Et je donne des cours aux étudiants en médecine et maïeutique à l'Université Paris Descartes et à Versailles- Saint Quentin-en-Yvelines. [14]*».*

Son œil de médecin légiste spécialisé dans les traumatismes et celui d'anthropologue spécialiste des rituels magico-religieux», décryptent les cicatrices, les meurtrissures de la peau, les scarifications. *« J'espère et je pense avoir été utile aux centaines de migrants que j'ai reçus»,* dit-il[15]

Régulièrement il collabore avec des institutions d'anthropologie. Cette dernière a des connexions nombreuses avec la médecine légale. Ce qui l'intéresse, c'est l'anthropologie du corps humain, vivant ou mort. Le corps souffrant, le corps meurtri.

---

[14] Bertrand BOUTILLER, Remède.org, 20/01/2016. Philippe Charlier. Je suis Médecin Légiste avant tout.
[15] Libération, vendredi 3 mai 2019. Philippe Charlier raccroche sa blouse blanche.

Après 2013 il a monté son laboratoire d'Anthropologie, archéologie, Biologie, à Montigny le Bretonneux (Yvelines) : « *Généralement, on vient me chercher. J'ai ma* dream team, *je connais différents spécialistes et, en fonction de l'enjeu et des moyens dont nous disposons, je vais faire intervenir telle ou telle personne.*»

«Il n'abandonne jamais, confirme Michel Durigon, professeur de médecine légale à Garches, *toujours souriant et gentil, mais d'une ténacité étonnante.*»
Charlier n'hésite pas à contacter des dizaines de personnes pour faire bouger les choses, des politiques, des entreprises, des personnages connus. Il a effectué bon nombre de recherches à l'étranger. Ses travaux sont étayés avec la plus grande rigueur et font l'objet de publications scientifiques. *« Car la finalité est de mettre au service de la médecine moderne les techniques et les connaissances acquises lors de ces recherches »,* souligne-t-il. Il produit de nombreux films documentaires pour la télévision, publie des livres.
« Les techniques qu'il emploie sont classiques, mais lui les applique à des sujets qui parlent

aux gens, note Alain Schnapp, professeur d'archéologie grecque, qui l'a connu adolescent en Crète. *Il est à l'écoute des curiosités modernes ».*

Les universitaires, peu habitués à cette « culture médiatique », réagissent mal.
Le succès et la large médiatisation que valent au Dr Charlier le fait de s'attaquer à des personnages historiques, aura vite fait d'attiser des haines et des jalousies tenaces.
Par exemple, Véronique Clin-Meyer, conservatrice du musée d'Histoire de la médecine et spécialiste de Jeanne d'Arc, reconnaît volontiers la qualité du travail scientifique mais pas des échantillons étudiés. Mais on sent percer la jalousie derrière le compliment : *« Les reliques de chat, (au sein des restes de Jeanne d'Arc)... ce n'est pas sérieux. Il sait très bien ce qu'il fait. Et particulièrement qu'il va se faire de la publicité avec cette histoire.»*

Des polémiques surviendront sur l'attribution du crâne supposé d'Henri IV en 2010, ce qui conduira Philippe Charlier à quitter le service de Garches et monter son laboratoire de Montigny.

La tête momifiée avait été longtemps la propriété d'un brocanteur. Elle était connue depuis 1919. Cette tête avait été séparée du corps par les révolutionnaires en 1793 alors que le corps repose dans un cercueil de plomb de la nécropole royale de Saint-Denis. L'étude a montré une concordance possible du fait d'une vingtaine d'arguments médico-historiques, la taille, l'état bucco-dentaire, la datation au Carbone 14... mais après la publication dans le British Medical Journal en 2010, un groupe de scientifiques conteste l'attribution. Elle déplore l'absence d'analyse ADN. S'en suivra une longue période d'expertises et de contre-expertises, pour conclure que des comparaisons d'ADN entre cette tête et ceux de descendants vivants de rois de France est tout simplement impossible, en raison du risque très élevé de fausse paternité légitime sur une aussi longue période.

Geoffroy Lorin de La Grandmaison (chef du service d'anatomo-cyto-pathologie de l'hôpital de Garches, Hauts-de-Seine), l'un des anciens patrons de Philippe Charlier, jusqu'à l'été 2013, est l'un des plus critiques. Il avait pourtant co-signé plusieurs articles avec lui. Le conflit scientifique se double d'un conflit personnel: l'ancien chef de service de Philippe Charlier s'est officiellement opposé à la nomination de celui-ci comme professeur, l'accusant de bâcler son travail quotidien d'autopsies, au risque de « *graves négligences»*[16].

Charlier réplique par des contre-arguments scientifiques et déclare : « *La seule chose qui m'intéresse, c'est de transmettre la connaissance, la diffuser au grand public* »... « *Vingt-trois arguments médico-historiques plaident en faveur de l'authentification. C'est du luxe! D'habitude, une dizaine suffit»*, dit-il. *«C'est imparable. «Nos résultats sont publiés dans des revues internationales de haut niveau et dûment validés. Nos détracteurs ne fonctionnent que par communiqués de presse. On ne joue pas dans la même catégorie»* tranche-t-il[17].

D'autres études sont venues entre temps : sur les restes des enfants de

---

[16] Sandrine CABUT, Le Monde, 20 janvier 2014.
[17] René MOURGUES, La République des Pyrénées, 24 avril 2013.

Toutankhamon, sur ceux de Richard Cœur de Lion, de Foulque Nerra, de Louis XI...

Pour Richard Cœur de Lion, ce roi d'Angleterre mort le 6 avril 1199 d'une probable septicémie après une blessure par un carreau d'arbalète, il dit : *"Le cœur, seul vestige de son corps, a été retrouvé en 1838 dans la cathédrale de Rouen lors d'une fouille. Le reliquaire était intact, avec une inscription sans équivoque : "Ici repose le cœur de Richard roi d'Angleterre".* Ce fut l'occasion d'étudier les techniques d'embaumement, peu documentées jusqu'alors et en particulier celles qui visaient à parfumer la dépouille du roi. Ainsi comprend-on mieux les odeurs agréables qui émanent parfois de certaines sépultures. Ces personnages avaient réputation d'être morts « en odeur de sainteté ». Philippe Charlier s'est vu en revanche interdire toute recherche d'ADN humain, pour ne pas apporter de l'eau au moulin d'Anglais qui se prétendent descendants du monarque. [18]"

Il va se pencher sur Le Caravage. Celui-ci était né en 1571. Des fouilles en Toscane à Porto Ercole retrouvent sa trace que l'on

---

[18] Sandrine CABUT, Le Monde 30 aout 2012, op.citée.

croyait perdue. La comparaison ADN avec une descendante permet de retrouver un corps parmi des centaines d'autres, qui serait compatible à 85%. De grandes quantités de plomb sont retrouvées en rapport sans doute avec la peinture utilisée à l'époque. Mais la cause de la mort ne peut être précisée avec certitude.

Pour Alexandre le Grand, le récit de Plutarque, rapporte que des corbeaux seraient tombés aux pieds du grand conquérant, mort à Babylone en 323 av. JC. Pour Philippe Charlier, ce serait sous l'action du Virus du Nil Occidental, arbovirus, transmis de l'oiseau à l'homme par une piqure de moustique. Seul un Médecin rompu aux diagnostics de médecine tropicale et d'anatomo-pathologie, aurait pu penser à cette explication !

Autre exemple, la relecture de l'autopsie (1670) d'Henriette d'Angleterre, cousine de Louis XIV, morte de façon suspecte à 26 ans, oriente vers une pathologie des voies biliaires et non d'un empoisonnement.

Et même sur les restes d'Hitler, qui se trouvent à Moscou depuis 1945[19]. Ville dans laquelle il parvient au cours de plusieurs voyages, à forcer les portes administratives :
« *Cette étude confirme que ces ossements appartiennent bien au dictateur et que le Führer s'est probablement suicidé avec du cyanure et une balle dans la tête*, explique-t-il. *Les morts ont énormément d'informations à nous transmettre, ce ne sont en rien des objets inertes.* »

Heureusement pour lui, à côté des jaloux, d'autres érudits sont admiratifs : « *Dans sa tête, ça va vite! C'est un hyperactif d'une conscience professionnelle absolument remarquable, mais jamais totalement satisfait, toujours en quête d'autres indices* », observe l'historien Jean-Pierre Babelon, éminent spécialiste d'Henri IV.[20]
Puis ce fut la reconstitution de la tête de Robespierre ou encore un échantillon du sang de Marat qui se trouve à la Bibliothèque

---

[19] Philippe CHARLIER, R.WEIL, P.RAINSARD, J.POUPON, J.C.BRISARD, The Remains of Adolph Hitler, a biomedical analysis and definitive identification. European Journal of internal Medicine. Vol54 E10-E12,May 18,2018.
[20] Le Parisien 9 octobre 2011, Philippe CHARLIER le médecin des têtes couronnées.

Nationale de France, l'étude des restes de René Descartes, des reliques attribuées à saint Marie Madeleine, dans la basilique de saint Maximin la sainte Baume. Il s'intéresse également à Ludovic Sforza, duc de Milan et mécène de Léonard de Vinci, dont on dit qu'il repose dans la collégiale Saint-Ours de Loches (Indre et Loire).

Pour Marat et Robespierre le problème est de taille : les corps ont disparu. Celui de Marat, accueilli au Panthéon un an après son assassinat, en fut rejeté vers le cimetière de l'église saint Etienne du Mont. Cimetière détruit ensuite. Celui de Robespierre avait été enterré au cimetière des Errancis, près de la plaine Monceau, il a fini anonymement dans les catacombes, sans aucune possibilité d'attribution. Charlier va donc se contenter d'une reconstitution de visage en s'aidant de masques mortuaires. L'un des masques de Robespierre est conservé au Muséum national d'Histoire naturelle d'Aix-en-Provence. Effectué dit-on par Madame Tussaud[21] (qui s'exilera plus tard à Londres).

---

[21] Née Marie Grosholz en Alsace. Celle-ci fonda à Londres en 1835 le célèbre musée de cire, montrant des visages d'hommes célèbres.

Philippe Charlier, aidé par Philippe Froesch du laboratoire Visual Forensic de Barcelone, nous montrent un homme de 36 ans, le visage grêlé de petite vérole et dont l'analyse des symptômes oriente vers une atteinte par la sarcoïdose[22]. La publication de ce visage reconstitué en image 3D, suscita une vague de protestation dans les milieux politiques d'extrême gauche, qui voyaient là un crime de « lèse-révolutionnaire ».

Avec son équipe il établit les réelles raisons de la mort de Saint-Louis : nous avons fait travailler ensemble des médecins et des historiens en confrontant les données historiographiques disponibles à des données médicales résultant de l'examen de la mandibule de Saint-Louis. L'étude approfondie de cette relique, conservée à Notre-Dame de Paris, a montré que le monarque était mort du scorbut, peut-être surinfecté, mais pas de la peste comme on le disait jusque-là. *« J'ai commencé cette étude d'ostéo-archéologie avec mes étudiants, il y a quatre ou cinq ans. À l'époque, nous avions examiné les reliques conservées dans le trésor*

---

[22] Maladie qui ne sera décrite qu'en 1877 par l'anglais Jonathan Hutchinson.

de la cathédrale. Il y avait là des mains momifiées, des textiles magnifiques et d'autres plus modestes, telle la tunique attribuée à Saint-Louis qui est particulièrement tachée : ce qui constitue d'ailleurs une chance pour les chercheurs »[23].

La passion de l'enseignement ne se tarit pas. Ce boulimique, enragé de publications, revient sur son premier métier. Sur les principes de Xavier Bichat, un des premier anatomo-pathologistes *(«Ouvrez quelques cadavres : vous verrez aussitôt disparaître l'obscurité que la seule observation n'avait pu dissiper »)* il rédige un livre de réflexion sur l'approche contemporaine de la dissection[24]. Toujours en 2015 il parcourt le monde sans cesser son travail hospitalo-universitaire pour étudier les rites et les pratiques concernant la mort, dans les lieux les plus marquants : de l'Italie au Sri-Lanka, de l'Ecosse à la Thaïlande, la Guadeloupe ou le Burkina Fasso. Il nous fait découvrir la

---

[23] Baudouin ESCHAPASSE, Le Point, 02 juillet 2019. Philippe Charlier, L'homme qui fait parler les morts.
[24] Philippe CHARLIER, Ouvrez quelques cadavres ; statut, représentation et intégrité du corps mort, Buchet-Chastel, 2015.

Naples souterraine des morts, le pèlerinage indou géant de la Khumba Mela ou la transe des derviches tourneurs.

En 2018 il est nommé Directeur du département de la recherche et de l'enseignement au Musée du Quai Branly-Jacques Chirac (ancien musée « des Arts Premiers »). L'intérêt qu'il portait aux « arts premiers », depuis la publication de son livre en 2012, n'avait pas échappé aux responsables de sa nomination[25]. Pénétrer dans son bureau, situé au 3e étage du musée du quai Branly, c'est entrer dans un autre monde. À droite de la porte, une tenue d'exorciste taoïste, originaire de Chine du Sud, est accrochée sur un cintre, comme un spectre aux bras écartés. Le mur du fond est couvert de végétations, mélange de mousses et de plantes exotiques, qui donnent l'illusion de se trouver dans la jungle, loin, très loin de Paris. Sur une table basse provenant d'une fumerie d'opium, comme sur son plan de

[25] Philippe Charlier, Autopsie de l'art Premier, éd.du Rocher, préface de J C.Rufin, 2012.

travail, encadrant son ordinateur, des statuettes « fétiches » africaines veillent[26].

Son apport a été de reconsidérer l'étude des objets votifs et traditionnels africains, océaniens ou autres, à la lumière des procédés scientifiques actuels : scanner, analyses microscopiques, génétiques...). Il va analyser ainsi des statuettes vaudou enduites de sang humain et provenant du Bénin. *« J'ai pratiqué des autopsies pendant dix ans. Ensuite je me suis occupé de patients vivants - des prisonniers et des migrants - pendant trois ans. Maintenant je m'occupe de patients du lointain »*, dit-il[27]. Il impulse dès son arrivée de nouvelles fouilles archéologiques, il monte des missions anthropologiques de terrain pour établir des corrélations avec les objets exposés, *« les remettre dans leur contexte, leur donner du sens »*.

Il explique que les dépouilles les plus anciennes sont probablement les fœtus de deux enfants de Toutankhamon et de da femme Ankhésenamon, qui remontent à plus de 13 siècles avant notre ère. Il a aussi examiné des fragments de l'australopithèque

---

[26] Baudouin ESCHAPASSE, Op.citée
[27] Libération, vendredi 3 mai 2019. Op.citée.

Lucy, découverts en 1974 en Ethiopie et datées de 3,2 millions d'années.

Auteur de nombreux livres, Philippe Charlier insiste sur «la cohérence» de son parcours : « *Je fais exactement ce que je voulais faire lorsque j'étais plus jeune. Je voulais avoir plusieurs vies. Je voulais être un médecin au service de l'histoire et de l'archéologie, un médecin-anthropologue* ».

Sa notoriété augmente lorsqu'il participe à l'émission « Secrets d'Histoire » sur France 2, présentée par Stéphane Bern. Ou bien en 2013 «Sous les Jupons de l'Histoire», présentée par Christine Bravo sur Chérie 25. En 2013 et 2015, il co-écrit avec le réalisateur Dominique Adt, l'émission « Enquête d'Ailleurs », diffusée sur Arte. L'émission a pour but de faire découvrir les grands mythes de l'humanité, les cultes ancestraux et les rites funéraires.

Il devient parallèlement chroniqueur régulier à la télévision de septembre 2017 à juillet 2020, sur la 5, dans l'émission médicale « Le Magasine de la santé et Allo Docteurs », crée par Michel Cymès et présentée par Marina

Carrère-D'Encausse, tous deux également médecins.

Sur cette dernière, Charlier confie : *"Elle est vive, pétillante, et elle m'a tout de suite mis en confiance".* Quand on lui demande s'il a été formé à cette discipline du direct *"Pas vraiment. Pendant une journée, on m'a simplement expliqué la mécanique de l'émission et les différents placements. Mais après, ça s'est fait tout seul".* « *Je devrais m'en sortir, ce n'est qu'un jour par semaine et à l'heure du déjeuner. Le mardi c'est un peu mon jour de garde dans l'émission* ».

Stéphane Bern avoue : « *Comme tous ces gens qui travaillent sur des macchabées, il cultive une forme d'humour noir et un peu de cynisme. Mais ce garçon est à fond dans la vie* ».

Il est fait en 2020 Chevalier des palmes Académiques.

Le 8 juin 2020 il signe avec Xavier Darcos, Chancelier de l'Institut de France, une convention de création de la Fondation Anthropologie, Archéologie, Biologie de l'Institut. Celle-ci a pour but de développer ces connaissances et contribuer au rayonnement des chercheurs français. C'est lui qui en a eu l'initiative. Il fait partie de la

Société de Géographie, de la Société des Explorateurs français, de la Société des Africanistes et de la Société Française de l'Histoire de la Médecine.

Avec son collègue Michel Cymès, également très médiatique docteur, il signe en 2020 un manifeste visant à rebaptiser le syndrome d'Asperger en syndrome de Wing[28], dans la mesure où Hans Asperger avait participé à des programmes d'eugénisme pendant la guerre de 39-45. Parallèlement ils conseillaient de parler de maladie de Hansen et non de lèpre, terme trop stigmatisant[29].

Tout l'intéresse. Le 10 février 2021 il fait un exposé à l'Académie Nationale de Pharmacie sur l'usage de produits humains dans les croyances ou les pratiques rituelles supposées bénéfiques : *« Soigner un homme avec le corps d'un autre. Une anthropologie de la pharmacopée issue du corps humain »*. Cette étude s'intéresse à l'usage médicinal d'éléments du corps humain (chair, peau, cheveux, ossements, liquides biologiques, etc.). De l'usage du sang des gladiateurs par

---

[28] Lorna Wing est une psychiatre britannique spécialiste de l'autisme.
[29] Ethics Medicine, vol.13,2020.

Galien à la poudre crânienne en cas d'épilepsie médiévale, de l'utilisation de la sueur de ces mêmes gladiateurs comme aphrodisiaque à ces fragments de momies égyptiennes servant à l'embaumement des cœurs de rois de France, de ces ossements humains du vaudou béninois ou haïtien jusqu'au *Discours de la mumie* d'Ambroise Paré (1582) fustigeant cet usage « sauvage et intolérable ». L'essai tente de porter un regard anthropologique sur ce qu'il convient d'appeler un véritable cannibalisme pharmaceutique.

La même année 2021 il donne des conférences à l'occasion du bicentenaire de la mort de Napoléon.

Au plan éditorial, il est chargé par les éditions Plon, de la Collection Terre Humaine, destinée aux explorateurs et ethnologues. Il succèdera ainsi à Jean Christophe Rufin. Celle collection littéraire avait été fondée en 1955 par Jean Malaurie avait notamment publié *Tristes Tropiques* de Claude Lévi-Strauss, *Les derniers rois de Thulé* de Jean Malaurie ou *Le cheval d'orgueil* de Pierre-Jakez Hélias. Il exprimera sa gratitude sur son compte twitter devant cette nomination, la prenant comme « *un rêve, un honneur et un défi* ».

Il va publier « Male Mort » chez Fayard[30], qui cherche à décrire les morts non naturelles de l'Antiquité gréco-romaine à partir des données à notre disposition. Il y eut également Paris, Scènes de Crimes (éd. Du Rocher), qui était une nouvelle approche des documents d'Alphonse Bertillon au XIXème siècle, photographies judiciaires, qui se trouvent à la Préfecture de Police de Paris.

La médecine conventionnelle n'est pas oubliée puisqu'en 2021 il publie avec un collectif de praticiens du quotidien, un ouvrage de réponse à des questions parfois délicates à poser simplement [31].

Il est Nommé Chevalier des Arts et Lettres le 21 avril 2021.

Un certain nombre d'enquêtes sont reprises dans un livre publié en 2022 chez Taillandier: *Les secrets des grands crimes de l'histoire.* Il revisite l'histoire des Médicis (ont-

---

[30] Philippe CHARLIER, Mâle mort, morts violentes dans l'antiquité, Fayayrd, 2009.
[31] Philippe CHARLIER (sous la direction de), Ces questions que vous n'osez pas poser à votre médecin. Humensciences Dites33, 2021.

ils été empoisonnés) ou la mort des époux Zola (ont-ils été intoxiqués volontairement par l'oxyde de carbone ?). L'assassinat de Jaurès ou le suicide si bizarre de Gérard de Nerval (retrouvé pendu mais avec son chapeau sur la tête). Les techniques médico-légales permettent aujourd'hui d'en savoir un peu plus.

Philippe Charlier reste profondément fasciné par ce tabou fondamental qui est la mort. Il en a exploré tous les recoins que ce soit les rites funéraires, les méthodes d'embaumement, les raisons de la mort et les pathologies que ces morts présentaient. Mais aussi les fantômes, les zombis, le vaudou[32]. Il n'écarte pas le spiritisme[33] ni même la photographie spirite. Il considère que le spiritisme, qui a vu son apogée au XIXème siècle était une sorte de réaction à l'environnement mécaniste et industriel de l'époque. Cet environnement qui éloignait

---

[32] Philippe CHARLIER, Vaudou. L'Homme, la Nature et les Dieux, Terres Humaines, Plon, 2020
Autopsie des fantômes. Une histoire du surnaturel, Taillandier, 2021. Zombis, Enquête sur les morts vivants, Taillandier, 2018.
[33] Philippe CHARLIER, Esprit es-tu là ? Une histoire du spiritisme. Taillandier, 2021

tout contact avec le surnaturel, propre aux temps anciens.

« La mort, déjà devenue distante avec nos sociétés aseptisées, est devenue encore plus lointaine, presque irréelle, impalpable, insaisissable. Je doute que ce soit un bien sur le plan psychologique, moral, sociétal ».

En 2021, dans *"Comment faire l'amour avec un fantôme"* (Cerf) c'est en anthropologue que, partant d'objets originaux et de rituels[34] souvent méconnus, Philippe Charlier nous fait découvrir cette façon qu'ont les peuples lointains d'entretenir des rapports entre le monde des vivants et celui des morts. Son récit nous mène des peintures de *yurei* (ces fantômes japonais) qu'il est possible d'animer, à ces statuettes des "épouses de l'au-delà" en Côte d'Ivoire. Il expose ses travaux lors d'une émission sur France Inter[35].

Charlier dit encore au cours de cette émission radiophonique pourquoi il préfère parler de « non-vivant » : *« Pour moi, "le mort" est*

---

[34] Philippe CHARLIER, Rituels, Cerf, 2020.
[35] Anne ADLER, France Inter, L'heure Bleue. Surnaturel et invisible avec Philippe Charlier et Marie de Hennezel. 13 décembre 2021.

quelqu'un qui n'existe plus, qui est totalement rayé de la carte. Le non-vivant est quelqu'un qui entretient encore un rapport avec les humains, la communauté des vivants ou avec la nature, mais qui n'a pas entièrement disparu ».

« *En fait tout a commencé à Lille !* », démarre l'intéressé. « *Je discutais avec un ami interne béninois, Luc Brun, de l'Afrique et des rites initiatiques tout en découpant des colons, des appendices et des tumeurs* ». Un an plus tard, Luc Brun invite Philippe Charlier chez lui, au Bénin[36].

« *En Afrique, dans la religion vaudou, qui est une vraie religion, pas une histoire de sorciers, les objets sont en action. Ici ils ne le sont plus. Ils sont inertes, ils ont changé de statut.* »

« *Je me suis retrouvé à la frontière des sciences fondamentales et des sciences humaines. On touche au divin. C'est là que je me suis demandé quelle légitimité j'avais à disséquer des cadavres, quel sens cela avait. Je suis rentré du Bénin avec la révélation qu'il y avait un tas de terrains nouveaux à explorer, et d'une autre façon.* »

---

[36] La Voix du Nord, 16 juin 2019. Le Voyage initiatique d'Indiana Charlier.

Il est nommé commissaire de l'exposition
« *Momies, les chemins de l'Eternité* », organisée
à Draguignan de juin à septembre 2022, et
placée sous le haut patronage de l'Académie
des Inscriptions et Belles Lettres.

Charlier a « forcé » la médecine jusqu'à
la faire coïncider avec sa passion d'archéologue. Il aurait pu se contenter d'être un
historien de terrain, utilisant comme tous les
autres, les connaissances scientifiques comme
l'un des outils permettant d'analyser les
vestiges anciens. Au même titre que
l'informatique, la cartographie, les prélèvements envoyés dans un laboratoire
lointain... Lui, au contraire a voulu utiliser
pleinement les techniques les plus actuelles,
en direct, sur le terrain, exactement comme
on le fait pour résoudre les cas les plus
récents. En oubliant jamais comme il le dit
que « *le monde est plus complexe que ce que
nos cinq sens nous laissent entendre* ». C'est en
cela qu'il dénote. C'est en cela que son apport
a été considérable. Et surtout, il a su faire
connaître ces différentes sciences, ces
nouveaux outils à la portée des (presque)
tous les archéologues. Et qui ne sont pas

habituellement familiers dans les filières classiques de formation.

De nos jours l'archéologie, pour un médecin peut conduire bien haut. Voyez par exemple le prix Nobel de médecine attribué en 2022 à Svante Pääbo ce paléogénéticien suédois pour ses travaux sur l'Homme de Néandertal.

Philippe Charlier n'oublie jamais de rappeler la maxime de Napoléon qu'il a fait sienne : « *Quand on veut on peut, quand on peut, on doit* ».

* * *

LISTE DES OUVRAGES CONSULTES

Introduction
* BARBEY D'AUREVILLY Jules (1808-1889), *Une Histoire sans Nom* (1882).
* BINET Jean Paul, (Sous la direction de), *Hommage à Jean Bernard*, Lavoisier, 2007
* CABANÈS Augustin, *Les Evadés de la Médecine*, Albin Michel, 1931.
* DUHAMEL Georges, *Vie des Martyrs*, Le Mercure de France,1917
* DUHAMEL Georges, *Les sept dernières plaies*, Le Mercure de France, 1928.
* MANDIN André, *Paul Valéry et la Médecine*. Communication présentée à la séance commune du 22 juin 1991 de la Société française d'Histoire de la Médecine et de la Société montpelliéraine d'Histoire de la Médecine. Histoire des sciences médicales, - tome 26 - № 1 – 1992
* MURAT Laure, *Passage de L'Odéon*, Fayard, 2003.

Le « docteur » LUC, évangéliste au secours des âmes.

* CHARDAK Henriette , *Andreas Vesalus, chirurgien des rois*, Presses de la Renaissance, 2008.
* FISHER Paul-Louis, Nathalie SUH-TAFARO, Le médecin saint Luc l'Evangéliste, Histoire des sciences Médicales, XXXVII, n°2, 2003.
* THORWALD Jürgen *Histoire de la médecine dans l'Antiquité*, Hachette, 1962.

LES MÉDICIS MÉDECINS ?

* NICOUD Marilyn *Les Régimes de santé au Moyen-Âge.* Ecole française de Rome,2007.
* CHAUVINEAU Hélène: *Florence et la Toscane, XIVè-XIXè siècles. Les dynamiques d'un Etat italien.* Collectif, Presses Universitaires de Rennes, 2004.
* GUTMAN Dr.René A. *Le Costume du Médecin dans l'Ancienne Florence.* Communication à l'Académie de Médecine, 1978

Le docteur Claude PERRAULT (1613-1688) au chevet du Louvre.

* BOILEAU DESPREAUX Nicolas : *Œuvres Complètes*, Paris 1810, Chez Raymond et

Ménard libraires rue Hautefeuille, n°16, T I à III, 1810.

* FAGNART Laure : *Léonard de Vinci en France. Collections et collectionneurs (XVe-XVIIe siècles)*, Rome, L'Erma di Bretschneider, 2009.

* FLECHIER Esprit (1632-1710), *Mémoires sur les Grands Jours tenus à Clermont 1655-56.*

* HARVEY William (1578-1658), *Etude anatomique du mouvement du cœur et du sang chez les animaux* (1628). G.Doin et Cie. 1950. Reproduction de l'édition de M.DC.XXVIII.

* HAZARD Jean: *Claude Perrault, architecte célèbre, médecin méconnu, chercheur infatigable.* Histoire des Sciences médicales, Tome XLI-n°4-2007

* de KERANGAL Maylis, *Réparer les Vivants* , Gallimard 2015.

* *La morale des jésuites, extraite fidèlement de leurs livres*, par un docteur de la Sorbonne, T.II, à MONS, chez la Veuve Waudret, à la Bible d'Or, M.DCCII

* LE ROY, G. *Nouveau Dictionnaire Historique* . Imprimeur à Caen, M.DCC.LXXIX.

* PASCAL Blaise (1623-1662) : *Lettres écrites par Louis de Montalte à un provincial de ses amis et aux RR. PP. Jésuites sur le sujet de la*

morale et de la politique de ces Pères) : dix-huit lettres publiées entre janvier 1656 et mars 1657.

* PERRAULT Pierre, *De l'Origine des Fontaines*, publié sans nom d'auteur en 1674.

* PERRAULT Charles, *Les Hommes illustres qui ont paru en France pendant ce siècle*, Paris (1696-1700).

* PERRAULT Charles, *Mémoires de ma vie,* suivi de : *Voyage à Bordeaux (1699)* par Claude PERRAULT. Commenté et Publié par Paul Bonnefon, Paris, Laurens éditeur, 1909. BNF Gallica

* PICON Antoine, *Claude Perrault 1613-1688, ou la curiosité d'un classique*, Picard Ed. CNMH et des sites, 1989.

* QUINAULT Philippe, *Alceste suivi de La Querelle d'Alceste. Anciens et modernes avant 1680*. Edition critique. Droz, 1994

* SAINTE-BEUVE Charles-Augustin , *Port-Royal*, Robert Laffont, Bouquins, T.1 et 2.

Gérard de NERVAL (1808-1855), le médecin du choléra.

* BEGUIN Albert, préface à Nerval, *Œuvres complètes*, édition établie et annotée par Jean

Richer, Gallimard, « Bibliothèque de la Pléiade », 1952.

* GIONO Jean Le Hussard sur le toit, Gallimard, 1951.

* MURAT Laure : *La maison du Dr Blanche*, éd. JCl. Lattès, 2001.

* NATTA Marie Christine, *Baudelaire*, Perrin, 2017.

* PASTOUREAU Michel, *Une histoire symbolique du Moyen Âge occidental*. Le Seuil, 2004

* THIERRY *Augustin, L'Histoire de la conquête de l'Angleterre par les Normands, de ses causes et de ses suites jusqu'à nos jours, en Angleterre, en Ecosse, en Irlande et sur le continent.* Paris, 1825, 3 vol.

J-M CHARCOT (1825-1893) et J-B CHARCOT (1867-1936)
de l'inconscient à l'inconnu.

* CONTE Arthur *Le premier janvier 1920*, Plon, 1976.

* CORNIOU Olivier, Thèse Médecine Université Paris XII, *Vie et œuvre de Jean Martin Charcot*,2002

* EMMANUEL Marthe , *Tel fut Charcot.* Préface de Paul-Emile Victor. Paris, Beauchesne, 291 p.1967.

* GARNIER-LANCON Monique, *La roue tourne dans Paris*, Editions del Duca, Paris, 1963

* GONCOURT Edmond de, GONCOURT Jules de, *Journal, Mémoires de la vie littéraire*, Paris, Robert Laffont, 1989

* GOSSET Antonin, *Chirurgie, Chirurgiens*, Gallimard, 1941.

* KAHN Serge, *Jean-Baptiste Charcot : explorateur des mers, navigateur des pôles*, Glénat, 2006

* LANCHOU G. – VERON C. - *Un évadé de la Médecine: Jean-Baptiste Charcot (1867-1936).* In : Histoire des sciences médicales, 1980, 14 (1), pp. 43-50 URL : http://www.biusante.parisdescartes.fr/sfhm /hsm/HSMx1980x014x001/HSMx1980x014x 001x0043.pdf

* MALAURIE Jean, *Prestige et solitude du commandant Charcot, le père fondateur des recherches polaires françaises contemporaines*, In *Neptunia*, n° 163, septembre 1986.

* MEYNIEL Dominique (sous la direction de), *Tenon l'hôpital de Ménilmontant*, Le Cherche Midi, 2008.

* OULIÉ Marthe. *Charcot of the Antarctic.* London: John Murray, 1938
* POIRIER Jacques, *Edouard Brissaud, neurologue méconnu et comédien dans l'âme.* Bull. Acad.Natle.Méd. 2010,194.n°1, 163-175.
* PUTTER Irving. *La dernière illusion de Leconte de Lisle*, lettres inédites à Emilie Leforestier. librairie Droz , Genève, 1968.
* THUILLIER Jean , *Franz Anton Mesmer*, Robert Laffont éd., 1988, p.11.
* TRANSPOLAIR, *Documentation du magazine numérique d'aventures polaires.* http://transpolair.free.fr/

En passant par la Médecine avec Jules CREVAUX (1847-1882) .

* CHERKI Marc: *Jules Crevaux, défricheur de l'Amazone.* Le Figaro, vendredi 11 août 2017.
* CREVAUX Jules, 1987, *Le mendiant de l'Eldorado : De Cayenne aux Andes (1876-1879)*, Paris, Editions Phébus, Coll. d'ailleurs.
* ENARD Mathias, *Remonter l'Orénoque*, Acte Sud, 2005
* FENCHELLE CHARLOT Corinne, *Jules Crevaux, l'explorateur de l'Amazonie. De la Guyane aux Andes,* Gérard Louis, éd. 2014

* GRANDHOMME Francis, *Une figure lorraine : Jules Crevaux (1847-1882) et l'exploration de l'Amérique du Sud.* Thèse d'histoire sous la direction de Jean EL GAMMAL, Université Nancy 2, 2011, 864p. Soutenue le 28 juin 2011.

* GRANDHOMME Francis, *Jules Crevaux et l'exploration de l'Amérique du Sud (1847-1882* , Les Indes savantes. A paraître.

* LEZY Emmanuel, *Jules Crevaux, l'explorateur aux pieds nus . Un mythe géographique amazonien* , EchoGéo URL : http://echogeo.revues.org/9983 ; DOI :10.4000/echogeo.9983

* MARECHAUX Laurent *Ecrivains Voyageurs, ces vagabonds qui disent le monde*, Arthaud Poche, 2017.

* PERRIN Claude, *Jules Crevaux (1847-1882) Médecin explorateur lorrain.* http://www.professeurs-medecine-nancy.fr/Perrin3.htm.

Elie FAURE (1873-1937) ou l'Art médecin.

* ALMERAS Philippe : La *Nouvelle Revue d'Histoire* n°55, juillet-août 2011.

* BORGÉ Jacques et VIASNOFF Nicolas, *Une opération avant l'anesthésie*, Archives des médecins, Editions de Lodi, 2002

* CAROL Anne, *L'embaumement : une passion romantique : France XIXe siècle*, Champ Vallon, 2015

* COURTOIS Martine et MOREL Jean Paul, *Elie Faure*, Biographie, Séguier, 1989. p.283.

* DUPUIS-LABBÉ Dominique, Elie Faure. L'évidence de l'Art. Regards croisés, n°5, 2016.

* DURIGON Michel - GUENANTEN Michel, *Pratique de la thanatopraxie*, Elsevier Masson, 2009, p. 134.

* FAURE Élie, « *Cézanne* », *Les Constructeurs*, Paris : Crès, 1914

* FAURE Jean-Louis, *Au Groenland avec Charcot*, Flammarion, 1933.

* GOSSET Antonin, *Chirurgie, Chirurgiens*, Préface de Georges Duhamel, Gallimard, 1941

* HOLLENBERG Juliette, *Une collection particulière* Catalogue de l'Exposition à Paris mairie du 6ème du 22 mars au 6 avril 2017. Somogy Editions d'Art.

* LACOUTURE Jean, *La Rumeur d'Aquitaine*, Stock, 2004.

* LE CORBUSIER, *Elie Faure,* Europe, n°180, 15 déc. 1937

* LEDUC Alain, *Henri Miller lecteur d'Elie Faure* : les cahiers de Sainte-Foy et sa région. N°1, 1993.

* LEGER Thierry, *Le Clézio, passeur des arts et des cultures*, Presses Universitaires de Rennes, 2010

* LOTI Pierre *Les Soldats Bleus*, 1997, La Table Ronde

* MARGERIE Diane de, *A la recherche de Robert Proust*, Flammarion, 2017.

* NATTA Marie Christine, *Baudelaire*, Perrin, 2017.

* RUTKOW Ira, *Seeking the cure, a History of Medicine in America*, Scribner, 2010.

* SADOUL Marie-Zéline , *Souvenirs de Zizou* in : *Une collection Particulière*. Somogy Editions d'Art, 2017.

Joachim CARVALLO (1869-1936), réanimateur de domaines.

* CARVALLO Joachim, *Rapport présenté au Vllème e Congrès de Physiologie, au nom de l'association internationale de l'Institut Marey.* Archives Internationales de Physiologie. Liège-Paris,VII, 1907.

* CARVALLO Robert, *Joachim Carvallo et Villandry, écrits et témoignages*, éd. privée, Impr. Paul, Joué-lès-Tours, mars 1990
* LE NOACH P., *Histoire de Villandry et de son château*, Tours, impr. Mariotton, 1949.
* LIBORIO DIBATTISTA *L' Institut Marey: naissance et destin d'un rêve scientifique*, Vesalius, X I, 1, 4-1 0, 2005
* MAREY E.J., *Du mouvement dans les fonctions de la vie*- Leçons faites au Collège de France. Paris, New-York, Germer Baillière, 1868, p.VI.
* MENSION-RIGAULT Éric, *Boni de Castellane*, Editions Perrin, 2008
* MENSION-RIGAU Éric, *Singulière Noblesse*, Fayard, 2015.
* SAUDAN Michel et SAUDAN-SKIRA Sylvia *de Folies en Folies. La découverte du monde des jardins.* B.Taschen-Verlag.1997.

Le Dr. Henri de Rothschild, entrepreneur de l'humanitaire.

* FORESTIER Nadège, *Henri de Rothschild : un humanitaire avant l'heure* (Ed. Cherche midi)
* ASSOULINE Pierre, Le portrait, Gallimard, 2007

* ROTHSCHILD H.de, Croisière autour de mes souvenirs, Ed. Emile-Paul Frères, 1932
* PAUL Harry W. *Henri de Rothschild (1872-1947) Medicine and theater*, Ashgate ed. 2011.
* ROTHSCHILD Henri James de. Exposé des travaux scientifiques du Dr Henri de Rothschild, avec 6 planches et 1 figure. *Paris, O. Doin et fils, 1909*
* ROTHSCHILD Mathilde de, Les Ailes blanches sur la Croix-Rouge, Calmann-Lévy,1925

Le curieux docteur BARNES (1872-1951) et l'entourage de Paul GUILLAUME.

* GUILLAUME Paul, *Le Docteur Barnes à Paris*, Les Arts à Paris, n°7, janvier 1923
* PROUST Marcel, *Un professeur de beauté*, dans la revue Les Arts et la Vie, du 15 août 1905
* RMN. De Cézanne à Matisse. Chefs d'œuvre de la Fondation Barnes. Gallimard/Electa. Exposition présentée au Musée d'Orsay à Paris du 6 septembre 1993 au 2 janvier 1994.
* STEIN Gertrude. *Autobiographie d'Alice Toklas.*Gallimard 1934
* VOLLARD Ambroise, *Souvenirs d'un marchand de tableaux.* 1937.

Le cynique docteur LACOUR, la DIABOLIQUE et la collection WALTER-GUILLAUME.

* de BEAUVOIR : Simone *La Force des Choses*, Gallimard, 1963.
* CLERC Christine, *Domenica la Diabolique*, L'Observatoire, 2021.
* LACOUR Albert Maurice Edouard Thèse pour la Faculté de médecine de Paris.
L'Intoxication par l'eau : étude expérimentale. Travail du laboratoire d'hydrologie et de climatologie thérapeutiques de la Faculté de médecine de Paris – 1939.
* ROUARD Jean Marie, Paris Match neuf août 2016. *Domenica Walter la diabolique. Un destin hors normes.*
* TRYSTRAM Florence. *La Dame au Grand Chapeau*. Flammarion 1996

Le docteur Valentin VOÏNO-IASSENETSKI (1877-1961), devenu saint Luc de SIMFEROPOL.

* MIKHAILOVA Valeriya, THOMAS Magazine, *Saint Luc (Voyno-Yasenetsky), Professeur, Médecin, Archevêque.* 9 mai 2017

* Luc de SIMFEROPOL *Voyages à travers la Souffrance. Autobiographie d'un archevêque chirurgien pendant la grande persécution soviétique.* Cerf, le sel de la terre. 2001.
* ODEYSKI Anton. *L'Orthodoxie et le Monde. Saint Luc de Crimée (V.F.VOÏNO-IASSENETSKI), docteur en médecine et professeur de chirurgie.* 2016

La vie donnée du docteur Paul Gabriel DOCHIER (1914-1996).
* AÏT-AOUADIA Malik, LABAT Séverine, *Le Martyre des sept moines de Tibhirine*, Éditions Montparnasse, 2013.
* de CHERGE Christian, *Dieu pour tout jour* . Chapitres à la communauté de Tibhirine (1986 -1996), Librairie de l'Abbaye Notre-Dame d'Aiguebelle, collection « Les Cahiers de Tibhirine ».
* GUITTON René, En quête de vérité. Le martyre des moines de Tibhirine, Calmann Levy, 2011.
* HENNING Christophe et Dom Thomas GEORGEON, *Frère Luc, la biographie. Moine, médecin et martyr à Tibhirine*, Bayard, 2011.

* RIVOIRE Jean Baptiste, *Le crime de Tibhirine, révélations sur les responsables*, 2011. La Découverte.
* ROUART Jean-Marie, Membre de l'Académie Française, <u>*Les moines de Tibhirine*</u> , *discours sur la vertu*, séance publique annuelle, Paris, Palais de l'Institut, 6 décembre 2001.9p.
* SAUTO Martine, *La Croix* 4 décembre 2003.

Claudie HAIGNERE (1957-   ), beaucoup de sérieux et de la microgravité.
* ANDRE-DESHAYS Claudie en coll. avec Yolande de LA BIGNE, *Une française dans l'espace*, Plon, 1996, 2001
* CHESNEL Sandrine, *L'Etudiant*, 15 juin 2010.
* *Le Canard Enchaîné*, 11 février 2015.
* *La Croix*, 2 octobre 2007
* *France Inter* Dorothée BARBA. <u>https://www.franceinter.fr/emissions/le-matin-du-depart/le-matin-du-depart-20-mars-2016</u>.
* LANCELOT Marie-Dominique, (trad. Robert J. Amral), *Claudie André-Deshays : à l'appel des étoiles,* dans *Revue Aérospatiale*, n⁰ 98, mai 1993.
* *Lettre à tous ceux qui aiment l'école : pour expliquer les réformes en cours / Luc Ferry. Où*

voulons-nous aller ? / Xavier Darcos. Demain, la science / Claudie Haigneré, O. Jacob : SCÉREN-CNDP, Paris, 2003
* *Libération* 29 mai 2009.
* MEILLON Jacqueline, *Claudie le diamant solitaire. Le Parisien*, 4 novembre 2001
* *Le Monde* et AFP 24 décembre 2008.
* ONISEP 19 novembre 2009.
http://www.onisep.fr/Tchats/Tchat-avec-Claudie-Haignere-astronaute-presidente-de-la-Cite-des-sciences-et-de-l-industrie
* *Sciences et Avenir*, Sylvie Rouat. 17/11/2016
https://www.sciencesetavenir.fr/espace/interview-de-claudie-haignere-avant-l-envol-de-thomas-pesquet-vers-l-iss_108215
* SIDDIQI Asif A. (NASA), *Challenge to Apollo: The Soviet Union and The Space Race, 1945-1974*, University Press of Florida, 2000, 512 p
* Emission de TV LCP 11 février 2022 Un Monde un Regard, interview par Rebecca Fitoussi.

Philippe CHARLIER. Les non-vivants lui en apprennent beaucoup.

* Ethics Medicine, vol.13, April 2020. Philippe CHARLIER, Michel CYMES, S.DEO. It's time to rename some diseases: Wing syndrome

rather than Asperger's, and no more leprosy but Hansen disease.

* European Journal of internal Medicine. Philippe CHARLIER, R.WEIL, P.RAINSARD, J.POUPON, J.C.BRISARD, The Remains of Adolph Hitler, a biomedical analysis and definitive identification. Vol54 E10-E12,May 18,2018.
* France Inter. ADLER Anne, L'heure Bleue. *Surnaturel et invisible avec Philippe Charlier et Marie de Hennezel*. 13 décembre 2021.
* Libération, DROUZY Philippe. Neuf décembre 2006
* Libération, vendredi 3 mai 2019. *Philippe Charlier raccroche sa blouse blanche.*
* Le Monde, Sandrine CABUT, *Philippe Charlier, le confesseur des morts.* 30 août 2012.
* Le Monde, Sandrine CABUT, 20 janvier 2014.
* La République des Pyrénées, René MOURGUES, 24 avril 2013.
* Le Parisien, *Philippe CHARLIER le médecin des têtes couronnées.* 9 octobre 2011.
* Le Point, Baudouin ESCHAPASSE, 02 juillet 2019. *Philippe Charlier, L'homme qui fait parler les morts.*

* Remède.org, BOUTILLER Bertrand, vingt janvier 2016. *Philippe Charlier. Je suis Médecin Légiste avant tout.*

* La Voix du Nord, 16 juin 2019. *Le Voyage initiatique d'Indiana Charlier.*

* Livre Annuaire 2004. Ecole Pratique des Hautes Etudes.

* CHARLIER PHILIPPE, Les monstres humains dans l'Antiquité : analyse paléopathologique, Fayard, Paris,2008.

* CHARLIER Philippe, Ostéo-Archéologie et techniques médico-légales ; tendances et perspectives ; pour un manuel pratique de paléopathologie humaine. De Boccard, 2008

* CHARLIER Philippe, *Mâle mort, morts violentes dans l'antiquité*, Fayard, 2009.

* CHARLIER Philippe. Le Roman des morts secrètes de l'histoire, Editions du Rocher, 2011.

* CHARLIER Philippe, Paris au scalpel, le Paris secret du médecin légiste. Rocher, 2012.

* CHARLIER Philippe, *Autopsie de l'art Premier*, éd.du Rocher, préface de J Rufin, 2012.

* CHARLIER Philippe, *Médecin des morts*, Pluriel, 2014.

* CHARLIER Philippe, *Ouvrez quelques cadavres ; statut, représentation et intégrité du corps mort,* Buchet-Chastel, 2015.
* CHARLIER Philippe (sous la direction de.) Actes du VIIè colloque international de pathographie, Martigues, septembre 2017. Le Corps Saint.
* CHARLIER Philippe, *Zombis, Enquète sur les morts vivants,* Taillandier, 2018.
* CHARLIER Philippe, *Vaudou. L'Homme, la Nature et les Dieux, Terres Humaines,* Plon, 2020
* CHARLIER Philippe, *Rituels,* Cerf, 2020.
* CHARLIER Philippe (sous la direction de), *Ces questions que vous n'osez pas poser à votre médecin.* Humensciences Dites33, 2021.
* CHARLIER Philippe, *Autopsie des fantômes. Une histoire du surnaturel,* Taillandier, 2021.
* CHARLIER Philippe, *Esprit es-tu là ? Une histoire du spiritisme.* Taillandier, 2021

* * *

* * *